Trainingsbuch Brasil®

An dieser Stelle möchte ich mich herzlich beim Meyer & Meyer Verlag für das entgegengebrachte Vertrauen bedanken.
Vielen Dank an TOGU und Toni Obermaier für die Unterstützung bei der Umsetzung dieses Buches und für Ihre innovativen Produkte.
Vielen Dank auch an die Firma Winshape, die mich mit toller Bekleidung ausgestattet hat.
Danke auch an die DEHAG Academy, insbesondere an Karin Schumann, die das Kapitel „Aquagymnastik" verfasst hat.
Und ebenso vielen Dank an die KNS, ohne deren Dozenten und Schüler das „Bewegungsprofi"-Projekt gar nicht erst entstanden wäre.

WO SPORT SPASS MACHT

Trainingsbuch Brasil®

Kräftigung – Ausdauer – Entspannung

Gabi Fastner

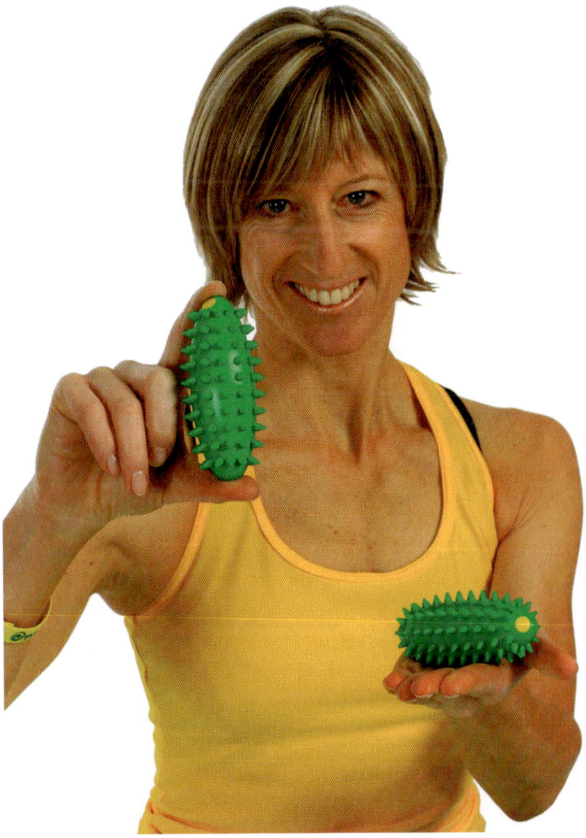

Meyer & Meyer Verlag

Trainingsbuch Brasil®

Bibliografische Information der Deutschen Nationalbibliothek
Die Deutsche Nationalbibliothek verzeichnet diese Publikation in der Deutschen Nationalbibliografie; detaillierte bibliografische Details sind im Internet über <http://dnb.d-nb.de> abrufbar.

3. Auflage 2017
Auckland, Beirut, Dubai, Hägendorf, Hongkong, Indianapolis, Kairo, Kapstadt, Manila, Maidenhead, Neu-Delhi, Singapur, Sydney, Teheran, Wien

Member of the World Sport Publishers' Association (WSPA)

Gesamtherstellung: Print Consult GmbH, München

FSC www.fsc.org MIX Paper from responsible sources FSC® C084279

ISBN 978-3-89899-832-1
E-Mail: verlag@m-m-sports.com
www.dersportverlag.de

Inhalt

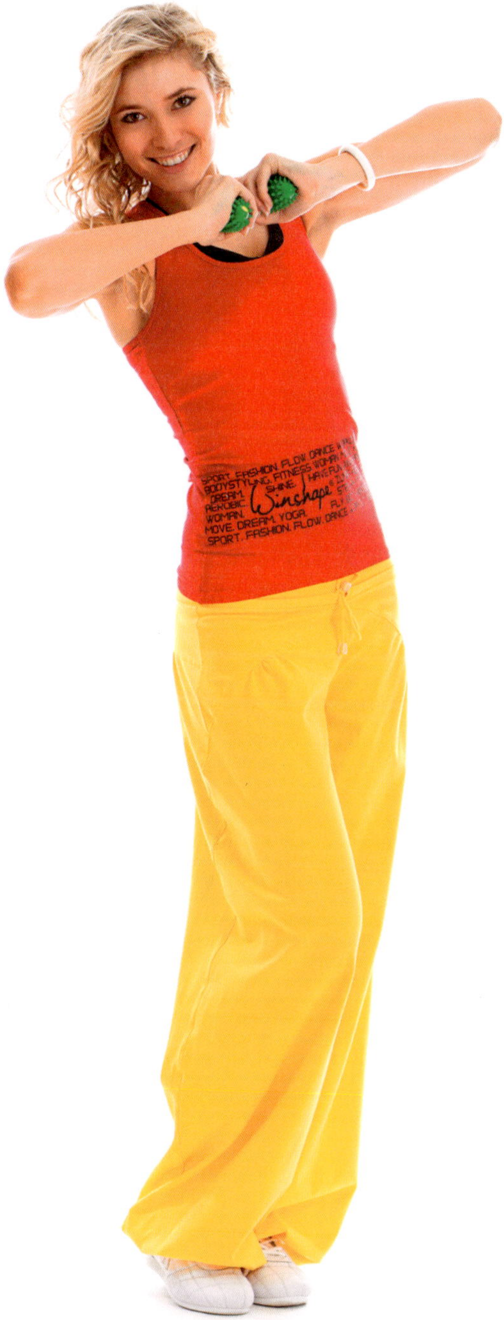
Winshape

VORWORT

Sehr viele Alltagsbegriffe und Redewendungen haben ihren Ursprung in den Wörtern: „Hand", „greifen", oder „fassen". Die Hand ist nicht nur das wichtigste Werkzeug des Menschen, sondern sie ist auch ein feines Sinnesorgan. Wir fühlen und spüren sowohl Temperatur und Beschaffenheit von Oberflächen als auch die Form, Größe und das Gewicht von Gegenständen, die wir in unseren Händen halten.

- Sie möchten das Training mit den Brasil®s begreifen?
- Haben Sie sich dieses Buch gekauft, um sich mit dem Training der Brasil®s zu befassen?
- Handeln Sie jetzt und erfassen Sie die Wirkungsweise und Handhabung der Brasil®s.

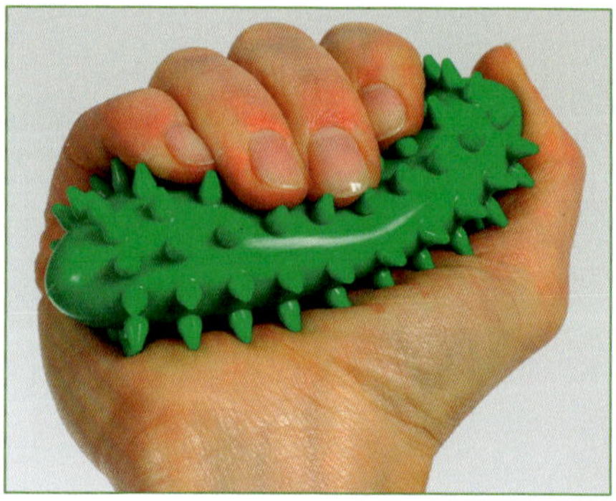

Wer Brasil® liest, denkt sofort an gute Laune, motivierende Musik und Lust an der Bewegung!

Die Brasil®s sind wirklich kleine „Wunderwaffen" für bewegte Stunden mit Freude und guter Laune! Der auffordernder Charakter und die unkomplizierte Handhabung der Brasil®s helfen Ihnen dabei.

Sie sind klein, handlich, effektiv!

Trainieren mit den Brasil®s heißt, Ihrem Rücken, der Tiefenmuskulatur, Ihrem ganzen Körper und damit auch Ihrer Seele etwas Gutes zu tun, ohne sich dabei auszupowern.

Für Lehrer ist es besonders wichtig, den Teilnehmern den Spaß an der Bewegung zu vermitteln, individuell auf jeden Teilnehmer einzugehen und jede Bewegungsstunde mit neuem Leben zu füllen! Die Brasil®s sind wie geschaffen dafür! Sie sorgen für Abwechslung und neue Reize im Training!

Let's shake!

EINLEITUNG

Klein, aber oho!

Die Brasil®s wurden von der Firma TOGU, mit Sitz in Prien am Chiemsee, entwickelt und erfreuen sich immer größerer Beliebtheit bei Trainern und Trainierenden.

Beim ersten Ausprobieren bemerkt man sofort die „intelligente" Füllung und angenehme Handhabung der Brasil®s.

Intelligente Füllung deshalb, weil es durch das Verhältnis Luft und Füllung zu einem Bewegungsfeedback bei der Hin- und Herbewegung kommt.

Das Trainingsgerät ist so klein, um es angenehm in der Hand halten zu können und um wenig Hebelwirkung auf die Gelenke entstehen zu lassen. Um 270 g zu erreichen, was sich in unzähligen Versuchen als Optimum erwies, um die tiefen Muskelschichten anzusprechen, musste ein spezielles Metallsandgemisch als Füllung dienen.

Die Brasil®s können sowohl als „normales" Trainingsgewicht bei Bewegungen mitgeführt werden als auch durch die Hackbewegungen als Tiefenmuskeltrainer des Rumpfs dienen. Durch ihre Noppenoberfläche stimulieren sie zusätzlich die Rezeptoren in den Händen.

Eingesetzt werden die Brasil®s u. a. in Gruppenkursen, sie dienen als Heimtrainer, Therapiegerät oder auch auf Reisen bzw. im Büro als nützlicher Begleiter für Ihr Workout.

Physiotherapeuten nutzen die Brasil®s für ihre Beckenboden-, Schulter- oder Rückenpatienten.

In diesem Trainingsbuch lege ich großen Wert darauf, Ihnen die Wirkungsweise, Vielseitigkeit und die verschiedenen Einsatzmöglichkeiten der Brasil®s zu zeigen. Im Anschluss an einige Kapitel finden Sie Stundenbilder, um sofort mit dem Brasil®-Training loslegen zu können!

Scheuen Sie sich nicht davor, Teile der Stundenbilder untereinander zu kombinieren und Übungen auszutauschen. Gestalten Sie Ihre Kurse nach Ihren Vorstellungen und nach den Bedürfnissen Ihrer Teilnehmer!

Wichtige didaktische und inhaltliche Hinweise zu den Themen finden Sie am Anfang jedes Kapitels!

Ich wünsche Ihnen ganz viel Spaß und Erfolg beim Training mit den Brasil®s.

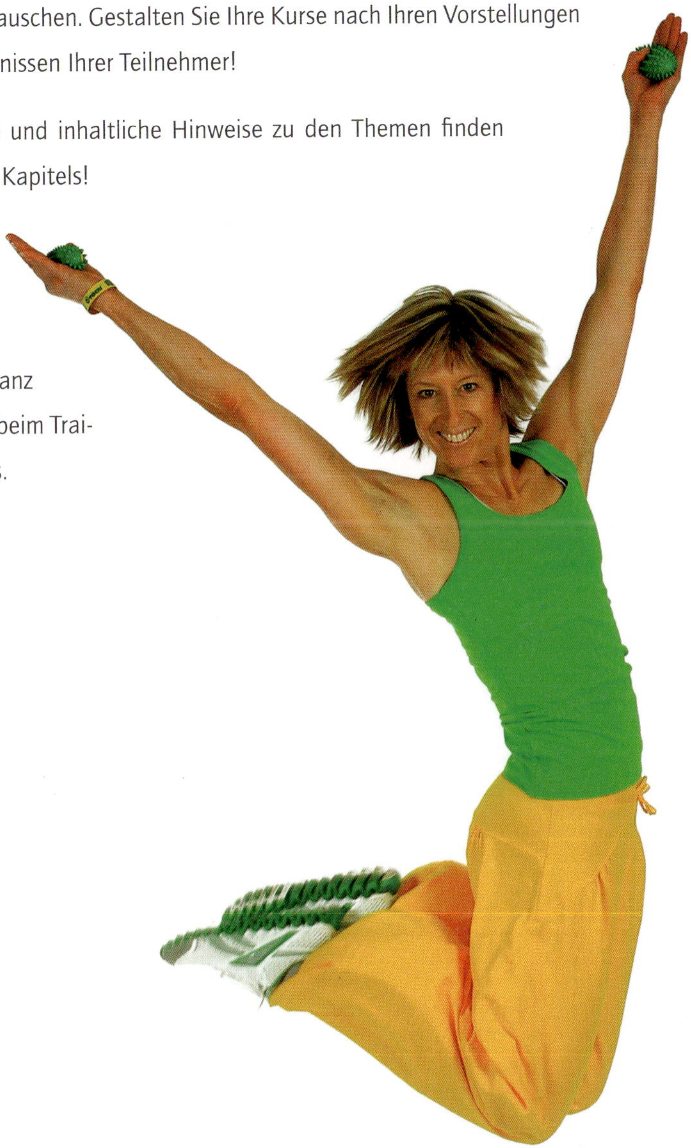

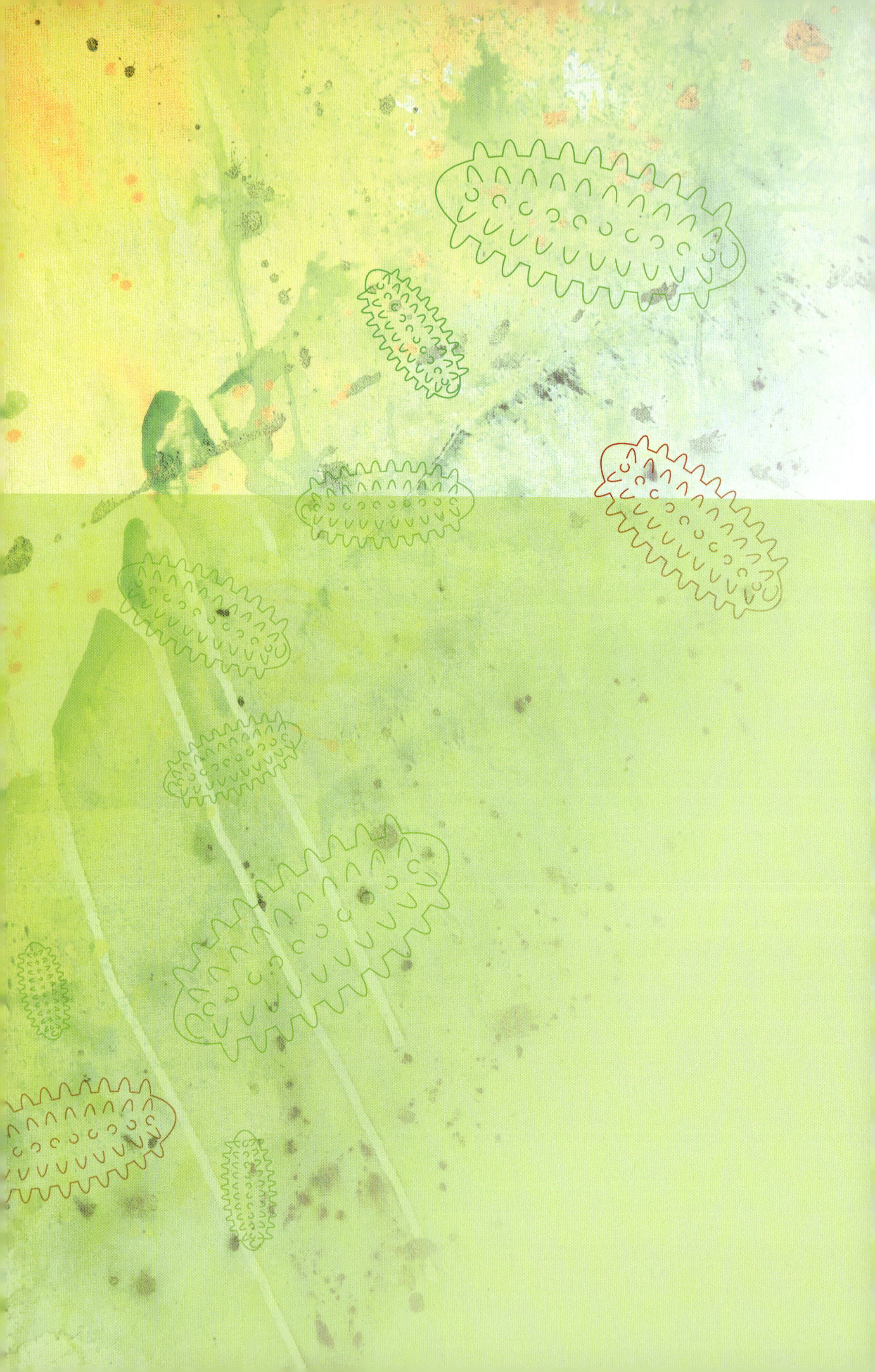

KAPITEL 1

Kapitel 1

EINFÜHRUNG

1.1 Materialkunde

Die Brasil®s sind aus Ruton® hergestellt und mit einer intelligenten Füllung aus Luft und Gewicht (2 x 270 g), die ein gezieltes Bewegungsfeedback ergibt, ausgestattet. Das Material Ruton® ist geruchsneutral und äußerst hochwertig. Das Produkt ist latexfrei und enthält keine verbotenen Phthalate. Die Brasil®s mit ihren Senso®-Noppen sind nachgiebig und dadurch sehr angenehm und haptisch.

Die Brasil®s sind UV-beständig und auch bedingt hitzebeständig. Bis 45° C können die Brasil®s problemlos eingesetzt werden. Die Brasil®s sollten jedoch nicht bei direkter Sonneneinstrahlung gelagert werden (z. B. direkt an der Fensterscheibe). Das Material wird durch zunehmende Wärme weicher. Die Brasil®s sind auch kältebeständig, jedoch sollte die Lagerungstemperatur nicht unter -10° C liegen. Das Material wird durch zunehmende Kälte fester.

Für die schonende Reinigung der Brasil®s verwenden Sie einen milden, lösemittelfreien Kunststoffreiniger oder Desinfektionsmittel. Vermeiden Sie den Kontakt mit scharfen oder spitzen Gegenständen. Die Brasil®s nehmen schon nach kurzer Zeit Körpertemperatur an.

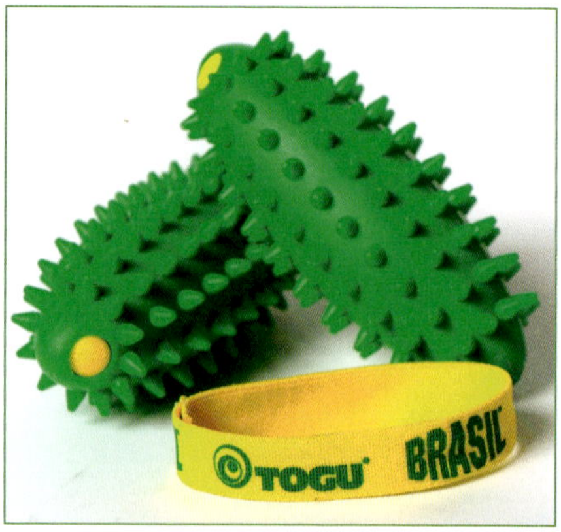

1.2 Einsatzmöglichkeiten

Die Brasil®s bieten unterschiedlichste Möglichkeiten der Anwendung in vielen Bereichen des Sport- und Gesundheitstrainings. Durch ihre geringe Größe und ihre handliche Form können sie entweder „nur" in den Händen mitgeführt werden als gelenkschonendes Zusatzgewicht, oder durch ihre intelligente Füllung als Tiefenmuskeltrainer, oder durch ihre genoppte Oberfläche als Massagerolle genutzt werden.

Gleichgültig, ob Sie mit Kindern, Teenagern, Erwachsenen oder Senioren arbeiten, der Aufforderungscharakter der Brasil®s ist sehr groß!

Auch wenn die Haupteinsatzgebiete der Brasil®s sicherlich die Figurtrainingsprogramme und Workouts sind, gibt es auch zahlreiche weitere Anwendungsmöglichkeiten.

Kinder werfen sie gerne. Auch wenn die Brasil®s mal nicht gefangen werden und die Kinder am Körper treffen, können sie sich nicht verletzen und die Brasil®s können nicht kaputtgehen.

Sehr gute Erfahrungen habe ich auch bei der Arbeit mit Senioren gemacht. Mit zunehmendem Alter werden die Handgelenke und Fingergelenke steifer, die Sensibilität in den Händen nimmt ab. Senioren fühlen sich sicher in der Handhabung

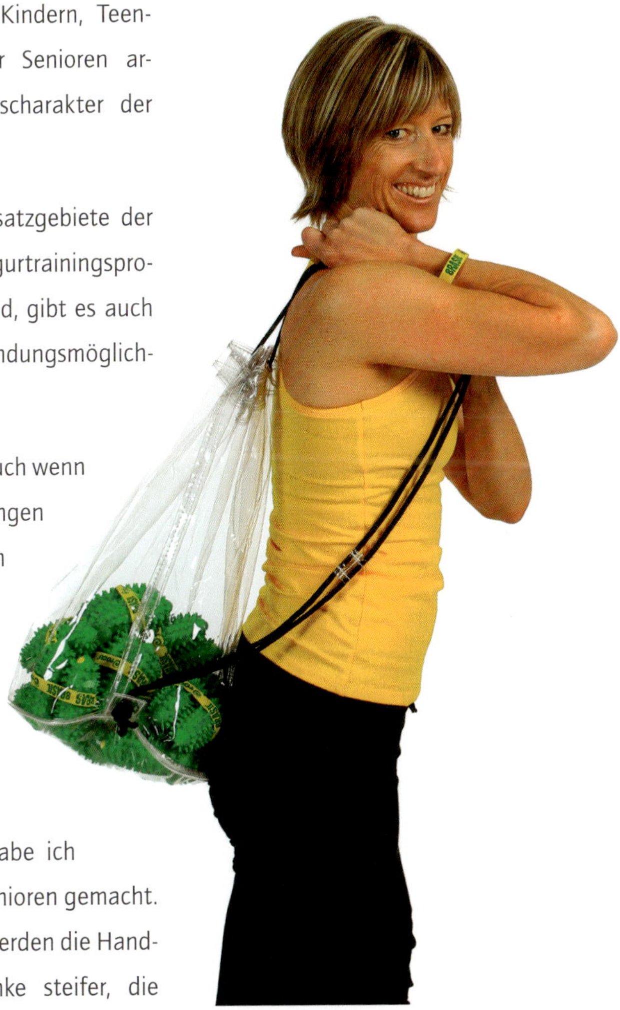

Ein Satz von 15 Paar Brasil®s lässt sich z. B. für Trainer unkompliziert überall hin mitnehmen.

1

der Brasil®s und bei der Handhabung werden die Rezeptoren in den Händen angeregt. Nach dem Training berichten die Teilnehmer von mehr Gefühl in ihren Händen, beim Walken berichten Teilnehmer sogar von weniger „angelaufenen" Händen.

Natürlich können die Brasil®s nicht nur in der Turnhalle oder in der Natur verwendet werden, sie lassen sich auch optimal in einer Tasche verstauen und sind nach kurzer Zeit unverzichtbare Begleiter im Urlaub, im Büro oder/und auf Geschäftsreisen.

Achtung bei Flugreisen:

Meine Schwägerin musste ihr Handgepäck bei der Kontrolle öffnen. Die Zollbeamten waren etwas verwirrt durch die Metallfüllung der Brasil®s!

Also, tatsächlich eine „Wunderwaffe", die Brasil®s!

1.3 Allgemeine methodisch-didaktische Hinweise zum Unterrichtsaufbau

1.3.1 Wahrnehmung

- Versuchen Sie, schon am Beginn des Trainings die Teilnehmer die Wirkungsweise und Beschaffenheit der Brasil®s spüren zu lassen.

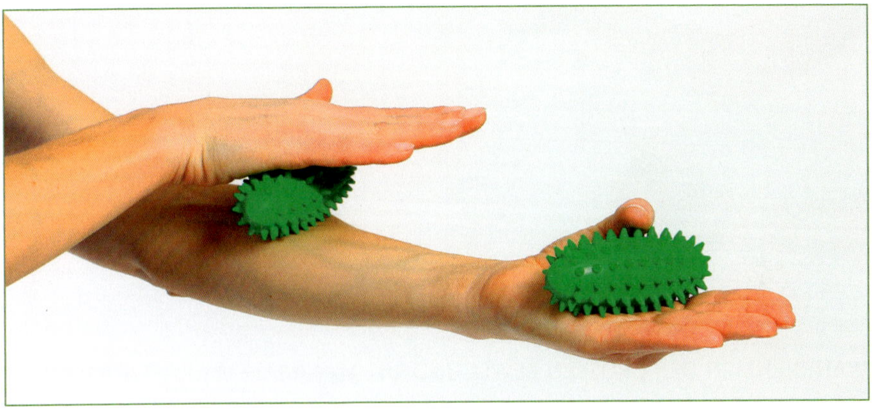

- Bauen Sie mit den Teilnehmern eine aufrechte Haltung auf und lassen Sie die Teilnehmer das Gefühl für eine aufrechte Haltung spüren.

Dazu sind wichtige Ansagen:

- Das Brustbein heben.
- Den Schultergürtel entspannen.
- Den Bauchnabel sanft nach innen ziehen (Aktivierung des M. transversus).
- Den Beckenboden sanft nach innen oben ziehen.
- Die Knie leicht beugen.
- Dreipunktbelastung der Füße (Großzehenballen, Kleinzehenballen, Ferse).

- Lassen Sie Ihre Teilnehmer den Unterschied spüren zwischen viel (bis 100 % der eigenen Maximalkraft) und wenig (weniger als 30 % der eigenen Maximalkraft) Kraftaufwand. Daraus entwickeln sich die kleinen, schnellen Hackbewegungen der *mini moves*, die bei weniger als 30 % der individuellen Maximalkraft liegen.

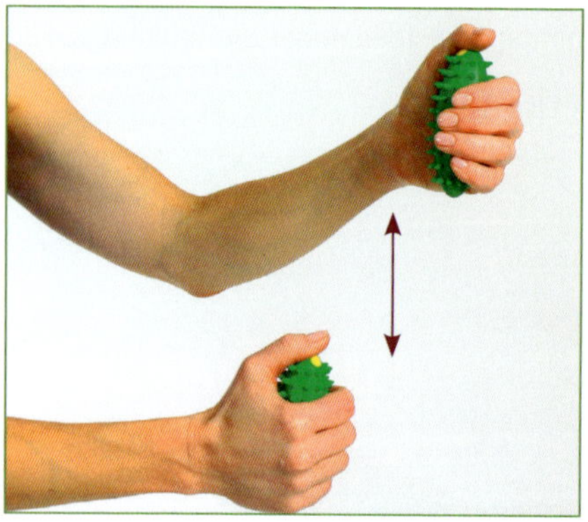

mini moves: Schnelle Hackbewegungen mit einer Amplitude von ca. 15 cm.

Ziel der Übung:

WAHRNEHMEN DER GROSSEN BEWEGUNG MIT MAXIMALEM KRAFTAUFWAND

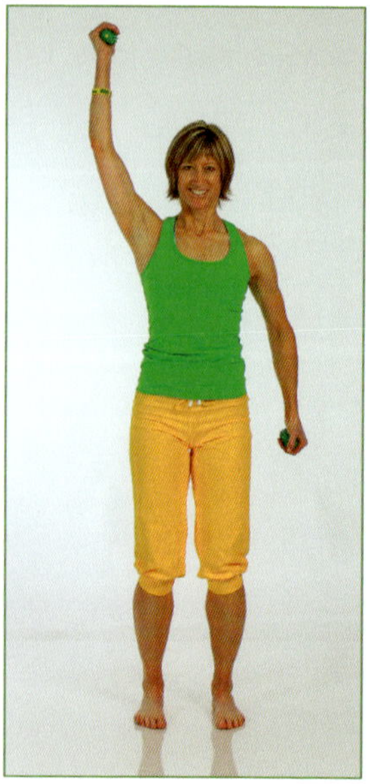

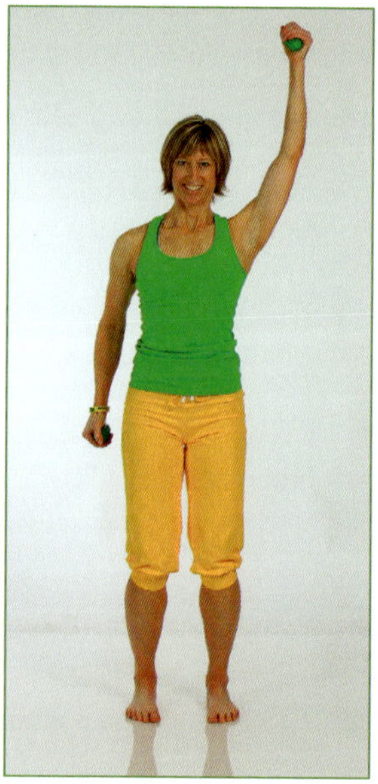

Übungsausführung: Stand. Die aufrechte Haltung aufbauen und mit den Armen eine große Scherbewegung vor dem Körper ausführen.

Hinweis: Die Handgelenke sind fixiert. Die Schultern tief. Achten Sie auf die Bauchspannung!

Ziel der Übung: **SPÜREN UND AKTIVIEREN DER TIEF LIEGENDEN MUSKULATUR, DIE DEN RUMPF IN DER ROTATION STABILISIERT, MIT WENIG KRAFTAUFWAND**

Übungsausführung: Die aufrechte Haltung aufbauen und *mini moves* gegengleich hoch/tief ausführen.

Hinweis: Die Handgelenke sind fixiert.

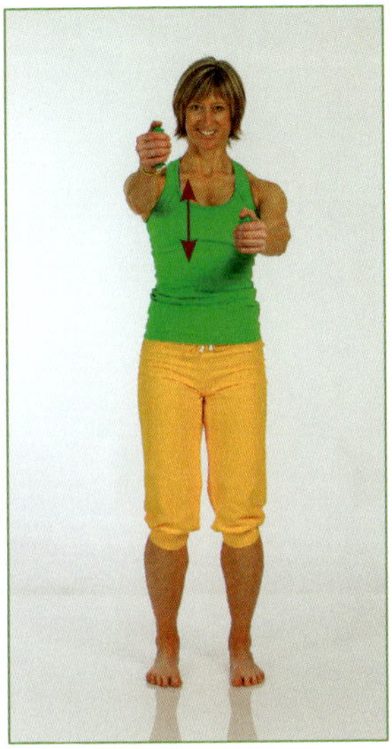

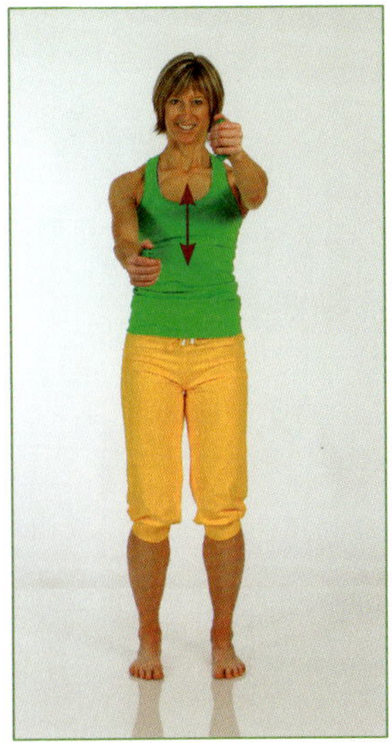

Ziel der Übung: **WAHRNEHMEN DER GROSSEN BEWEGUNG MIT MAXIMALEM KRAFTAUFWAND**

Übungsausführung: Stand. Die aufrechte Haltung aufbauen und mit den Armen eine große Bewegung neben dem Körper hoch/tief ausführen. 1

Hinweis: Die Handgelenke sind fixiert. Die Schultern tief. Achten Sie auf die Bauchspannung!

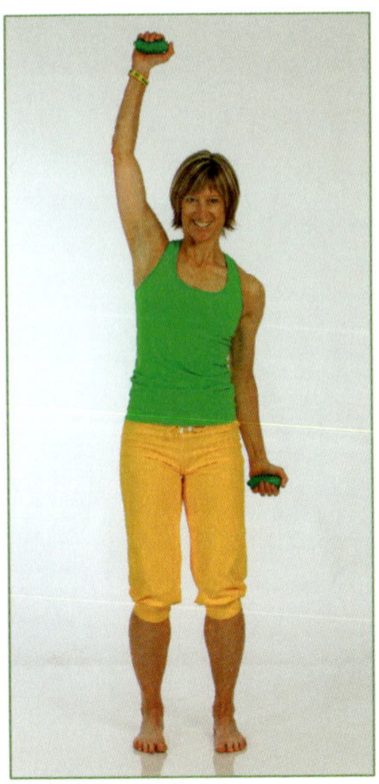

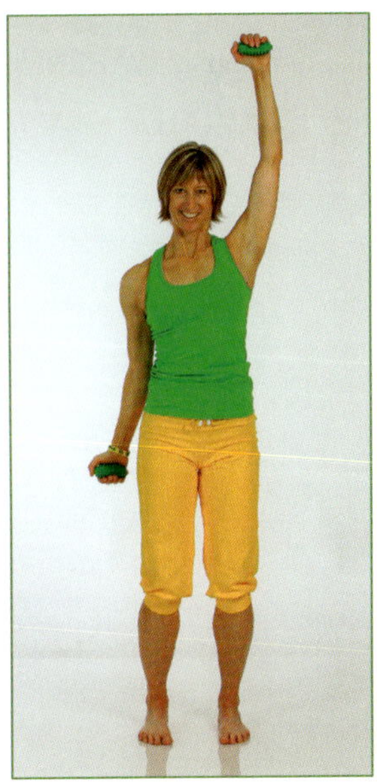

Ziel der Übung:

SPÜREN UND AKTIVIEREN DER TIEF LIEGENDEN MUSKULATUR, DIE DEN RUMPF IN DER SEITNEIGUNG STABILISIERT, MIT WENIG KRAFTAUFWAND

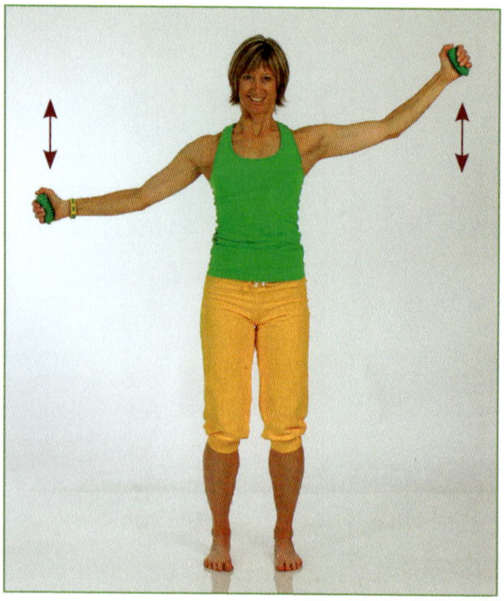

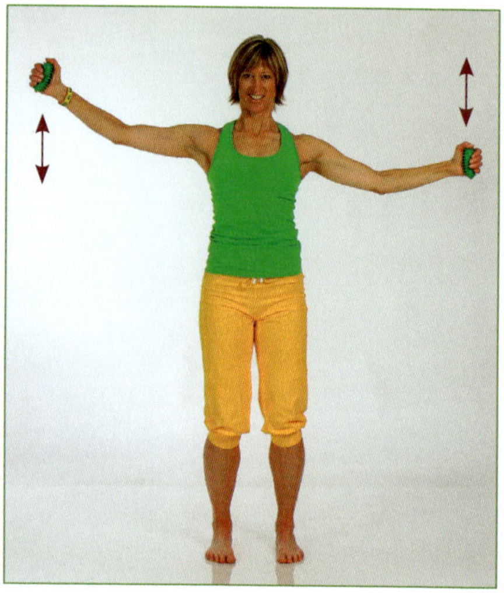

Übungsausführung: Die aufrechte Haltung aufbauen und *mini moves* gegengleich hoch/tief ausführen.

Hinweis: Die Handgelenke sind fixiert.

Ziel der Übung: **WAHRNEHMEN DER GROSSEN BEWEGUNG MIT MAXIMALEM KRAFTAUFWAND**

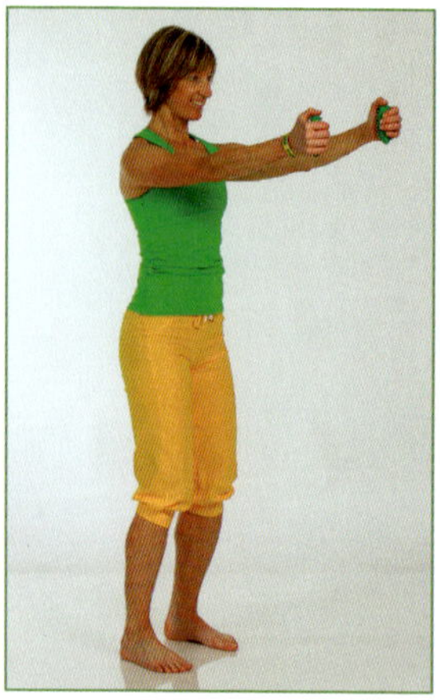

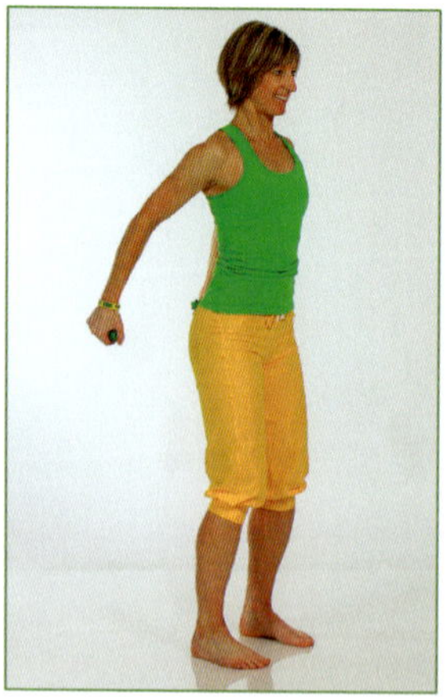

Übungsausführung: Stand. Die aufrechte Haltung aufbauen und mit den Armen eine große Bewegung vor/zurück ausführen.

Hinweis: Die Handgelenke sind fixiert. Die Schultern sind tief. Achten Sie auf die Bauchspannung!

Ziel der Übung: **SPÜREN UND AKTIVIEREN DER TIEF LIEGENDEN MUSKULATUR, DIE DEN RUMPF IN DER BEUGUNG/STRECKUNG STABILISIERT, MIT WENIG KRAFTAUFWAND**

Übungsausführung: Die aufrechte Haltung aufbauen und *mini moves* gleichzeitig vor/zurück ausführen.

Hinweis: Die Handgelenke sind fixiert.

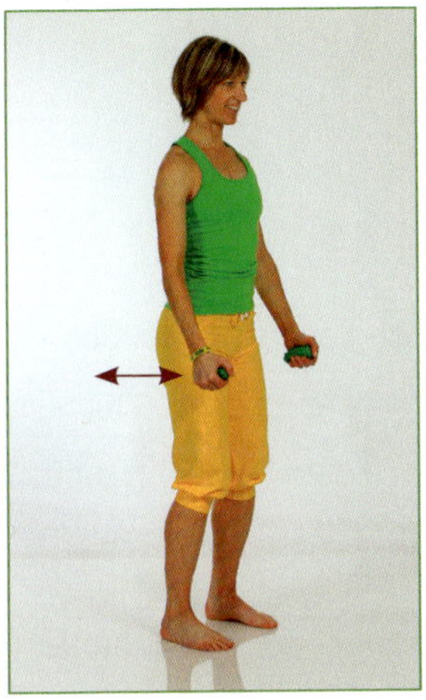

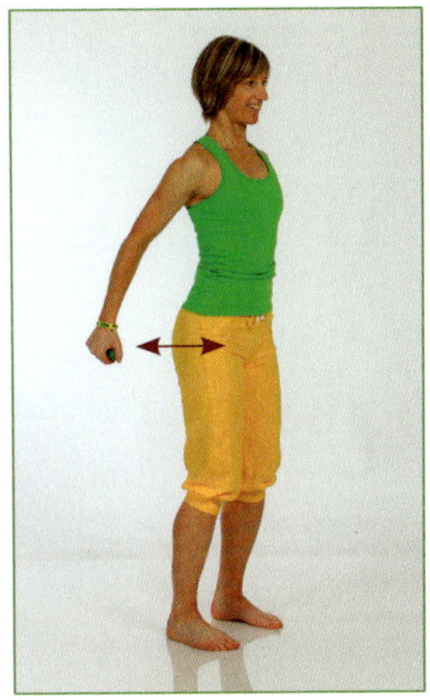

1.3.2 Aufwärmtraining/Mobilisation

Bevor wir mit dem Training beginnen, sind Muskeln, Sehnen und Gelenke kalt. Darum ist es enorm wichtig, sie vor dem Training zu mobilisieren, um eine positive Wirkung für das spätere Training zu erzielen. Mobilisation bedeutet, die Muskulatur vom Ruhezustand in einen Zustand der Aktivität zu bringen. Damit wird der Stoffwechsel angeregt, Gelenkflüssigkeit produziert, Energie bereitgestellt und die Muskulatur besser durchblutet.

- Mobilisieren Sie die wichtigsten Gelenksysteme: Hüftgelenke, Fußgelenke, Kniegelenke, Schultergelenke, Wirbelsäule.
- Passen Sie das Aufwärmtraining an den Hauptteil an.
- Beziehen Sie schon am Anfang des Kurses die Brasil®s mit ein.
- Machen Sie Ihre Teilnehmer aufmerksam, „holen" Sie die Teilnehmer aus dem Alltag ab.

Tipp für Trainer:

Nehmen Sie mit jedem Teilnehmer einen kurzen Blickkontakt auf und schenken Sie ihm ein Lächeln, damit zeigen Sie ihm. wie wichtig er Ihnen ist.

1.3.3 Kräftigung

Unsere Muskulatur wird je nach Lage und Funktion in unterschiedliche Systeme unterteilt, und muss deshalb auch unterschiedlich trainiert werden. Die meisten Muskeln liegen an der Körperoberfläche. Sie sind unsere Hauptmuskeln für jede Bewegungsausführung, die Mobilisatoren.

Die Stabilisatoren liegen meist unter den Mobilisatoren und, wie ihr Name schon sagt, stabilisieren und schützen sie bei jeder Bewegung unsere Wirbelsäule und unsere Gelenke.

Stabilisatoren

Die Stabilisatoren sind kurz, meistens eingelenkig, arbeiten tonisch, werden aktiv unabhängig von Bewegungen, bewirken selbst nur minimale Bewegungen in den Gelenksystemen und stabilisieren die Gelenke in ihrer neutralen Zone (neutrale Zone = mögliche Bewegungsamplitude eines Gelenks in der Ruhestellung).

Die Stabilisatoren werden also angesteuert bei Übungen mit geringer Intensität, minimaler Bewegungsamplitude, minimaler Bewegung in den Gelenksystemen. Sie werden aktiv beim Einsatz von weniger als 30 % der individuellen Maximalkraft.

Zu den Stabilisatoren zählen unter anderem:

- Mm. multifidii,
- M. transversus abdominis (er formt übrigens auch unsere Taille),
- M. psoas,
- Beckenboden- und Zwerchfellanteile.

(Albrecht, 2006)

mini moves (geringe Intensität, minimale Bewegungsamplitude, minimale Bewegung in den Gelenksystemen).

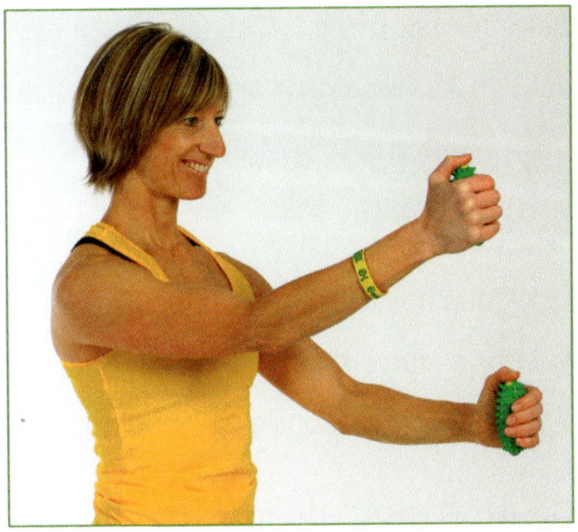

Mobilisatoren

Die oberflächliche und meist sichtbare Muskulatur, die Mobilisatoren, hat eine bewegende Wirkung auf die Gelenke und wird ab einer Intensität von 30 % der individuellen Maximalkraft trainiert (Albrecht, 2006).

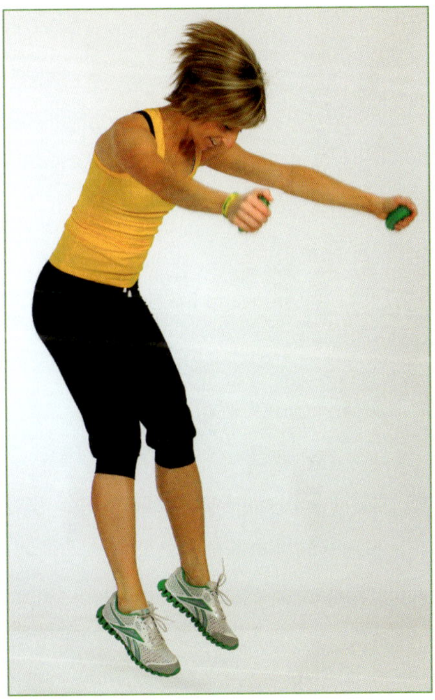

Beide Systeme, sowohl die Mobilisatoren als auch die Stabilisatoren, haben stabilisierende, haltende Aufgaben! Doch es geht jeder Bewegung eine Aktivitätserhöhung der Stabilisatoren voraus! Das bedeutet für uns im Alltag und beim Sport Schutz der Gelenke und damit auch Gesunderhaltung der Gelenke.

Bewegen wir uns im Alltag, spannen also unsere Stabilisatoren 50-125 Millisekunden vor den Mobilisatoren an und das passiert unwillkürlich (Albrecht, 2006). Ohne diese Vor- und Mitarbeit der tiefen Muskulatur könnten die Mobilisatoren ihre Kraft gar nicht vollständig entwickeln.

Doch durch unser Alltagsverhalten und das damit verbundene Schonen der tiefen Muskulatur (wann sind Sie das letzte Mal balanciert?) verlernen die tiefen Schichten, die koordinative Fähigkeit rechtzeitig anzuspannen!

Um das wiederzuerlernen und um die tiefen Schichten der Muskulatur zu kräftigen, ist es sehr wichtig, sensomotorische Komponenten in unser Training zu integrieren.

Am besten erreicht man die Ansteuerung der tiefen Muskulatur durch Reize von außen, die das Anspannen der Muskulatur herausfordern, wie:

- Impulse von außen (wie das Schütteln der Brasil®s);
- Standfläche verkleinern (Einbeinstand, Zehenstand, Arm im Kniestand abheben);
- zusätzliche Bewegungen mit den Armen (Armkreise, Scherbewegungen);
- labile Unterlagen (Dynair®, Powerball, Aero-Step®, Jumper, zusammengerollte Matte);
- Sinneswahrnehmung verändern (Augen schließen).

(Rühl & Laubach, 2011)

Übungsauswahl

Übungen sollten so ausgewählt werden, dass die Teilnehmer nichts gesundheitlich falsch machen können! An der perfekten Ausführung können Sie von Stunde zu Stunde arbeiten.

- Kräftigen Sie nach folgenden Prioritäten
  1. Bauch, Gesäß, Stabilisatoren des Rumpfs,
  2. Abduktoren, oberer Rücken, Hüftgelenkstabilisatoren,
  3. alle anderen Muskeln, abgestimmt auf Ihr spezielles Ziel des Kurses.
- Wechseln Sie schwere und leichte Übungen ab.
- „Altbekannte" Übungen mit den Brasil®s zu neuen Herausforderungen werden lassen.
- Wählen Sie relativ einfache Ausgangspositionen.
- Geben Sie kurze, prägnante Übungserklärungen.
- Erklären Sie den Sinn und Zweck der jeweiligen Übung.
- Bieten Sie den Teilnehmern Übungsvariationen/Varianten.
- Informieren Sie die Teilnehmer, wann eine Übung beendet werden kann und der Muskel eine Pause braucht (wenn der Muskel anfängt zu „brennen" oder sich sehr müde anfühlt).
- Wählen Sie runde Übergänge zwischen den einzelnen Übungen.
- Bleiben Sie einfach bei der Übungsauswahl.
- Einige Übungen werden in „neutraler Wirbelsäulenposition" ausgeführt, das heißt, die Wirbelsäule liegt in ihrer normalen S-Form auf dem Boden, die Lendenwirbelsäule und Halswirbelsäule ist leicht vom Boden gelöst. 1
- Packen Sie nicht zu viele Übungen in Ihr Programm, weniger ist tatsächlich mehr, dadurch vermeiden Sie Hektik in Ihrem Kurs.
- Wählen Sie die Reihenfolge der Übungen so aus, dass der Ablauf des Kurses flüssig ist. Zum Beispiel vom Stehen zum Kniestand, vom Kniestand zur Bauchlage, von der Bauchlage zur Seitenlage, von der Seitenlage zur Rückenlage (Beispiele dafür finden Sie bei den Stundenbildern).

- Beenden Sie jede Übung für alle Teilnehmer mit einem Erfolgserlebnis.
- Wiederholungszahlen:
    - Bei statischen Übungen die Spannung ca. 10-20 s halten, bei dynamischen Übungen 10-30 Wiederholungen ausführen,
    - pro Muskelgruppen 1-3 Sätze, oder 1-3 verschiedene Übungen (bei mehreren Sätzen oder Übungen bietet es sich an, dazwischen benachbarte Muskeln oder den Antagonisten zu trainieren).
- Ist eine Übung im Übungskatalog nur auf einer Seite dargestellt, wiederholen Sie die Übung auch mit der anderen Seite!
- Tempo der Übung:
    - Beim Erlernen der Bewegung ist das Tempo langsam und kann dann langsam gesteigert werden.
    - Um das Training kurzweilig zu gestalten, die Übungen „choreografieren": zum Beispiel die Bewegung langsam auf vier Takte, schnell auf zwei Takte ausführen.
- *mini moves* entweder vor einer Übung ausführen, dynamisch während einer Übung, oder zwischen den einzelnen Übungssätzen.
  Führen Sie die *mini moves* 10-40 s lang aus mit einem Kraftaufwand von weniger als 30 % Ihrer individuellen Maximalkraft.
  Hinweis: Wenn sich der Nacken verspannt, Pause machen.

TIPP:

Versuchen Sie, zwischendurch mit geschlossenen Augen die Wirkung der *mini moves* zu spüren.

1.3.4 Ausdauer

Beim Ausdauertraining dienen die Brasil®s als Handgewicht und lassen unsere Mitte und natürlich unsere Arm- und Schultermuskulatur vermehrt arbeiten.

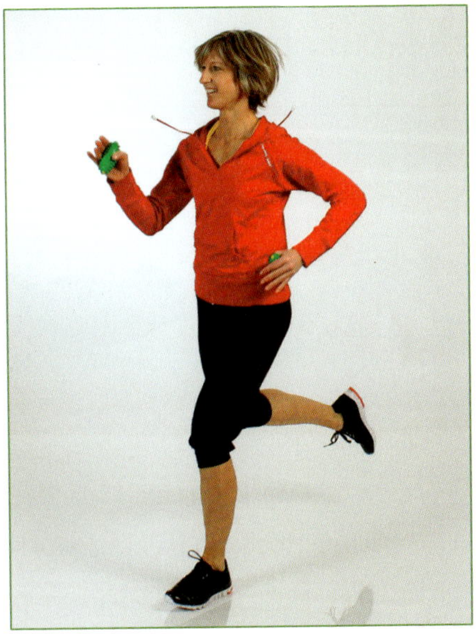

Teilnehmer in meinen Gruppenkursen nehmen gerne in Choreografiekursen wie Step und Dance die Brasil®s in die Hände. Sie haben das Gefühl, sich an etwas „festhalten" zu können und können die Schrittfolgen leichter begreifen. Außerdem nutzen sie den Trainingseffekt der Brasil®s auf ihre Muskulatur der Körpermitte und der Arme.

1.3.5 Entspannung/Dehnung

- Lassen Sie die Teilnehmer nachspüren, welche Körperteile im Kurs trainiert wurden.
- Lassen Sie die Teilnehmer eine aufrechte Haltung wahrnehmen.
- Dehnen Sie vor allem Muskeln, die generell zur Verkürzung neigen (siehe Bilder am Schluss des Kapitels).
- Beenden Sie die Kursstunde mit einer Bewegung in aufrechter Haltung.
- Loben Sie Ihre Teilnehmer.

Dehnen Sie vor allem die Muskeln, die generell zur Verkürzung neigen:

Ziel der Übung: **DEHNUNG DER OBERSCHENKELVORDERSEITE**

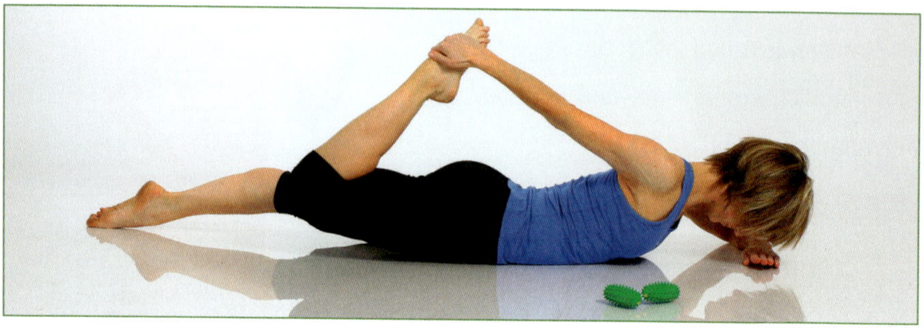

Übungsausführung: Bauchlage. In der Bauchlage einen Oberschenkel abheben und den Fuß mit der gleichseitigen Hand fassen. Die andere Hand unter die Stirn legen. Nun den Fuß leicht gegen die Hand drücken.

Hinweis: Den Bauchnabel nach oben ziehen (Bild: Stellen Sie sich vor, Sie legen einen Eiswürfel unter den Bauchnabel.). Das Schambein schiebt gegen den Boden. Den Kopf in Verlängerung der Wirbelsäule halten.

Ziel der Übung: **DEHNUNG DER BEINRÜCKSEITE**

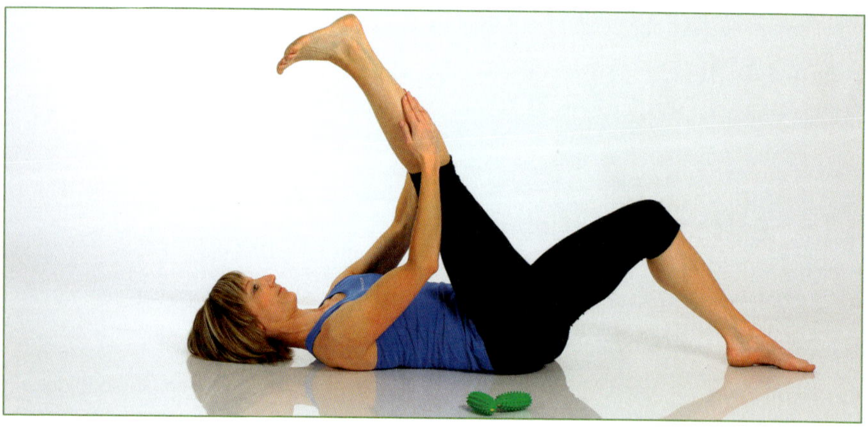

Übungsausführung: Rückenlage mit aufgestellten Beinen. Ein Bein aufgestellt, das andere Bein anziehen, die Fußspitze Richtung Schienbein ziehen. Die Dehnposition ca. 30 s halten, langsam während des Dehnens weiter in die Position ziehen.

Hinweis: Der Atem fließt!

Ziel der Übung: **DEHNUNG DES UNTEREN RÜCKENS**

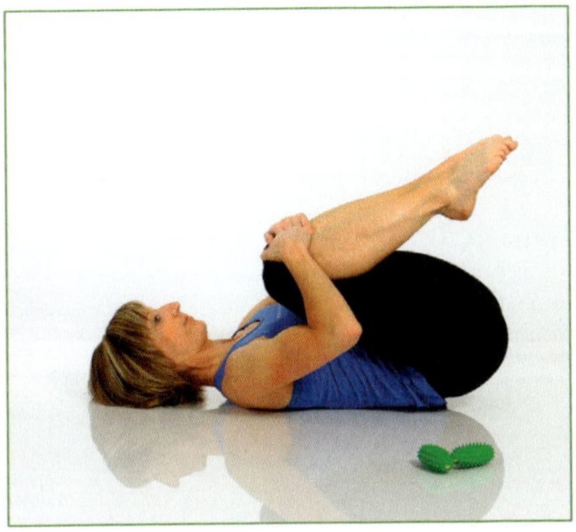

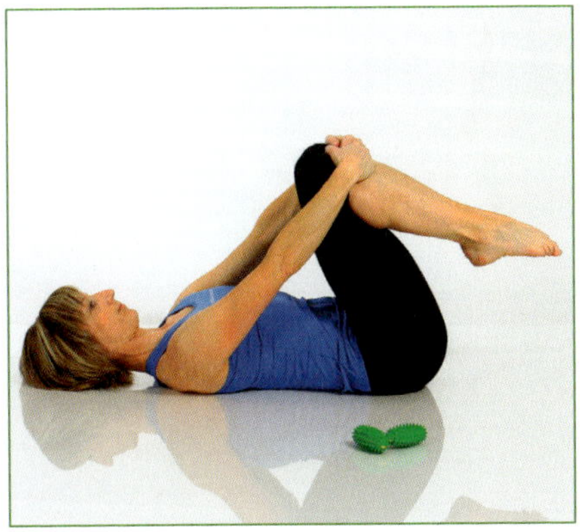

Übungsausführung: Rückenlage mit angehobenen Beinen. In der Rückenlage die Knie mit beiden Händen Richtung Brustbein ziehen und wieder etwas lösen.

Hinweis: Schultergürtel entspannen!

Ziel der Übung: **DEHNUNG DER OBERSCHENKELINNENSEITE, DES UNTEREN RÜCKENS**

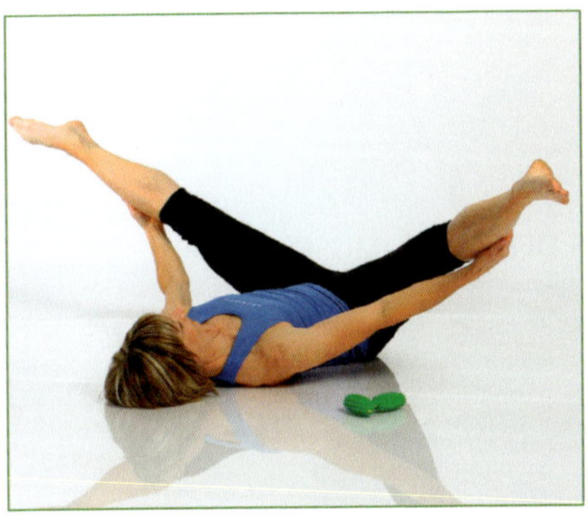

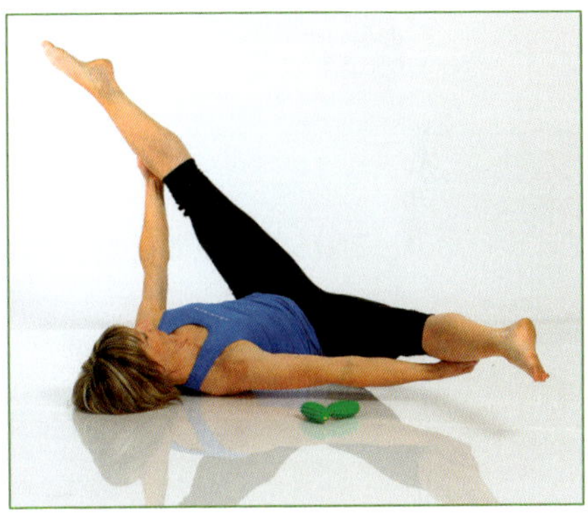

Übungsausführung: Rückenlage mit angehobenen Beinen. Die Beine in eine weite Grätsche öffnen und mit den Händen außen am Oberschenkel abstützen. Nun sanft von der rechten Seite auf die linke Seite schaukeln.

Hinweis: Die Schultern bleiben entspannt!

1

Ziel der Übung: DEHNUNG DER BRUSTMUSKULATUR

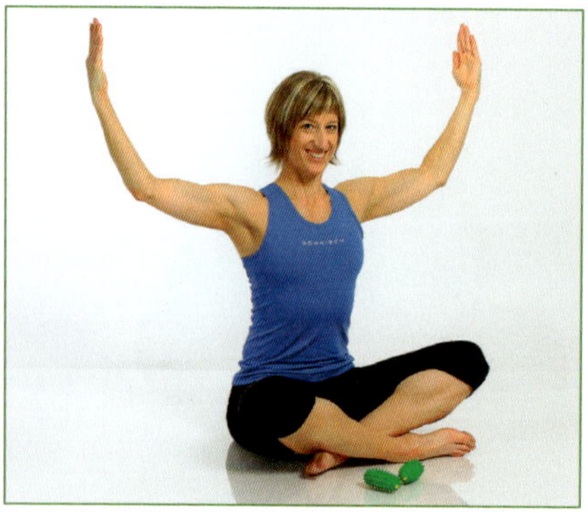

Übungsausführung: Aufrechter Sitz. Die Arme im rechten Winkel zur Seite heben und sanft zurückziehen.

Hinweis: Das Brustbein anheben!

Ziel der Übung: MASSAGE UND DEHNUNG DER NACKENMUSKULATUR

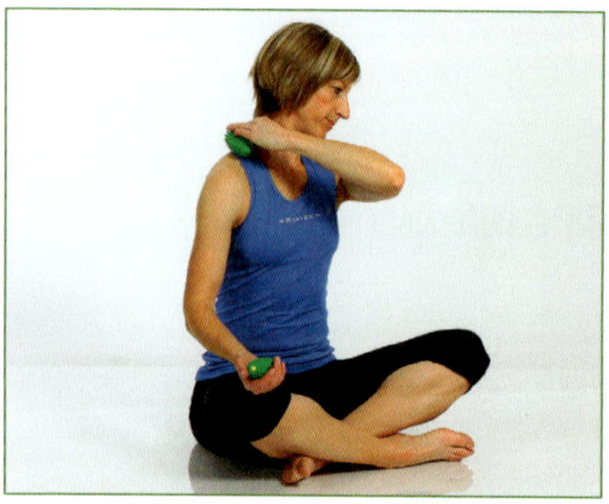

Übungsausführung: Sitz. Mit einer Hand ein Brasil® nehmen und den Nacken sanft abrollen.

Ziel der Übung: ENTSPANNUNG, DEHNUNG DER BAUCHMUSKULATUR

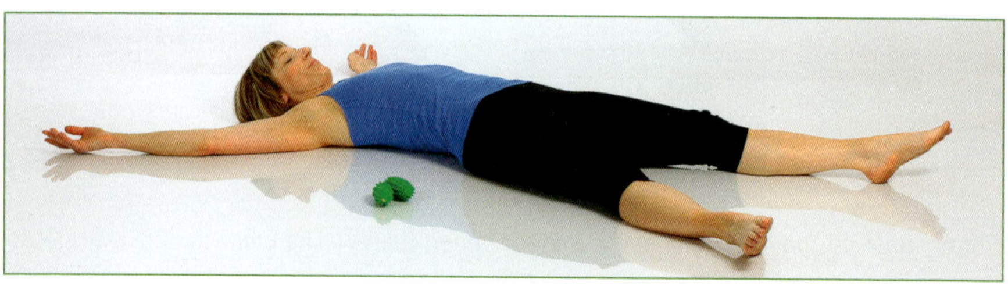

Übungsausführung: Rückenlage. Die Arme und Beine wie ein großes X am Boden ablegen.

Hinweis: Mit jedem Ausatmen weiter entspannen.

1.3.6 Triggerpunktmassage

- Die Triggerpunktmassage dient der Entspannung der tiefen Gewebsschichten.
- Ich empfehle, sich dafür täglich 30-60 s je Muskelgruppe Zeit zu nehmen.
- Rollen Sie so lange über das Brasil®, bis Sie den schmerzhaften Punkt gefunden haben.
- An dieser Stelle halten Sie die Bewegung für ca. 60 s an, um so die Verspannungen zu lösen. Lassen Sie Ihren Atem fließen!
- Wenn der Schmerz sich während der Übung verstärkt, beenden Sie die Übung. Der Schmerz sollte sich während der Übung verringern!

Im Folgenden drei Beispiele für beliebte Triggerpunkte:

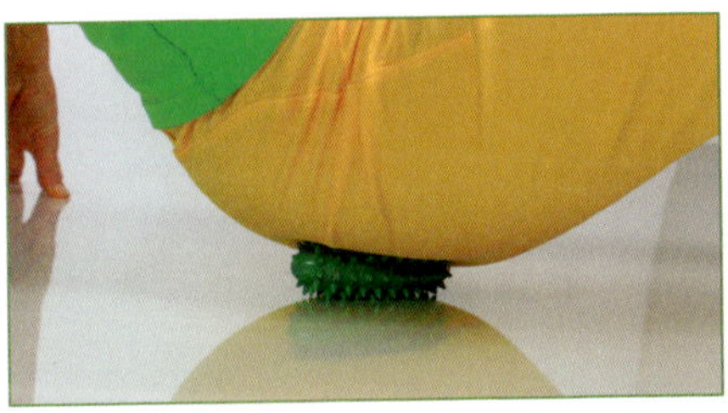

Gesäßmuskel

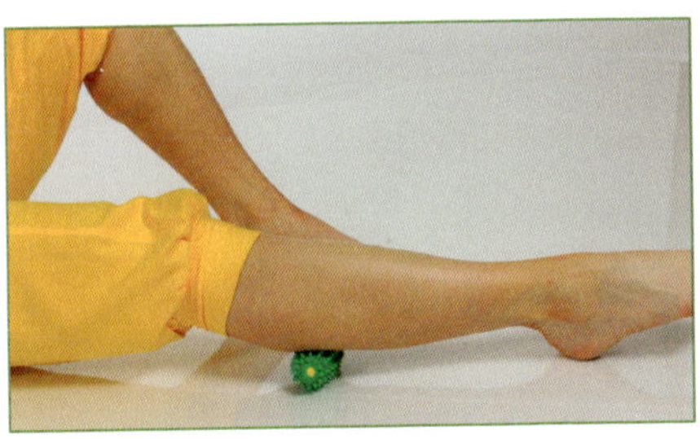

Wadenmuskel

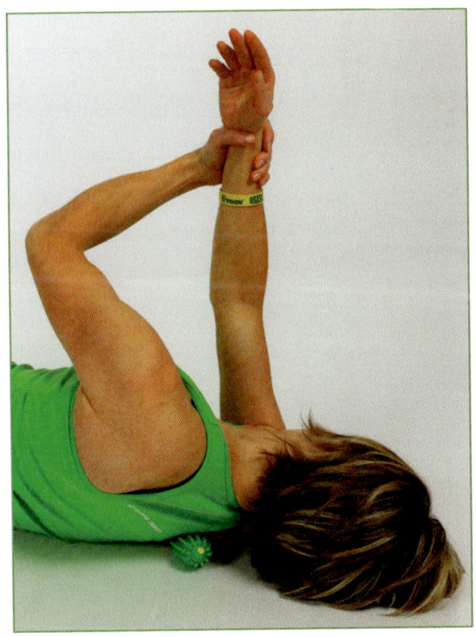

Schultermuskulatur

1.4 Sensomotorik

Sensomotorik bedeutet die neurale Reaktion auf äußere (Exterozeptoren) und innere (Propriozeptoren) Wahrnehmung.

(Albrecht, 2006)

Wir unterscheiden in verschiedene Analysatoren: die optischen, die akustischen, die gustatorischen, die olfaktorischen, die vestibulären und die taktilen Analysatoren. Ich möchte in diesem Kapitel speziell auf die Wahrnehmungsrezeptoren eingehen, die bei der Arbeit mit den Brasil®s angesprochen werden: die akustischen und taktilen Analysatoren.

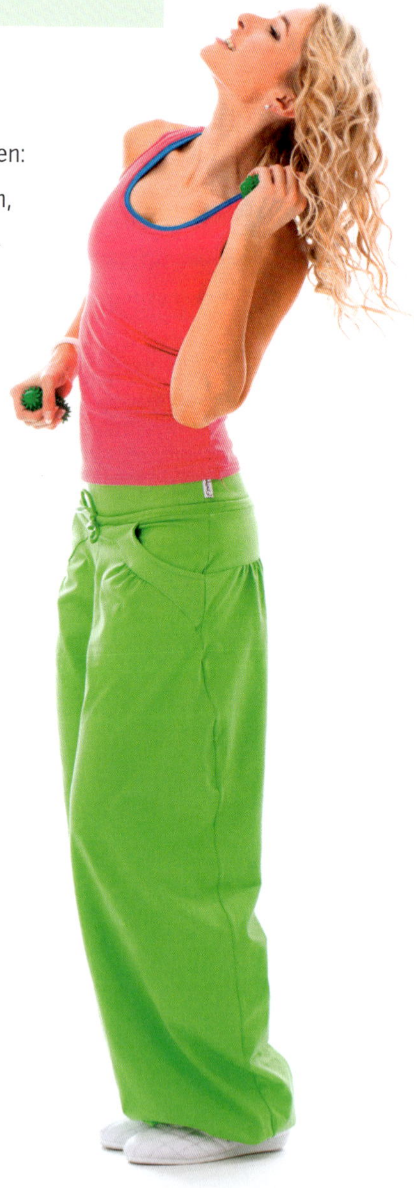

1.4.1 Wahrnehmungsrezeptoren, speziell bei der Arbeit mit den Brasil®s

Wir unterscheiden in sensorische und sensible Analysatoren.

1.4.1.1 Sensorische Analysatoren = Exterozeptoren

Akustischer Analysator: Die Ohren

Geben Sie einer Bewegung einen Rhythmus, indem Sie die Brasil®s schütteln.

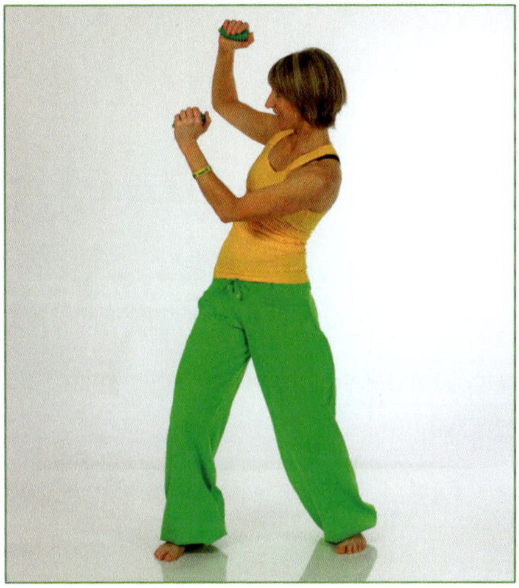

Shaken der Brasil®s im Rhythmus der Bewegung

Tipp:

Denken Sie sich eine Choreografie aus, die das Schütteln der Brasil®s mit Stampfbewegungen der Beine kombiniert.

Sie benötigen keine Musik, den Takt geben die Teilnehmer selbst durch ihre Schritte und das Schüttelgeräusch der Brasil®s an, dies ähnelt einer Body Percussion:

Erzeugte Geräusche durch das Treten, Stampfen und Springen der Füße, das Gleiten, Schleifen und Schlurfen am Boden. Kombiniert mit dem Shaken der Gewichtsfüllung der Brasil®s.

Hier ein Beispiel für eine Choreografie mit 32 Beats

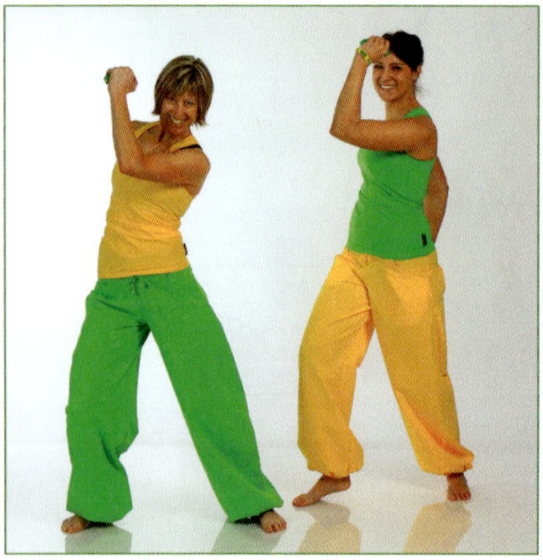

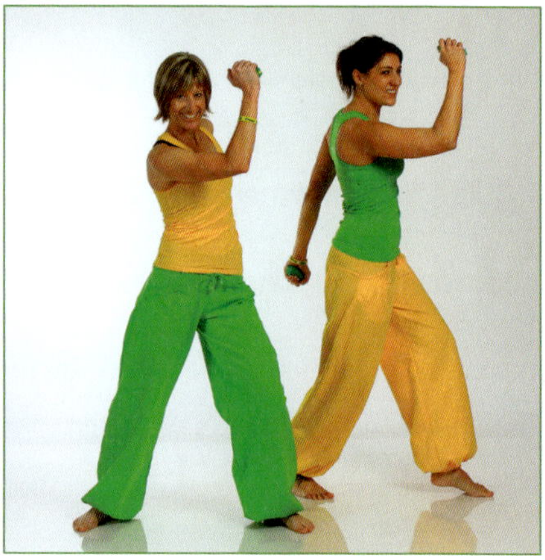

8 Beats

- Beat 1-2, rechts Schritt nach rechts außen stampfen, linke Hand shaked vor rechter Schulter.
- Beat 3-4, links Schritt nach links außen stampfen, rechte Hand shaked vor linker Schulter.
- Beat 5-8, jeweils noch einmal im Wechsel rechten und linken Fuß.

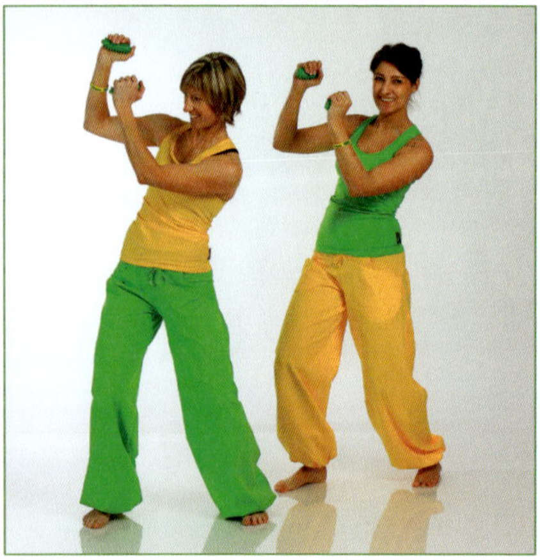

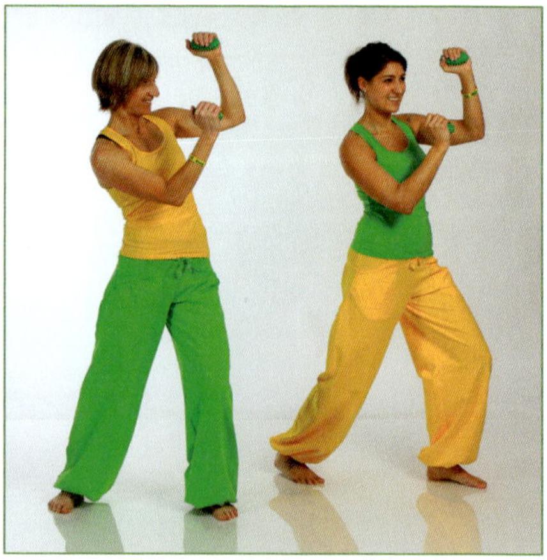

8 Beats

- Beat 1-4, 4 schnelle Step Touchs nach rechts, beide Hände shaken in Gehrichtung.
- Beat 5-8, 4 schnelle Step Touchs nach links, beide Hände shaken in Gehrichtung.

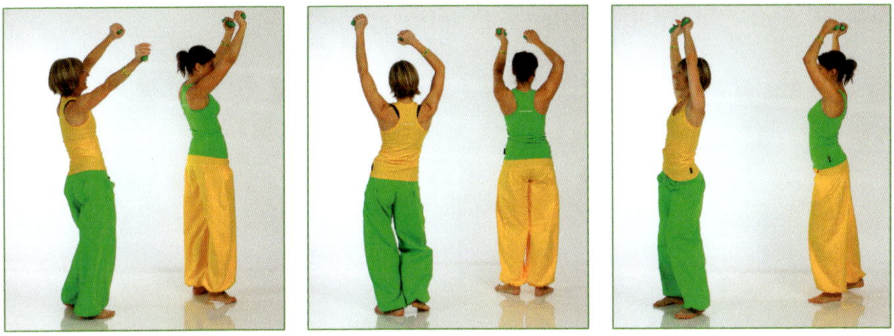

8 Beats

- Beat 1-8, gehen auf rechts und sich einmal um sich herumdrehen, die Hüfte kreist und die Arme kreisen dabei über dem Kopf.

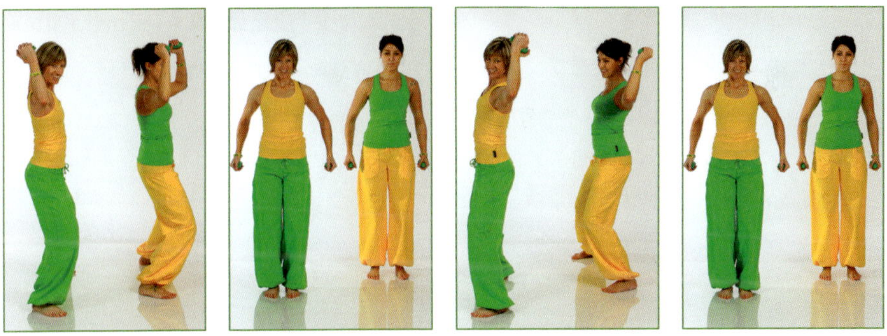

8 Beats

- Beat 1-2, rechter Fuß vor, tief ins Plié gehen, dabei die Arme rechtwinklig anheben und die Brasil®s shaken.
- Beat 3-4, zurück. Beine schließen und 2 x am Platz federn.
- Beat 5-6, linker Fuß vor, tief ins Plié gehen, dabei die Arme rechtwinklig anheben und die Brasil®s shaken.
- Beat 7-8, zurück, Beine schließen und 2 x am Platz federn.

Dann alles von Anfang an mit der linken Seite wiederholen!

1.4.1.2 Sensible Analysatoren = Propriozeptoren

Taktiler Analysator: Die Haut

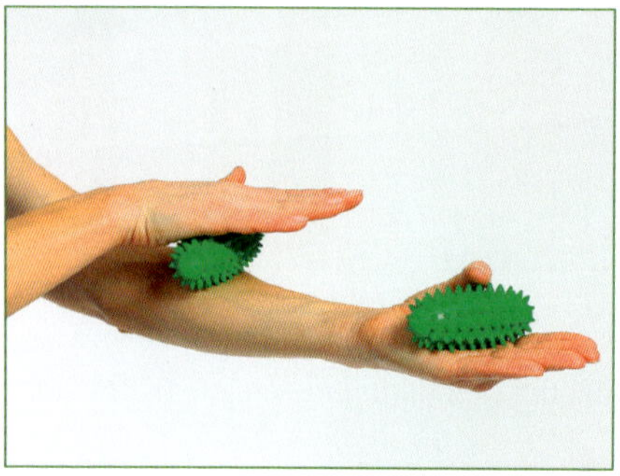

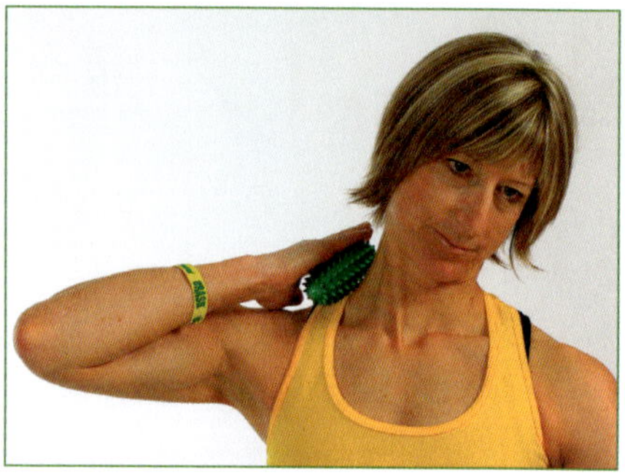

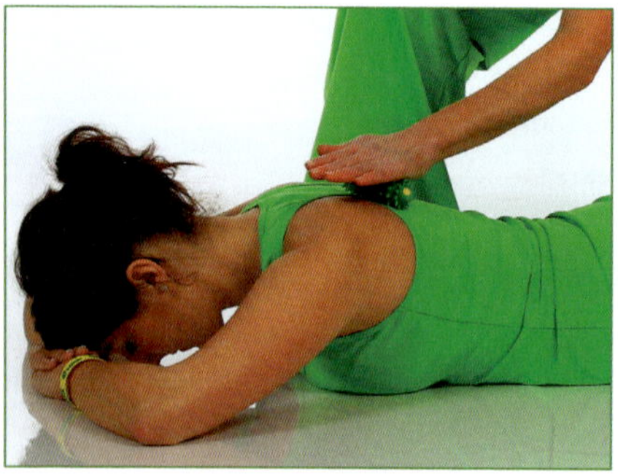

Die Noppen der Brasil®s in den Händen spüren, oder sich selbst oder den Partner mit den Brasil®s massieren.

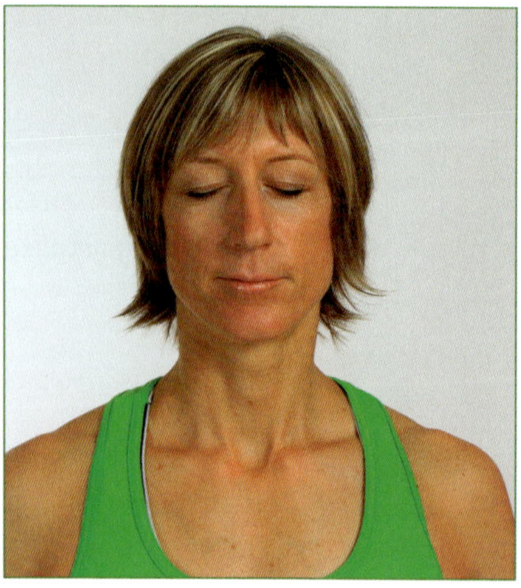

Kinästhetischer Analysator: Muskel und Bewegung

Die eigene Haltung spüren, den Körper bewusst wahrnehmen.

Führen Sie eine Übung langsam aus oder mit geschlossenen Augen. Nutzen Sie die Brasil®s als Zusatzgewicht. Spüren Sie die Atmung.

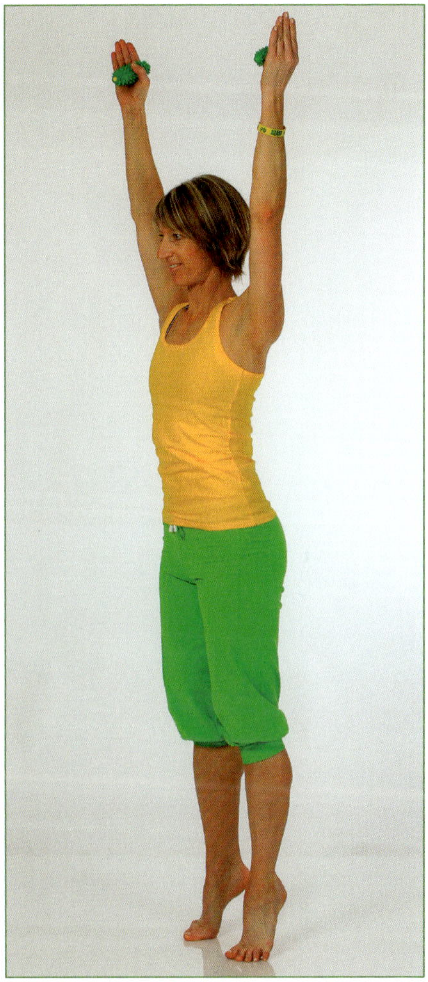

Führen einer Bewegung

Wir lernen durch sensomotorisches Training, innere und äußere Reize in unserem Zentralnervensystem schneller zu verarbeiten und verbessern unsere Koordination, das heißt, sowohl die Zusammenarbeit der tief liegenden Muskelgruppen mit den oberflächlichen Muskelgruppen als auch die Koordination der einzelnen Muskelfasern innerhalb eines Muskels.

Zur Vertiefung des Themas Sensomotorik möchte ich an dieser Stelle auf das Buch „Gabi Fastner (2012), *Funktionelles Figurtraining*, Aachen: Meyer & Meyer Verlag" hinweisen.

1.5 Körpermitte

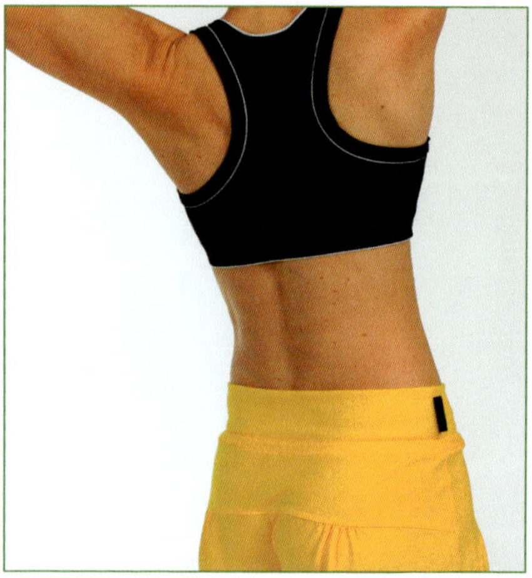

Eine stabile und starke Körpermitte ist nicht nur in allen Alltagssituationen sehr wichtig, um Bewegungen des Rumpfs auszuführen, unsere Wirbelsäule zu stützen, uns aufrecht zu halten und unsere Organe zu schützen, sondern sie hilft uns auch beim verletzungsfreien und erfolgreichen Ausführen von vielen Sportarten.

Sie ist die Säule der Kraft, von der jede Bewegung ausgeht!

TIPP:

Ein positiver Nebeneffekt einer starken Mitte ist eine schmale Taille!

Beachten Sie bei der Auswahl Ihrer Übungen für den Rumpf die verschiedenen Hauptfunktionen der Gelenke im Rumpfbereich:

Hüfte →	Mobilität	Schulterblatt →	Stabilität
Lendenwirbelsäule →	Stabilität	Schultergelenk →	Mobilität
Brustwirbelsäule →	Mobilität		

Haben Sie Schmerzen in einem Bereich, z. B. im Lendenwirbelsäulenbereich, hängt das oft mit mangelnder Hüftbeweglichkeit zusammen, oder Sie haben Schmerzen im Nacken, so hängt das oft mit mangelnder Beweglichkeit in der Brustwirbelsäule zusammen!

Muskulatur der Körpermitte

- Bauchmuskulatur

  Die oberflächliche Bauchmuskulatur besteht aus großflächigen Muskeln, die durch ihre unterschiedlichen Verlaufsrichtungen eine sehr fein abgestimmte Einstellung der Rumpfbewegung ermöglichen.

Die tiefe Schicht der Bauchmuskulatur, der M. transversus abdominis (querer Bauchmuskel), hilft bei der Bauchpresse, formt die Taille, er fixiert unsere Organe (ein starker Transversus verhindert den typischen „Altersbauch", der entsteht, wenn sich die Organe im Alter absenken) und wird auch tiefer Bauchmuskel genannt. Er wird durch die *mini moves* mit den Brasil®s zum Anspannen angeregt!

- Rückenmuskulatur

  Die oberflächliche Schicht der Rückenstreckmuskulatur besteht aus einem einheitlichen Muskelstrang, der die Aufgabe der Streckung und Seitwärtsneigung des Rumpfs hat.

  Die tiefe Schicht der Rückenmuskulatur besteht aus vielen kleinen Muskeln, den Mm. multifidii:

  Werden die kleinen Muskeln rund um die Wirbelkörper durch minimale Rotationen der Wirbelsäule gedehnt (Hackbewegungen mit den Brasil®s), erfolgt reflexartig ein Anspannen der Muskulatur.
- Beckenbodenmuskulatur

  Durch das Ansteuern der tiefen Muskulatur durch Reize von außen (wie das Schütteln der Brasil®s) wird unsere Beckenbodenmuskulatur unwillkürlich aktiv.

  Der Einsatz der Beckenbodenmuskulatur bewirkt eine Verkettung von folgenden Muskelgruppen: tiefe Stabilisatoren, tiefer querer Bauchmuskel, tiefe Fasern des Rückenstreckers, Adduktoren an der Oberschenkelinnenseite, ischiokrurale Muskulatur an der Rückseite der Oberschenkel, M. Piriformis als Außenrotator, der Hüftbeuger, des Zwerchfells, Fixatoren des Schultergürtels, Halsmuskulatur, Kaumuskel. 1

  (in Anlehnung an Häflinger, 1999, S. 26).

TIPP:

Im Alter senken sich die Organe! Durch das Training des M. transversus und des Beckenbodens mit den Brasil®s werden die Organe wieder an der richtigen Stelle gehalten, es entsteht dadurch kein „Altersbauch"!

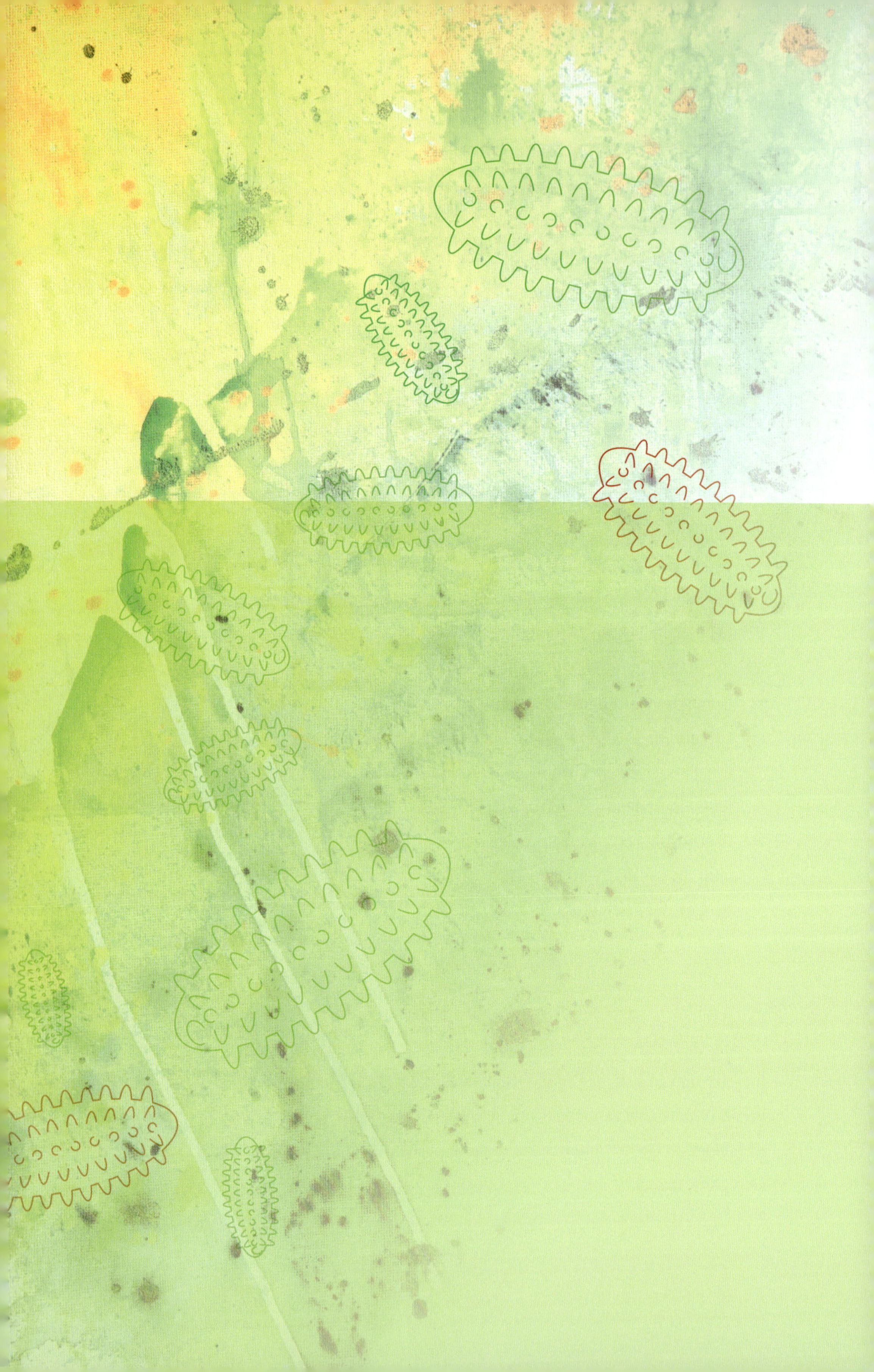

KAPITEL 2

Kapitel 2

HANDHABUNG

Der **Tastsinn** ist eine Sammelbezeichnung für die Wahrnehmungsoptionen der menschlichen Haut. Er vereint die Druckempfindung, die Berührungsempfindung und die Vibrationsempfindung.

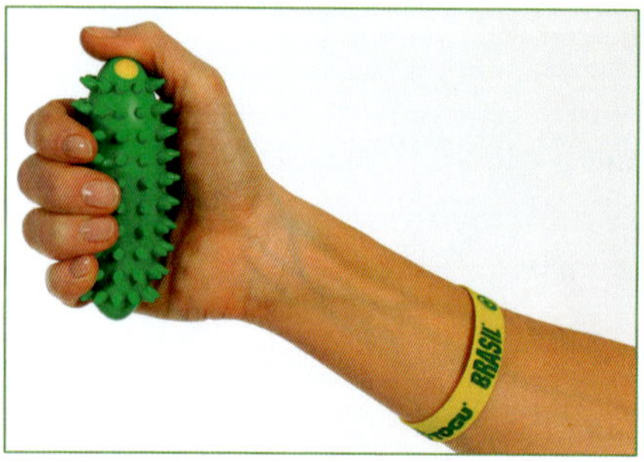

Mit dem Tastsinn erhält unser Gehirn die notwendigen Informationen zum Erkennen der Form, des Gewichts, des Bewegungszustands und der Oberfläche von Gegenständen. Außerdem dient er auch der Eigenwahrnehmung, der Propriozeption (siehe Kap. 1.4).

Nehmen Sie die Brasil®s in die Hände und Sie werden unweigerlich anfangen, sie zu schütteln. So ergeht es fast jedem, der die kleinen, weichen, grünen, stacheligen Dinger zum ersten Mal sieht. Was wollen wir mehr, als Menschen in Bewegung zu bringen, ohne sie das Training als „ Pflicht" wahrnehmen zu lassen!

Die Arbeit mit den Brasil®s zeigt mir, dass, gleichgültig welches Alter, gleichgültig welche Leistungsstufe, die Brasil®s gerne und mit Freude in die Hände genommen werden. Es wird sofort geschüttelt, geworfen, massiert, geknetet, . . .:

„Wunderwaffe Brasil®" war ein Ausdruck eines Kursteilnehmers!

Die zwei Brasil®s sind aus einem Stück gegossen, besitzen angenehme Senso®-Noppen und bestehen aus hochwertigem Ruton®. Mit ihren 270 g pro Brasil® sind sie ein wahres Leichtgewicht unter den Trainingsgeräten.

Wichtig: Nur mit wenig Kraftaufwand und geringer Bewegungsamplitude funktioniert das Training der tiefen Muskulatur. Wegen ihrer geringen Größe und Leichtigkeit lassen sie sich auch für größere Gruppen unkompliziert in die Sporttasche packen und zum Kurs transportieren.

Durch die intelligente Gewichtsfüllung ermöglichen sie uns ein gezieltes und einfaches Tiefenmuskeltraining. Die Zusammenstellung von Luft und Gewichtsfüllung gibt uns das Bewegungsfeedback für die Größe der schnellen *mini moves*. Die Amplitude der Bewegung liegt bei ca. 15 cm. 2

Durch diese Hackbewegungen, die *mini moves*, wird ein reflektorisches Anspannen der tiefen Rumpfmuskulatur bewirkt, ohne die oberflächliche Muskulatur zu verspannen.

mini moves

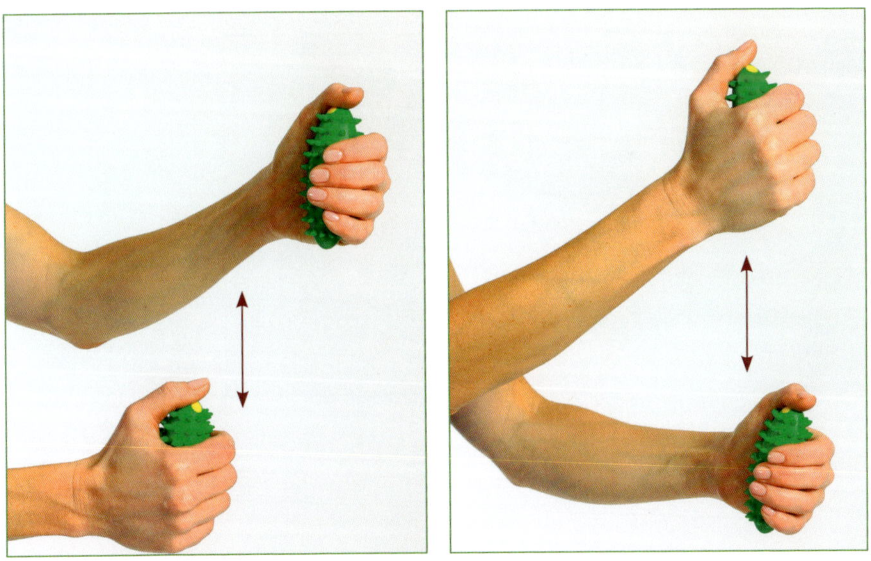

mini-moves-Amplitude ca. 15 cm

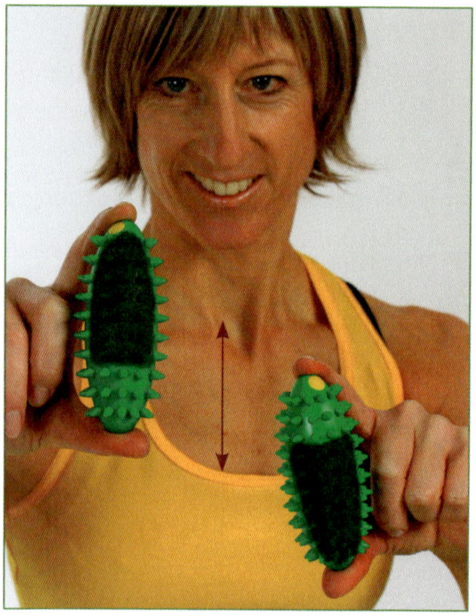

Schematische Darstellung der Füllung der Brasil®s und das Verhalten der Füllung während der gegengleichen Hoch-tief-Bewegung *(mini moves)*.

Die *mini moves* sollten in einem Zeitrahmen von 10-40 s stattfinden, je nach Leistungsstand des Sportlers und je nach Übungsvariation. Das Ansteuern der Tiefenmuskulatur durch die *mini moves* sollte entweder im Voraus als eigene Übung oder im Aufbau einer Kräftigungsübung immer wieder geschehen.

Die Brasil®s begleiten aber auch als Handgewicht jede andere Bewegung, ohne als störend empfunden zu werden. Dabei sollten Sie auch ab und zu die Hände öffnen, um der Beugehaltung der Finger im Alltag entgegenzuwirken.

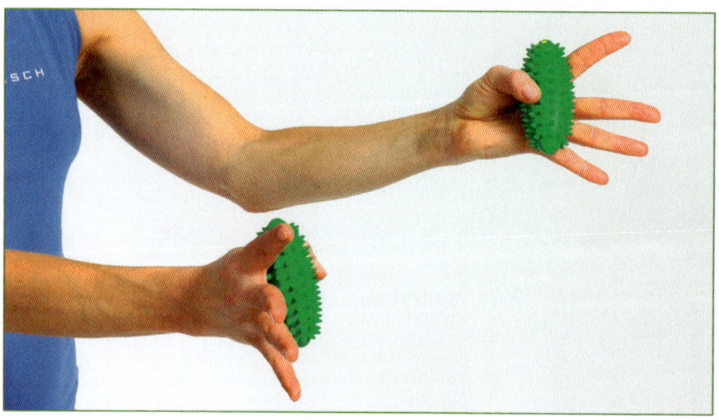

Die Finger auch mal öffnen.

mini moves

Spüren und Aktivieren der tief liegenden Muskulatur, die den Rumpf in der Rotation, Seitneigung und Beugung/Streckung stabilisiert.

Dies erreichen wir durch schnelle, kurze Hackbewegungen.

mini moves entweder vor einer Übung ausführen, dynamisch während einer Übung oder zwischen den einzelnen Übungssätzen.

Führen Sie die *mini moves* 10-40 s lang aus mit einem Kraftaufwand von weniger als 30 % Ihrer individuellen Maximalkraft und einer Bewegungsamplitude von ca. 15 cm.

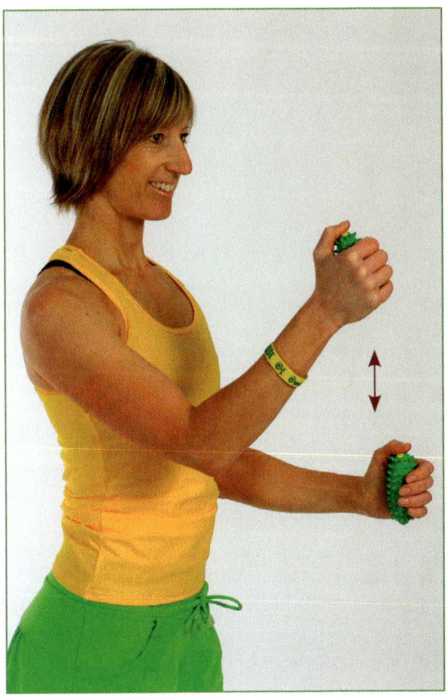

Übungsausführung: Die aufrechte Haltung aufbauen und *mini moves* gegengleich hoch/tief mit den Unterarmen ausführen („Hackbewegung").

Hinweis: Die Handgelenke sind fixiert, die Bewegung erfolgt aus dem Ellbogengelenk.

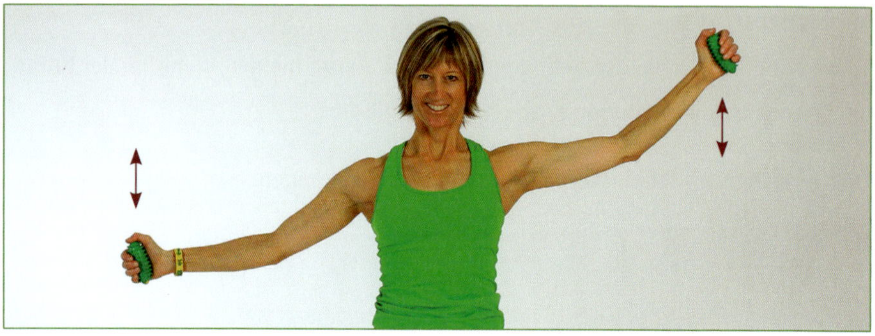

Übungsausführung: Die aufrechte Haltung aufbauen und *mini moves* gegengleich hoch/tief ausführen.

Hinweis: Die Handgelenke sind fixiert, die Bewegung erfolgt aus dem Schultergelenk.

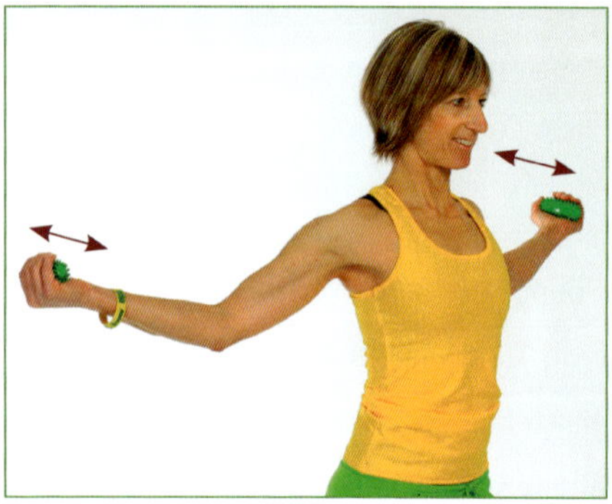

Übungsausführung: Die aufrechte Haltung aufbauen, *mini moves* gleichzeitig vor/zurück ausführen.

Hinweis: Die Handgelenke sind fixiert, die Bewegung erfolgt aus dem Schultergelenk.

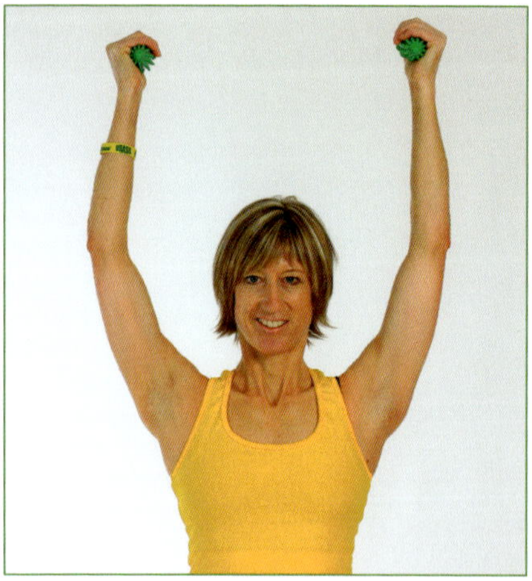

Übungsausführung: Die aufrechte Haltung aufbauen und *mini moves* gegengleich vor/zurück ausführen.

Hinweis: Die Handgelenke sind fixiert. Die Schultern tief halten! Die Bewegung erfolgt aus dem Schultergelenk.

Übungsausführung: Die aufrechte Haltung aufbauen und *mini moves* gegengleich hoch/tief ausführen.

Hinweis: Die Handgelenke sind fixiert, die Bewegung erfolgt aus dem Schultergelenk.

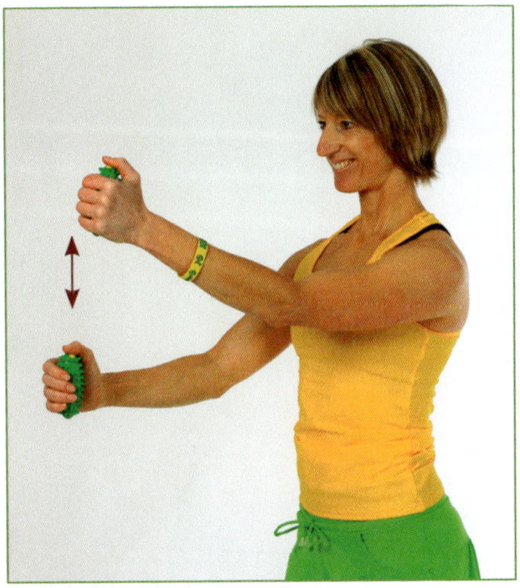

Übungsausführung: Die aufrechte Haltung aufbauen und *mini moves* gegengleich vor/zurück ausführen.

Hinweis: Die Handgelenke sind fixiert, die Bewegung erfolgt aus dem Schultergelenk.

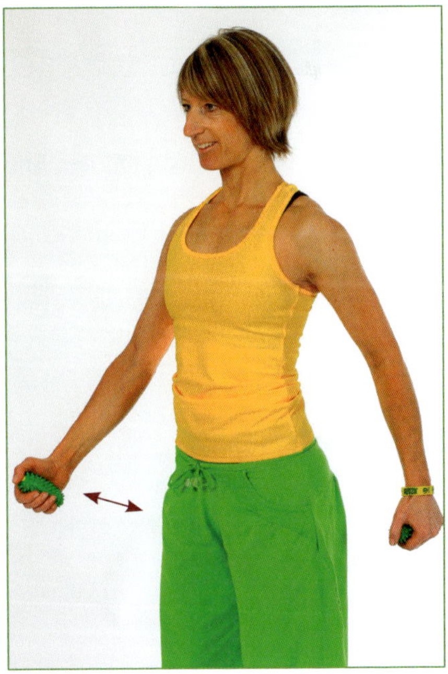

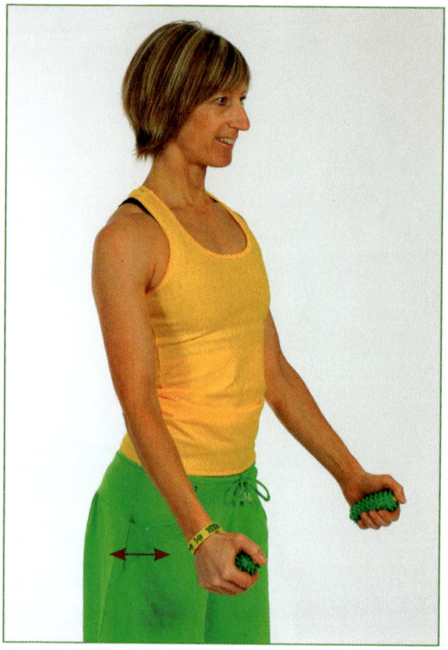

Übungsausführung: Die aufrechte Haltung aufbauen und *mini moves* gleichzeitig vor/zurück ausführen.

Hinweis: Die Handgelenke sind fixiert, die Bewegung erfolgt aus dem Schultergelenk.

Beachten Sie beim Training mit den Brasil®s

- Die Handgelenke sollen fixiert bleiben! Die Bewegung der *mini moves* hat ihren Ursprung in den Schultergelenken, außer die Hackbewegung erfolgt nahe am Körper aus den Ellbogengelenken.

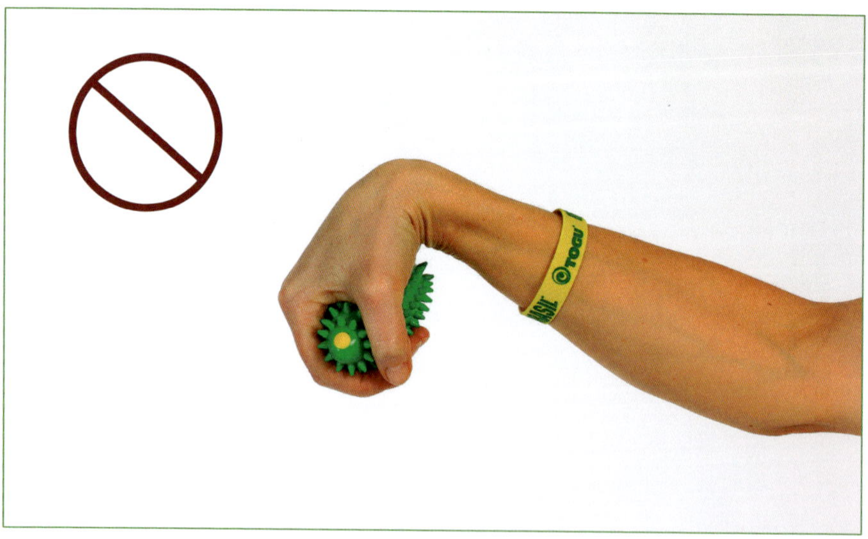

- Geben Sie Ihren Teilnehmern bei Ermüdung die Möglichkeit, die Brasil®s zur Seite zu legen und die Übung ohne Gerät auszuführen.
- Achten Sie auf eine aufrechte Haltung.
- Beobachten Sie Ihre Teilnehmer! Sobald ein Teilnehmer sich im Nacken verspannt, geben Sie ihm die Möglichkeit einer Pause.
- Wechseln Sie die Handpositionen ab.
- Trainieren Sie auch einmal mit nur einem Brasil® (Wichtig: Danach auch die andere Seite!).

Methodische Grundsätze

2

- Die *mini moves* dauern 10-40 s.
- Versuchen Sie, in einer Kursstunde durch die *mini moves* die Rumpfmuskulatur in allen ihren Bewegungsrichtungen zu fordern (Beugung/Streckung/Rotation/Seitneigung).
- Denken Sie daran, körpernahe Bewegungen sind einfacher als körperferne Bewegungen.
- Erschweren Sie langsam die Übungen (möglich durch mehr koordinative Herausforderung oder erhöhte Kraftanforderung).
- Variieren Sie die Übungen durch das Anregen der sensiblen Analysatoren. Verwenden Sie zum Beispiel zusätzlich einen wackeligen Untergrund. So wird jede bekannte Übung zur koordinativen Herausforderung für Ihre Teilnehmer!

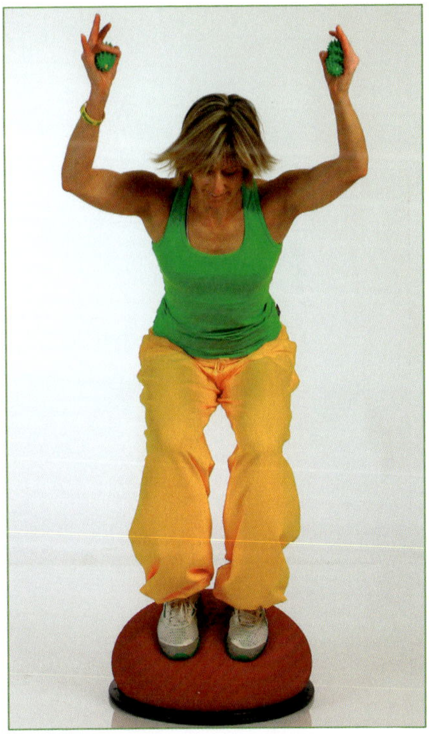

Der Jumper als wackeliger Untergrund

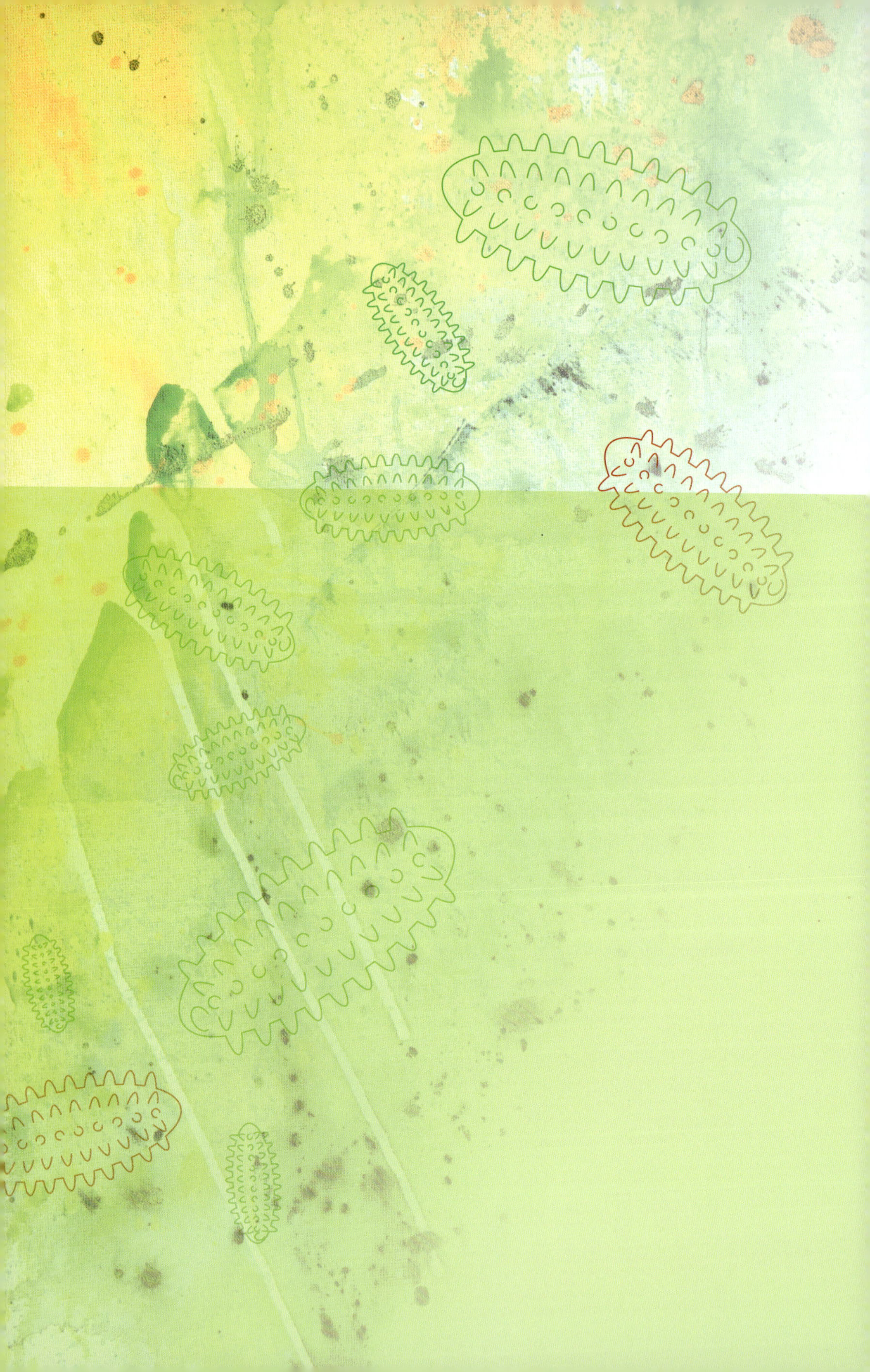

KAPITEL 3

Kapitel 3

PRAXIS

3.1 Workout

Sehr beliebte Kurse im Groupfitnessbereich sind Workoutkurse mit dem Schwerpunkt Figurtraining. Im folgenden Kapitel finden Sie viele Übungen, die mithilfe der Brasil®s für Ihre Teilnehmer zu einer ganz neuen und spannenden Herausforderung werden.

Ich spreche bei dem Begriff Herausforderung nicht von Überforderung, Herausforderung bedeutet für mich Motivation und Abwechslung für Ihre Teilnehmer!

3.1.1 Wahrnehmung

Ziel der Übung: **WAHRNEHMUNG UND AKTIVIERUNG DER TIEFEN BAUCH- UND RÜCKENMUSKULATUR**

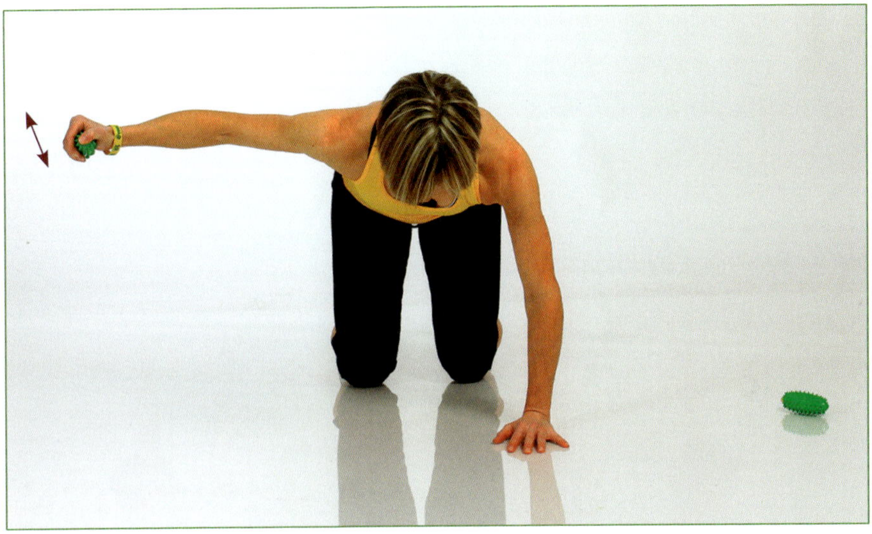

Übungsausführung: Vierfüßlerstand. Einen Arm zur Seite anheben und *mini moves* vor/zurück ausführen.

Hinweis: Achten Sie auf die Bauchspannung! Der Rücken bleibt ruhig und in neutraler Position der Wirbelsäule. Das Becken parallel zum Boden halten.

3.1.2 Warm-up

Ziel der Übung: **SPIEL, KENNENLERNEN, KOORDINATIONSSCHULUNG**

Übungsausführung: Alle Teilnehmer stehen in einer Innenstirnkreisaufstellung. Ein Teilnehmer nennt seinen Namen und wirft ein Brasil® einem Teilnehmer zu, fängt dann an, um den Kreis zum Platz der zweiten Person zu laufen. Die zweite Person nennt indessen auch ihren Namen und wirft ein Brasil® und läuft los.

(verändert nach Kempf, 2010, S. 90/91)

Ziel der Übung: **GANZKÖRPERMOBILISATION**

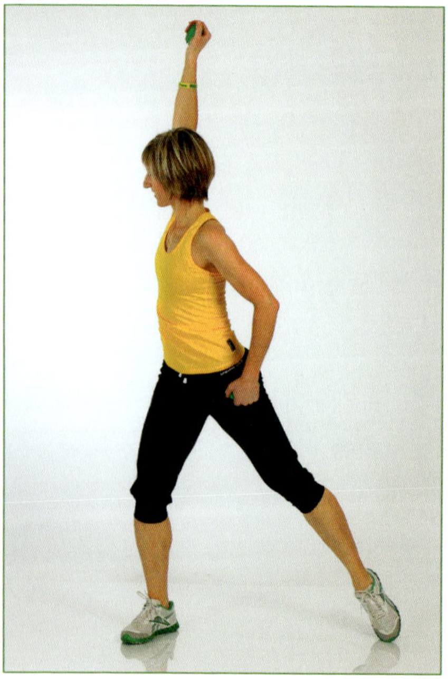

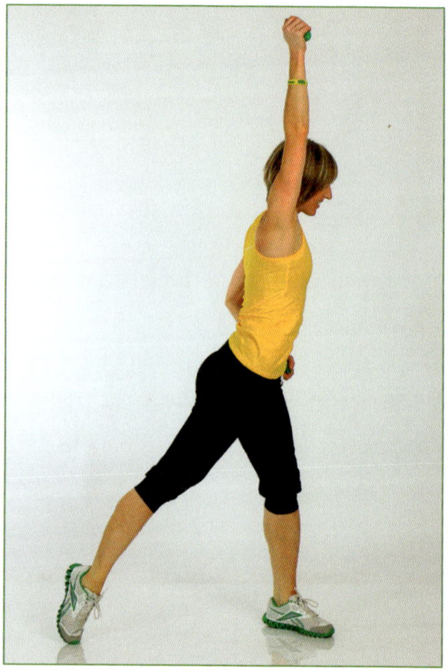

Übungsausführung: Achterschwung. Das Gewicht von rechts nach links verlagern und mit einem Arm lockere Achterschwünge vor und neben dem Körper ausführen.

Hinweis: Die Bauchspannung aufbauen, indem der Bauchnabel sanft nach innen gezogen wird. Achten Sie auf einen lockeren Schultergürtel!

Ziel der Übung: **GANZKÖRPERMOBILISATION**

Übungsausführung: Side to Side. Die Arme schwingen locker von rechts nach links.

Hinweis: Bauchspannung aufbauen, indem der Bauchnabel sanft nach innen gezogen wird.

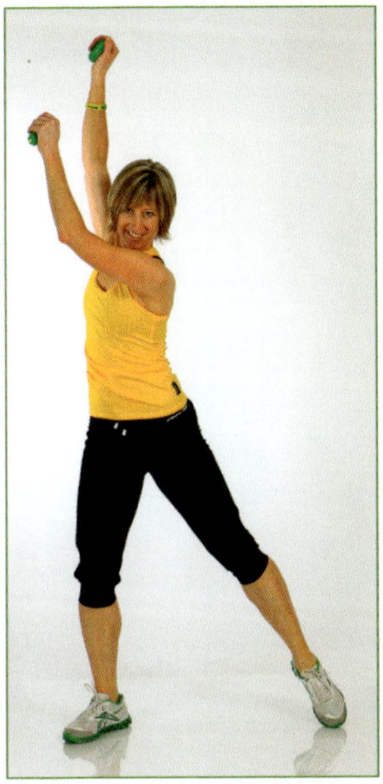

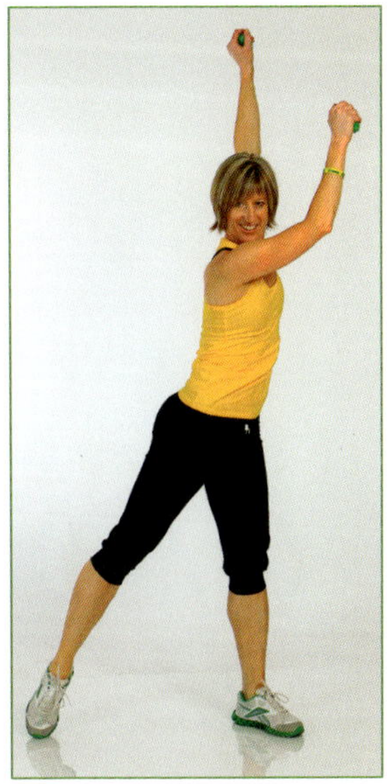

Ziel der Übung: **GANZKÖRPERMOBILISATION**

Übungsausführung: Side to Side. Ein Arm schwingt horizontal von rechts nach links, zurück führt der Ellbogen die Bewegung an.

Hinweis: Der Blick folgt dem Arm. Die Bauchspannung aufbauen, indem der Bauchnabel sanft nach innen gezogen wird.

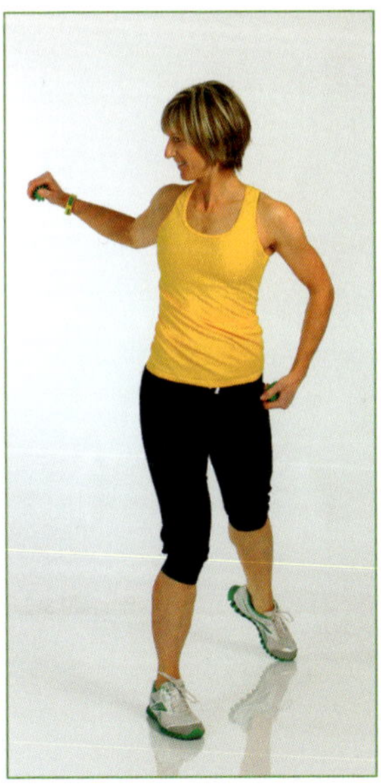

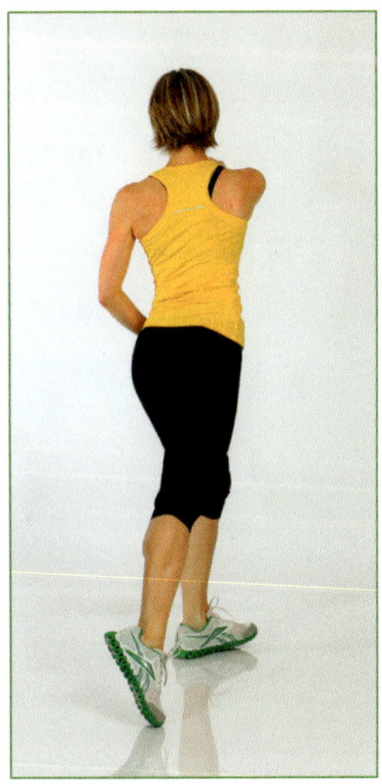

Ziel der Übung: **GANZKÖRPERMOBILISATION**

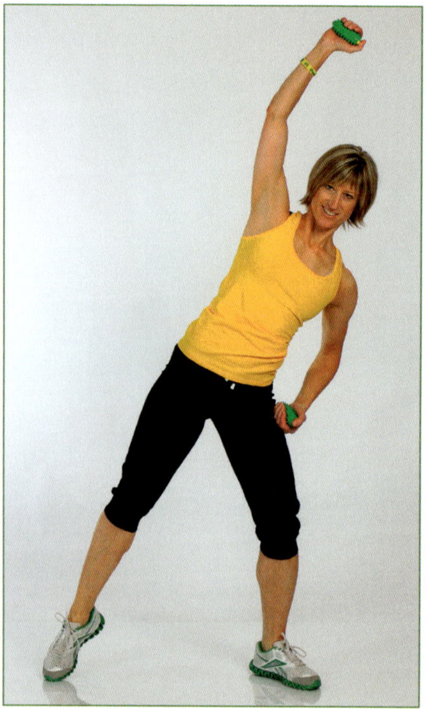

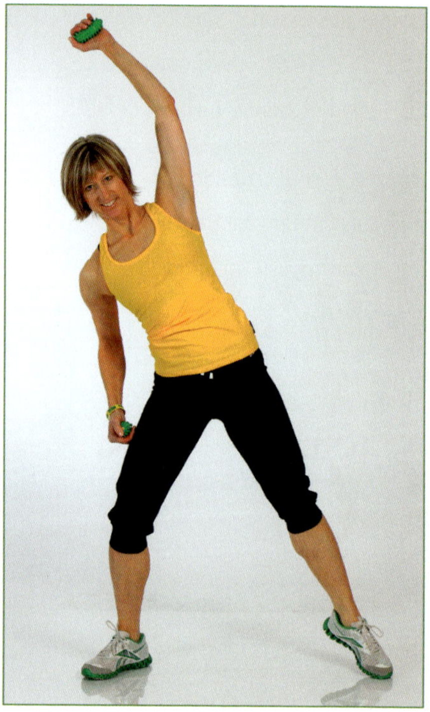

Übungsausführung: Side to Side. Nach rechts bewegen und den linken Arm über den Kopf führen, nach links bewegen und den rechten Arm über den Kopf führen.

Hinweis: Die Bauchspannung aufbauen, indem der Bauchnabel sanft nach innen gezogen wird. Achten Sie auf tiefe Schultern!

Ziel der Übung: **GANZKÖRPERMOBILISATION**

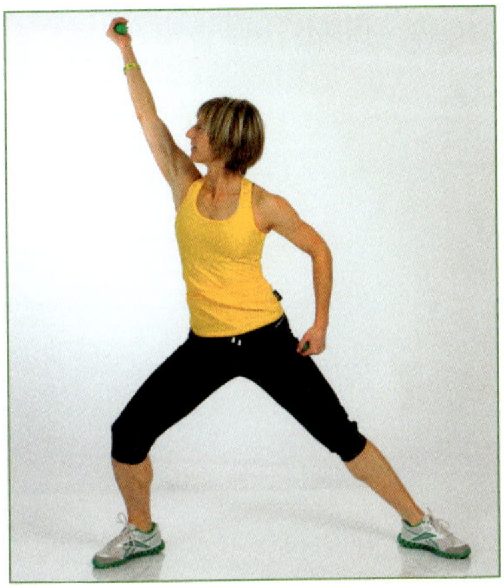

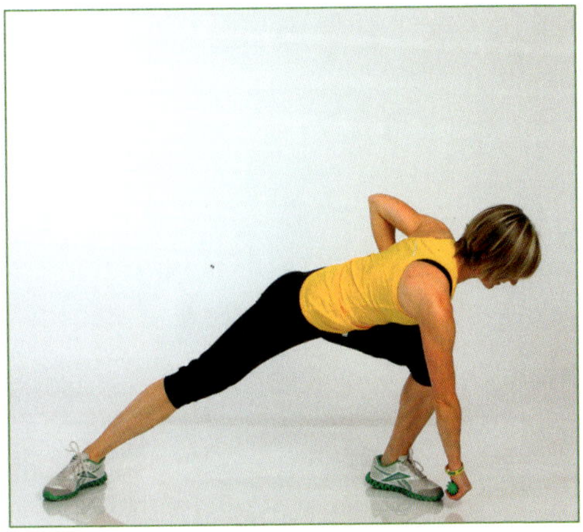

Übungsausführung: Verlagern nach rechts und links. Das Gewicht von rechts nach links verlagern. Einen Arm über den Kopf führen, mit dem Blick folgen, dann mit der Hand Richtung Fußspitze der anderen Seite.

Hinweis: Das gebeugte Knie maximal über die Fußspitze bringen! Achten Sie auf tiefe Schultern! Der Rücken bleibt gerade.

Ziel der Übung: **GANZKÖRPERMOBILISATION**

Übungsausführung: Step Touch. Rechts Schritt seit, links Tap an den rechten Fuß, links Schritt seit, rechts Tap an den linken Fuß. Die Arme dabei locker vor- und zurück führen.

Hinweis: Die Bauchspannung aufbauen, indem der Bauchnabel sanft nach innen gezogen wird.

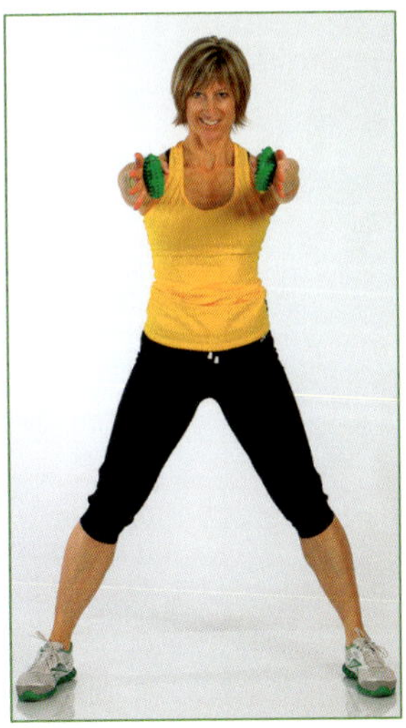

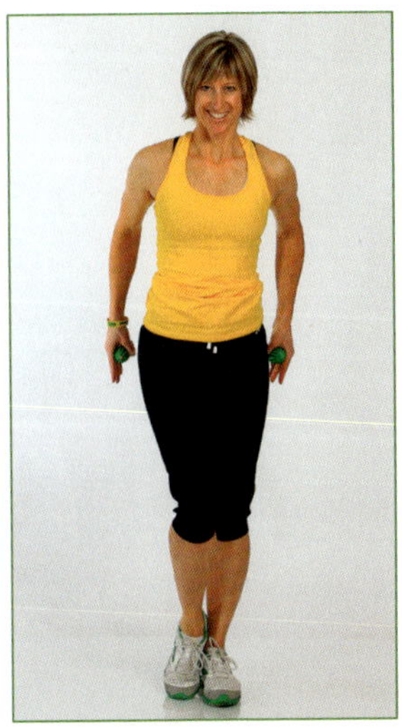

3.1.3 Hauptteil

Ziel der Übung: **KRÄFTIGUNG DER BEIN-, GESÄSS- UND RUMPFMUSKULATUR**

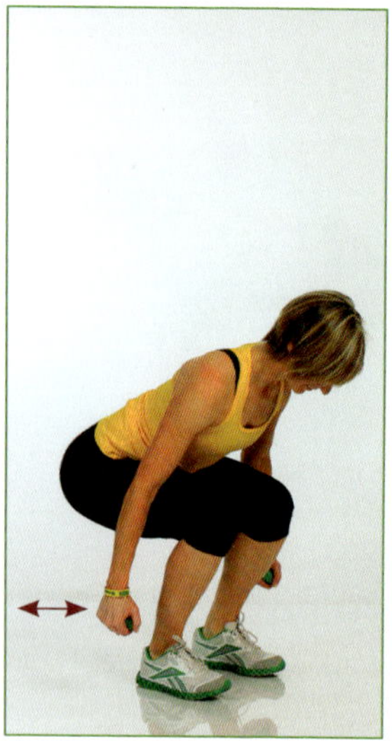

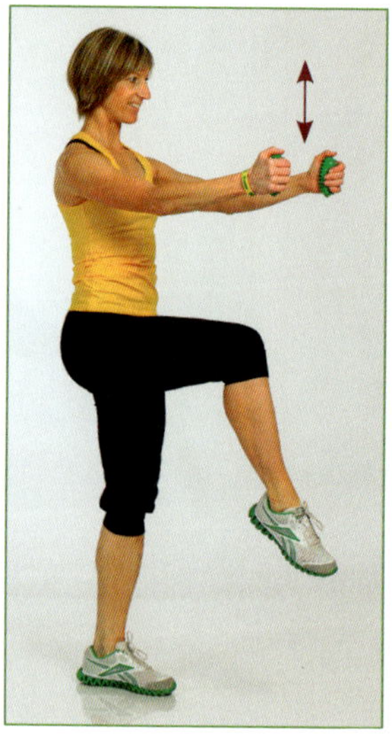

Übungsausführung: Stand. Aus dem aufrechten und hüftbreiten Stand tiefe Kniebeugen ausführen. Dabei 2 x gleichzeitig *mini moves* zurück ausführen. Dann sich aufrichten und ein Knie anheben, dabei 2 x gleichzeitig *mini moves* nach oben ausführen.

Hinweis: Die Bewegung der Arme erfolgt aus dem Schultergelenk! Die Knie sind maximal bis über die Fußspitzen! Die Oberschenkel in die waagerechte Position bringen!

Ziel der Übung: **KRÄFTIGUNG DER BEIN-, GESÄSS- UND RUMPFMUSKULATUR**

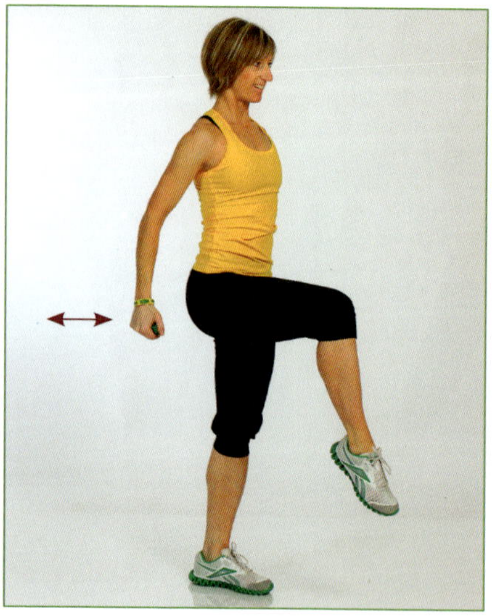

Übungsausführung: Einbeinstand. Aufrechter Stand, ein Bein ist nach vorne angehoben. Nun das Spielbein nach hinten strecken. Gleichzeitig den Oberkörper nach vorne neigen und die Arme in Verlängerung des Oberkörpers nach vorne strecken, dabei 2 x gleichzeitig *mini moves* nach oben ausführen. Dann wieder zurück in die Ausgangsposition und 2 x gleichzeitig *mini moves* vor und zurück ausführen.

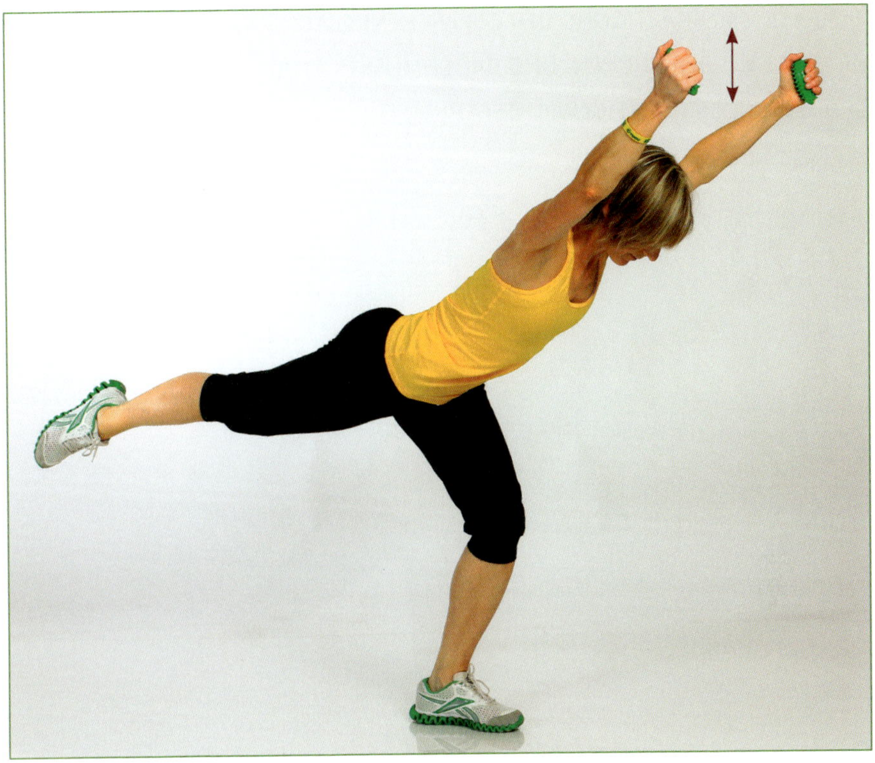

Hinweis: Das Bein nur so weit anheben, wie die Wirbelsäule in neutraler Position bleiben kann!

Variation: Als Erleichterung das Spielbein hinten auf den Boden tippen.

Variation: In der Standwaage verharren und mit den Armen gegengleiche *mini moves* hoch/tief ausführen.

Ziel der Übung: **KRÄFTIGUNG DER OBERSCHENKELAUSSENSEITE, KRÄFTIGUNG DER RÜCKEN- UND BAUCHMUSKULATUR, SCHULUNG DER GLEICHGEWICHTSFÄHIGKEIT**

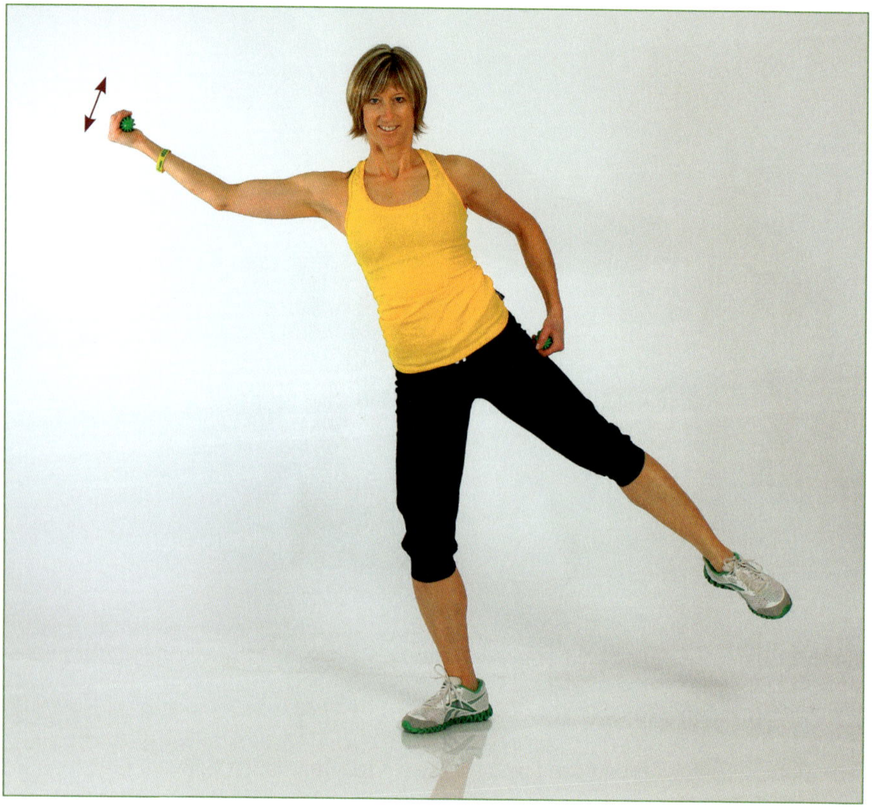

Übungsausführung: Einbeinstand. Auf einem Bein stehen, das andere Bein zur Seite anheben. Diese Position halten und mit dem gegenüberliegenden Arm *mini moves* vor/zurück ausführen.

Hinweis: Achten Sie auf die Bauchspannung! Das Becken bleibt stabil! Das Knie vom Standbein zeigt Richtung Fußspitze!

Ziel der Übung: **KRÄFTIGUNG DER OBERSCHENKELINNENSEITE, DER RÜCKEN- UND SCHULTERMUSKULATUR**

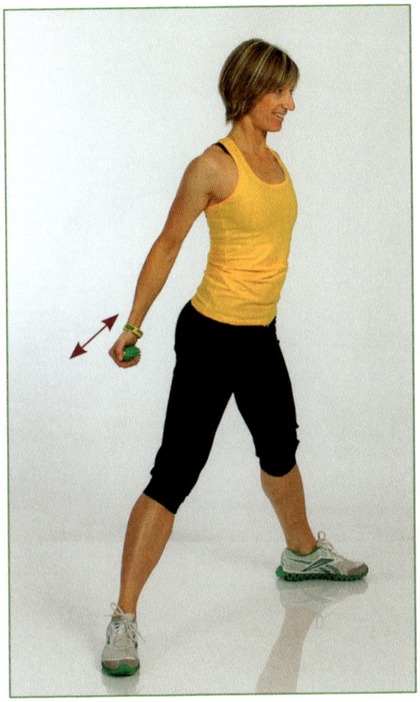

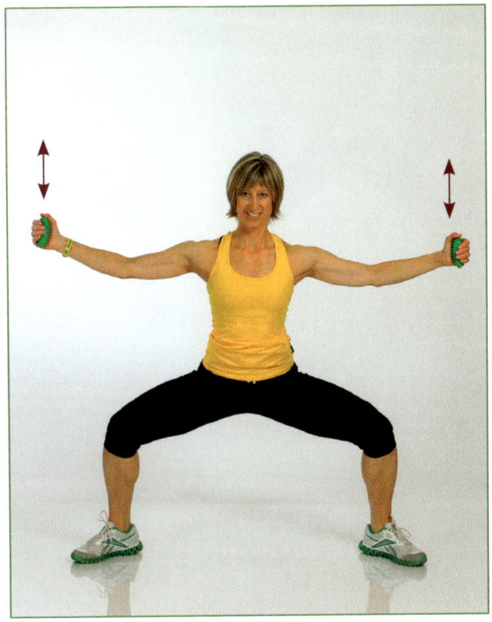

Übungsausführung: Grätschstand. Aus dem aufrechten Stand, die Beine sind weit geöffnet, die Fußspitzen sind nach außen gedreht, sich tief nach unten setzen. Die Arme in die Waagerechte anheben, dabei 2 x gleichzeitig *mini moves* nach oben ausführen. Nun wieder aufrichten, dabei 2 x gleichzeitig *mini moves* zum Körper ausführen.

Hinweis: Die Knie nicht vollständig strecken! Achten Sie auf tiefe Schultern!

Ziel der Übung: **KRÄFTIGUNG DER RUMPFMUSKULATUR**

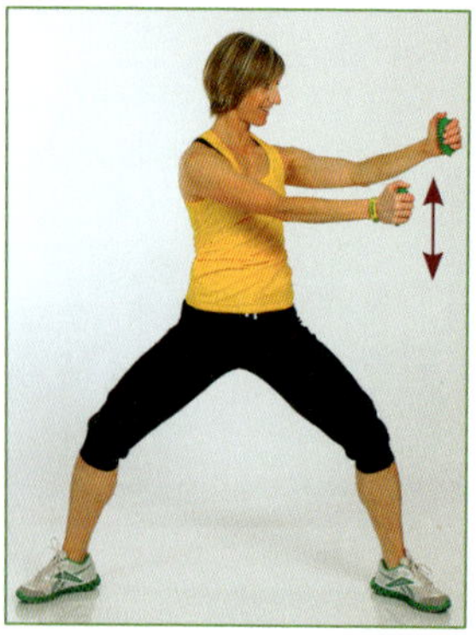

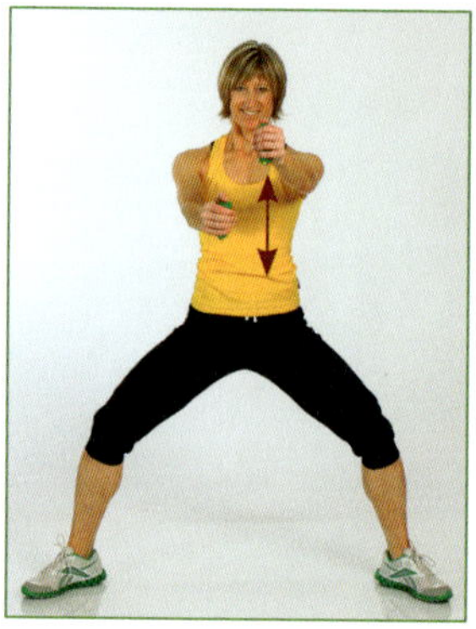

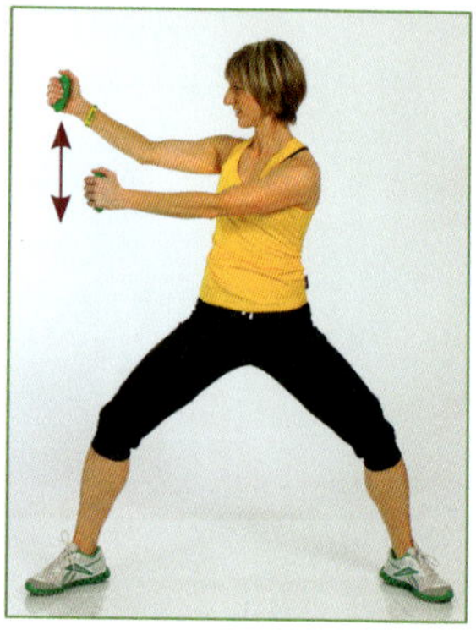

Übungsausführung: Grätschstand. *mini moves* gegengleich hoch/tief in Brustbeinhöhe ausführen, dabei den Rumpf nach rechts und links drehen.

Hinweis: Achten Sie auf tiefe Schultern. Das Becken bleibt stabil!

Ziel der Übung: **KRÄFTIGUNG DER RUMPFMUSKULATUR**

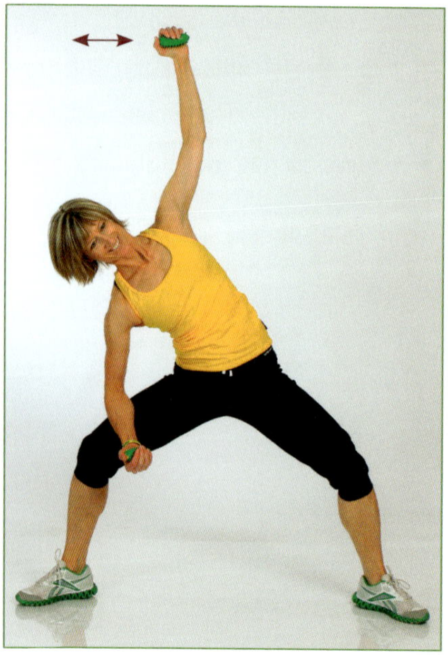

Übungsausführung: Grätschstand. Die Knie zeigen Richtung Fußspitzen und befinden sich über den Fersen. Den Oberkörper zur Seite neigen. Ein Unterarm stützt sich auf dem Oberschenkel ab, der obere Arm führt *mini moves* nach rechts und links aus.

Hinweis: Die Handgelenke sind fixiert. Die Schultern tief. Achten Sie auf die Bauchspannung!

Ziel der Übung: KRÄFTIGUNG DER RÜCKENMUSKULATUR, DER BEINE, DES GESÄSSES

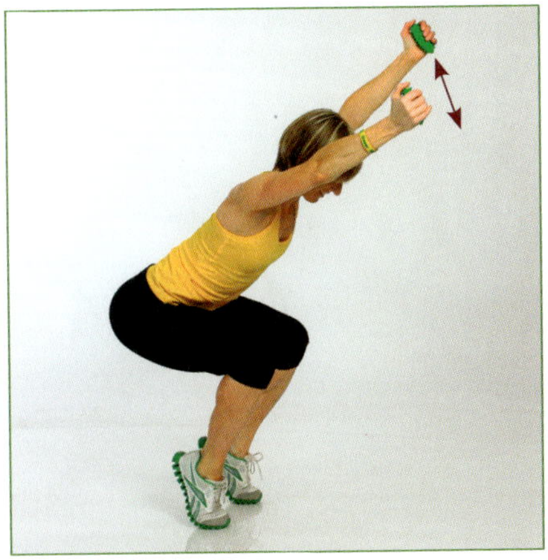

Übungsausführung: Stand. Die Beine stehen hüftbreit geöffnet, das Gesäß nach hinten senken. Das Gewicht auf die Fußspitzen verlagern. Die Arme neben dem Kopf ausstrecken und *mini moves* gegengleich hoch/tief ausführen.

Hinweis: Der Kopf bleibt in Verlängerung der Wirbelsäule. Den Bauchnabel sanft nach innen ziehen. Die Handgelenke sind fixiert!

Variation: Zur Erleichterung die Fersen auf dem Boden absetzen!

Ziel der Übung: AKTIVIERUNG DER TIEFEN BAUCH- UND RÜCKENMUSKULATUR

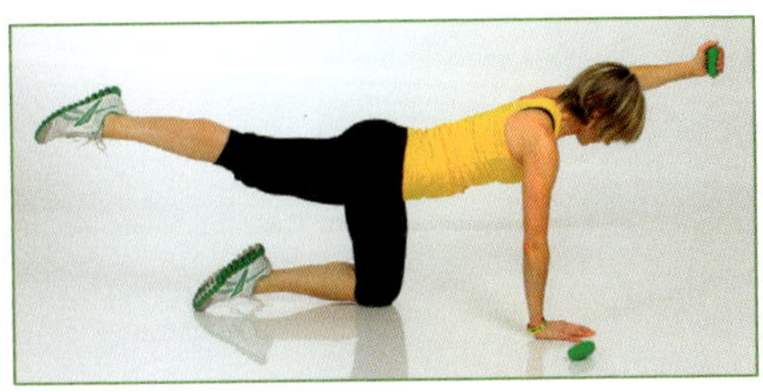

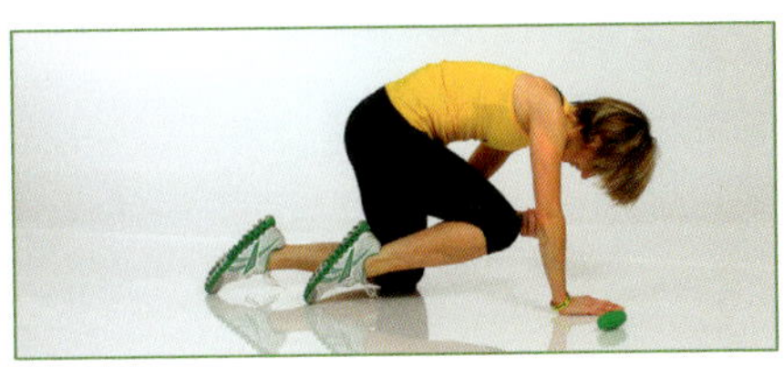

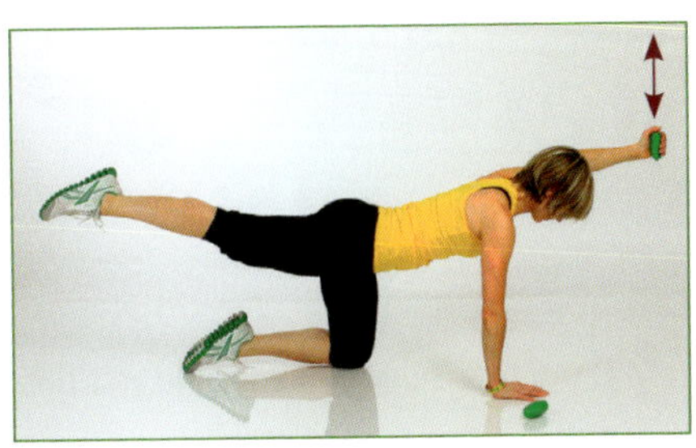

Übungsausführung: Vierfüßlerstand. Einen Arm nach vorne oben und das gegenüberliegende Bein nach hinten oben anheben, dann Knie und Hand zueinander führen. Einige Male wiederholen. Dann ausgestreckt halten und *mini moves* hoch/tief ausführen.

Hinweis: Die Lendenwirbelsäule befindet sich beim Strecken in neutraler Position, beim Zusammenführen von Knie und Hand den Rücken möglichst weit nach oben runden. Das Becken bleibt parallel zum Boden.

Ziel der Übung: **KRÄFTIGUNG DER GESAMTEN RUMPFMUSKULATUR, DER OBERSCHENKELAUSSENSEITE**

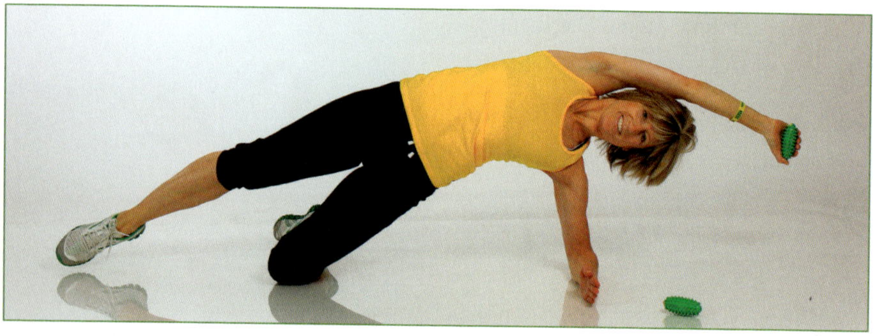

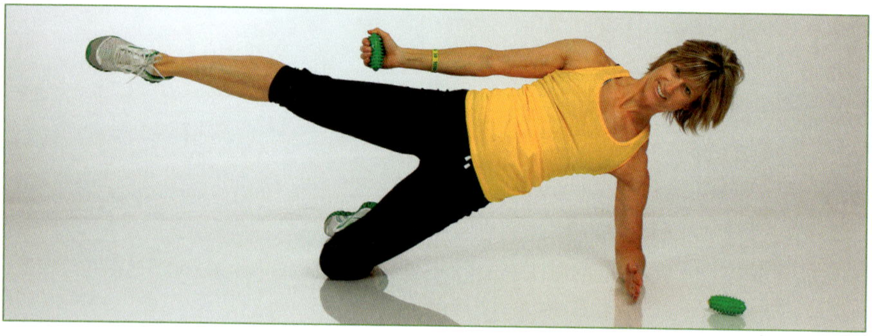

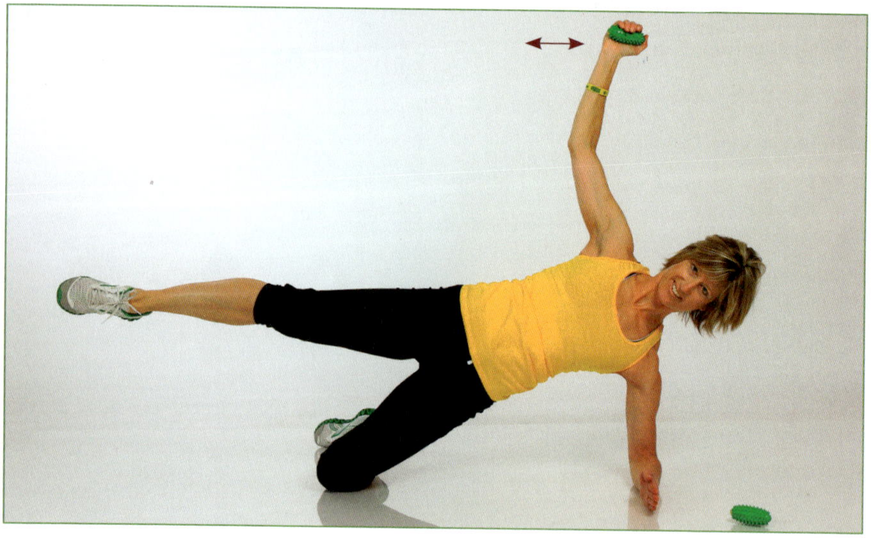

Übungsausführung: Seitlicher Unterarmkniestütz. Arm und Bein weit auseinanderführen. Dann das Bein anheben und mit dem Arm zusammenführen. Einige Male wiederholen. Nun das Bein abgehoben halten und *mini moves* mit dem nach oben gestreckten Arm ausführen.

Hinweis: Der Oberkörper und die Oberschenkel bilden eine Linie. Die Handgelenke fixieren. Achten Sie auf die Bauchspannung!

Variation: Zur Erleichterung das obere Bein anwinkeln.

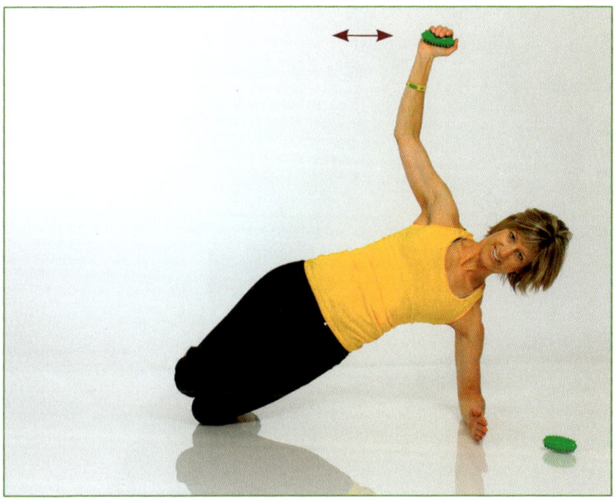

Variation: Als Steigerung beide Beine strecken.

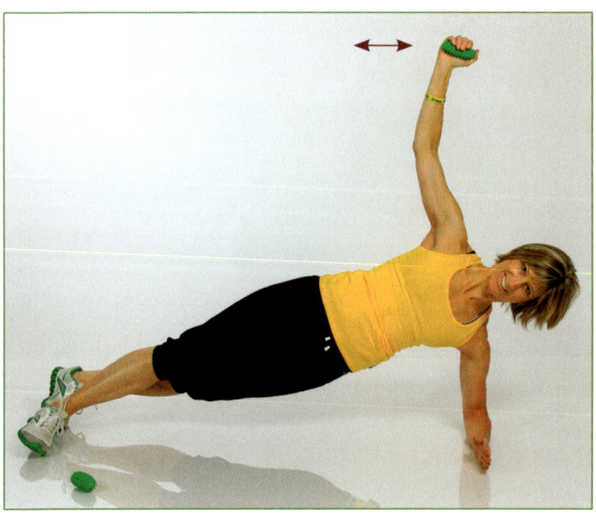

Ziel der Übung: **KRÄFTIGUNG VON GESÄSS UND OBERSCHENKELN, STABILISATION DES BECKENS, KRÄFTIGUNG DER TIEFEN RÜCKENMUSKULATUR**

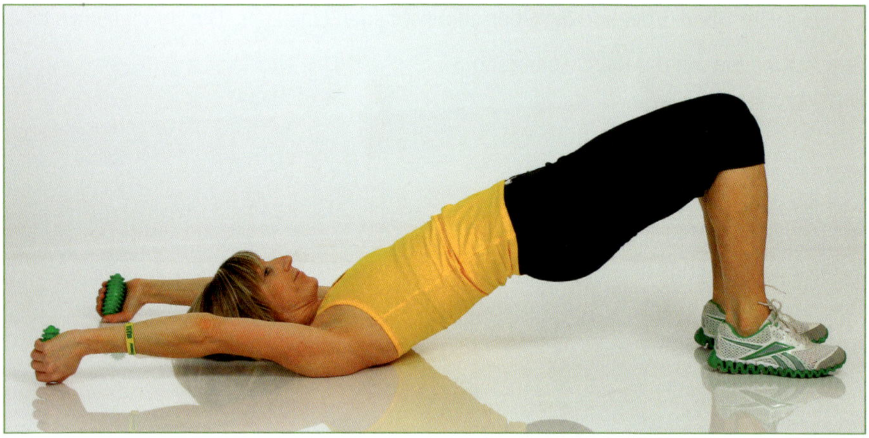

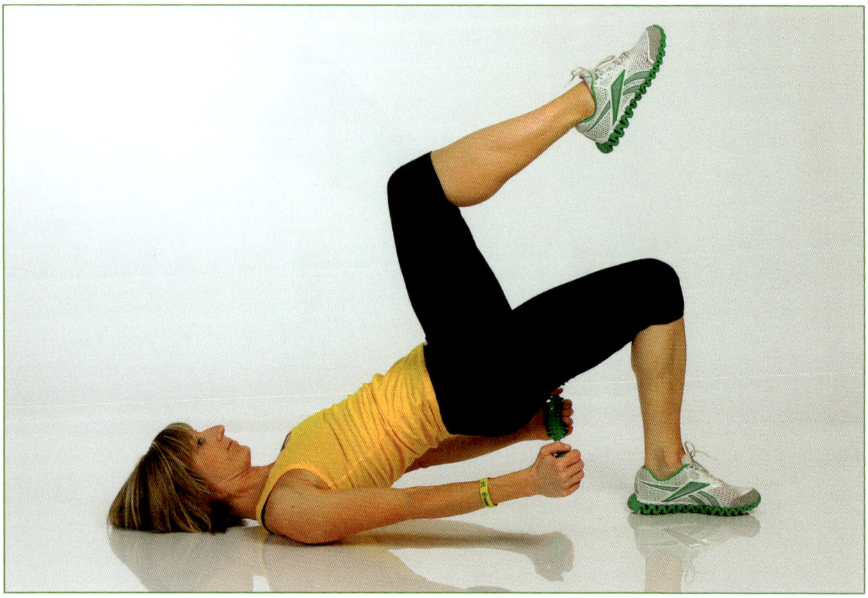

Übungsausführung: Schulterstütz. Rückenlage mit aufgestellten Füßen. Oberkörper und Oberschenkel bilden eine Linie. Nun im Wechsel das rechte und linke Bein abheben. Gleichzeitig beim Anheben des Beins die Arme dynamisch nach vorne führen.

Hinweis: Das Becken wird möglichst stabil gehalten! Achten Sie auf die Bauchspannung!

Ziel der Übung: **KRÄFTIGUNG DER GERADEN BAUCHMUSKULATUR**

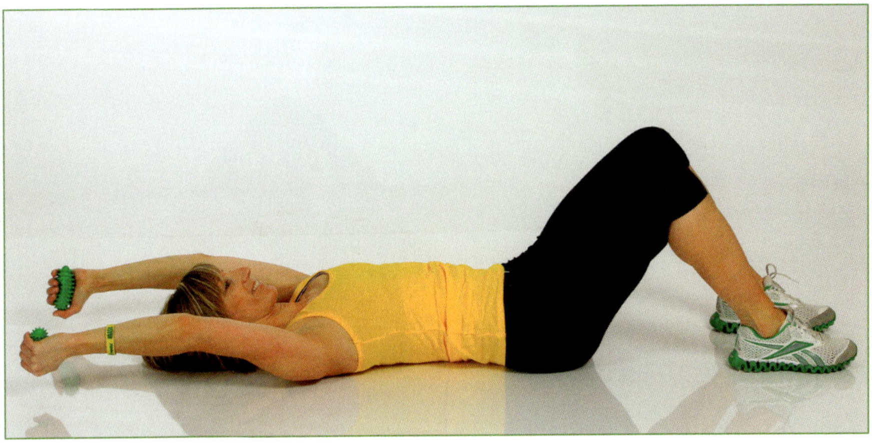

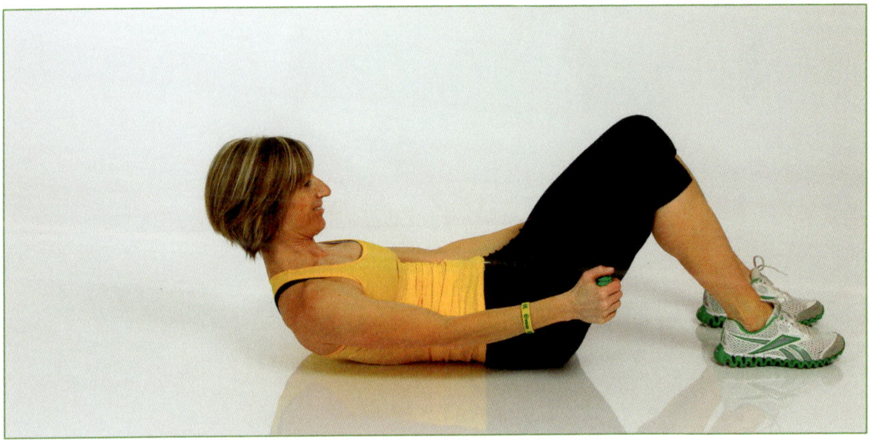

Übungsausführung: **Rückenlage mit angestellten Beinen.** Die Beine sind hüftbreit aufgestellt, die Wirbelsäule liegt in neutraler Position. Beide Arme sind hinter dem Kopf ausgestreckt. Nun den Schultergürtel und Kopf anheben, dabei die Arme dynamisch nach vorne führen und wieder abrollen.

Hinweis: Achten Sie auf tiefe Schultern.

Ziel der Übung: **KRÄFTIGUNG DER SCHRÄGEN BAUCHMUSKULATUR**

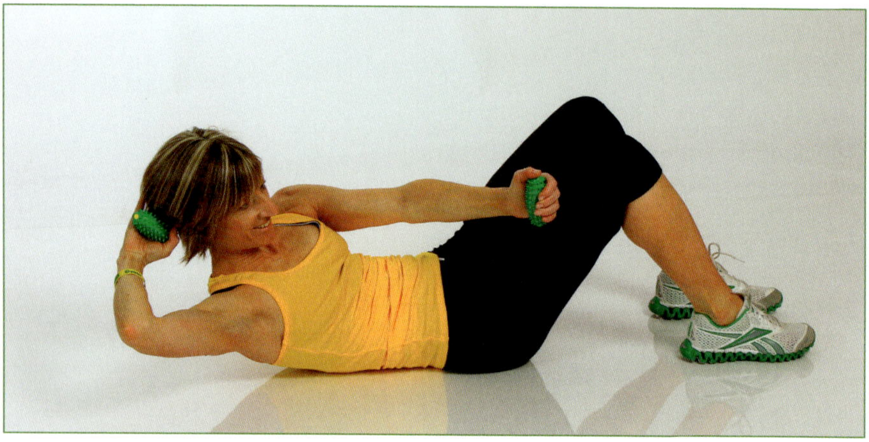

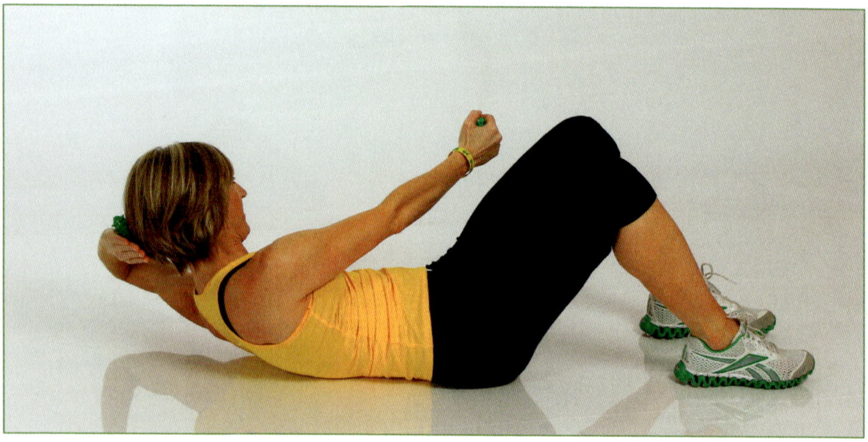

Übungsausführung: Rückenlage mit angestellten Beinen. Die Beine sind hüftbreit aufgestellt. Mit einer Hand den Kopf stützen, den anderen Arm dynamisch diagonal nach vorne führen.

Hinweis: Achten Sie auf tiefe Schultern.

Ziel der Übung: **KRÄFTIGUNG DER BAUCHMUSKULATUR, SCHULUNG DER GLEICHGEWICHTSFÄHIGKEIT**

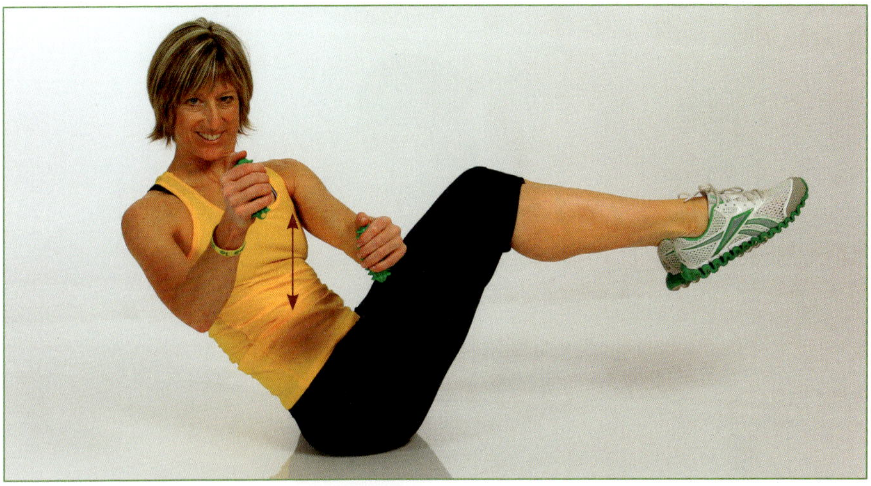

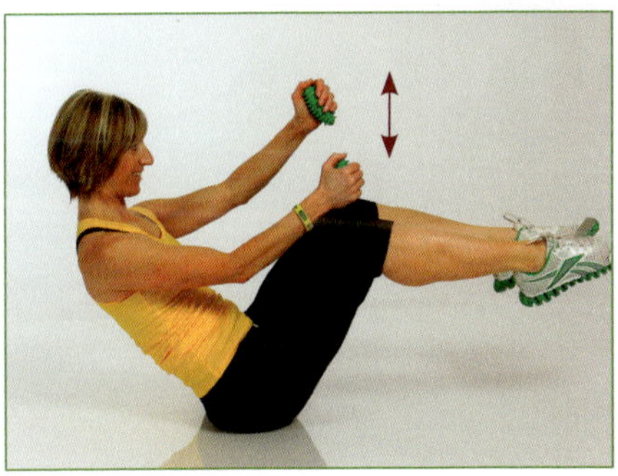

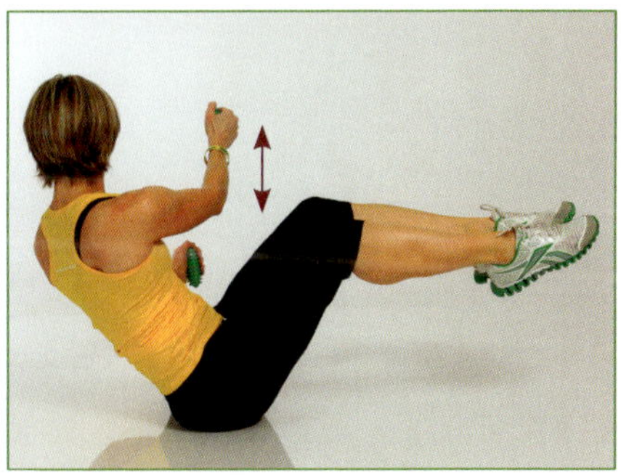

Übungsausführung: Sitz mit angehobenen Armen und Beinen. Aufrecht sitzen, dann den Oberkörper etwas zurücklehnen, die Beine gebeugt abheben. Mit den Armen *mini moves* gegengleich hoch/tief ausführen und gleichzeitig den Rumpf von rechts nach links drehen.

Hinweis: Achten Sie auf die Bauchspannung! Das Brustbein anheben!

Ziel der Übung: **KRÄFTIGUNG DER OBERSCHENKELAUSSENSEITE, BAUCHMUSKULATUR**

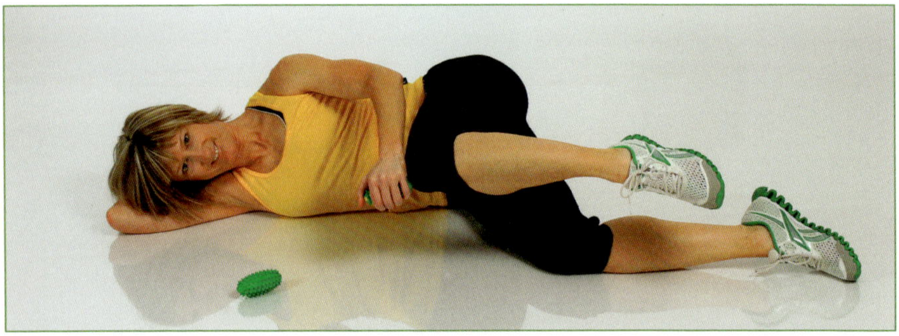

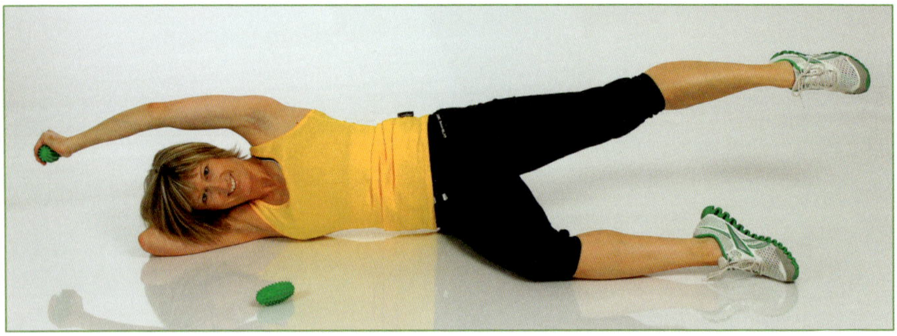

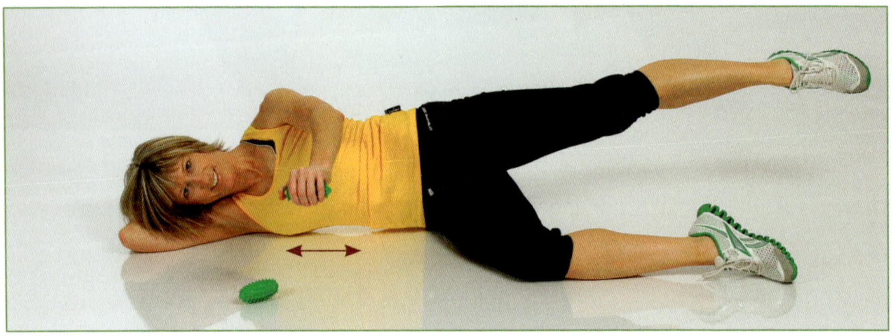

Übungsausführung: Seitlage. Die Beine sind 90° nach vorne angewinkelt. Nun den oberen Arm mit dem oberen Knie zusammen- und dann weit auseinanderführen. Einige Male wiederholen, dann das Bein gestreckt halten und *mini moves* mit dem oberen Arm vor/zurück ausführen.

Hinweis: Achten Sie auf die Bauchspannung! Das Becken bleibt stabil in der Seitenlage! Unter der Taille bleibt ein Luftdreieck sichtbar.

3.1.4 Entspannung

Ziel der Übung: **ENTSPANNUNG UND DURCHBLUTUNG DER NACKENMUSKULATUR**

Übungsausführung: Mit einer Hand ein Brasil® nehmen und den Nacken sanft abrollen.

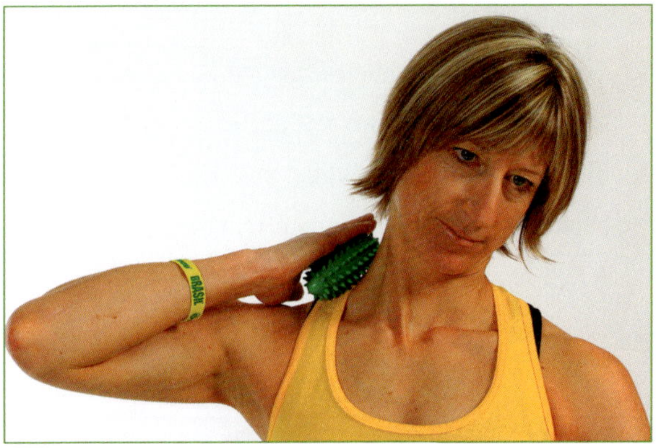

Variation: Mit Partner ist diese Übung natürlich noch viel entspannender!

Ein Partner darf in Bauchlage entspannen, während der andere ihn mit den Brasil®s massiert.

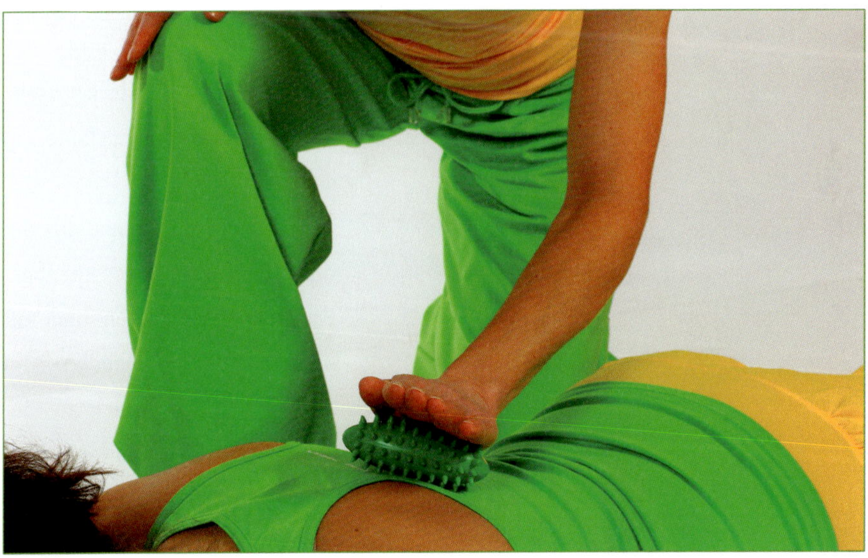

Hinweis: Die Druckintensität mit dem Partner absprechen.

3.1.5 Stundenbild

für eine 45-min-Kursstunde

1. 2-3 min: Wahrnehmungsübungen aus Kap. 1.3.1 dienen der Vorbereitung auf das Warm-up.
2. 5-8 min: Warm-up-Übungen aus Kap. 3.1.2 dienen der Vorbereitung auf den folgenden Hauptteil.
3. 30-35 min: Hauptteil

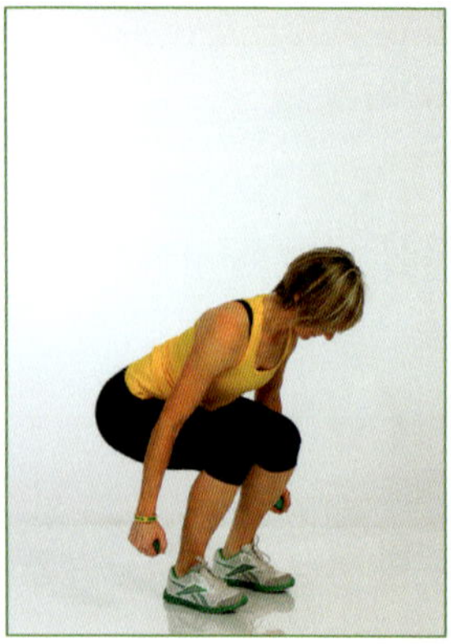

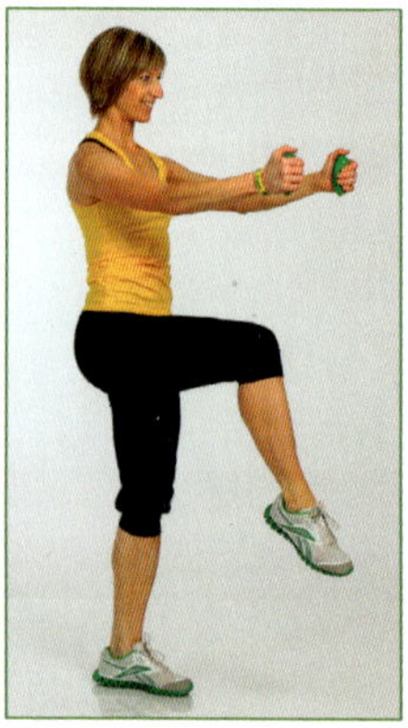

Aus dem aufrechten und hüftbreiten Stand tiefe Kniebeugen ausführen. Dabei 2 x gleichzeitig *mini moves* zurück ausführen. Dann sich aufrichten und ein Knie anheben, dabei 2 x gleichzeitig *mini moves* nach oben ausführen. Dabei immer die Seite wechseln. 15 Wiederholungen ausführen.

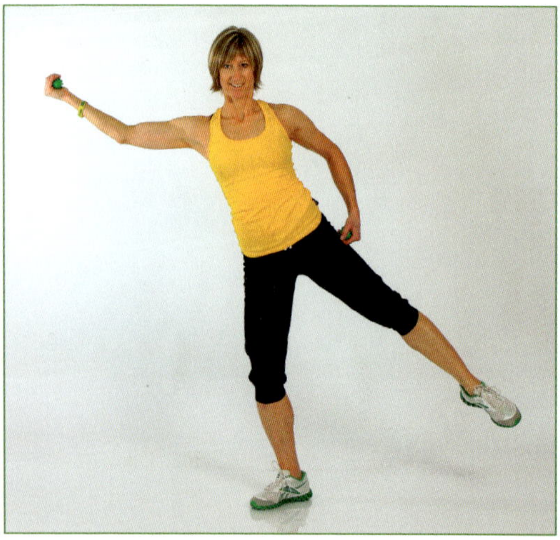

Auf einem Bein stehen, das andere Bein zur Seite anheben. Diese Position halten und mit dem gegenüberliegenden Arm *mini moves* vor/zurück ausführen. Je Seite 10-40 s lang. Pause, dann noch einmal jede Seite wiederholen.

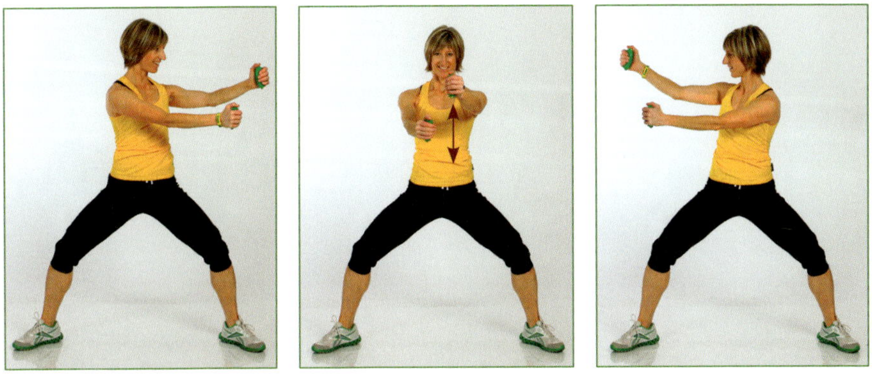

Im Grätschstand *mini moves* gegengleich hoch/tief in Brustbeinhöhe ausführen dabei den Rumpf nach rechts und links drehen. 30 s lang, Pause, dann noch einmal wiederholen.

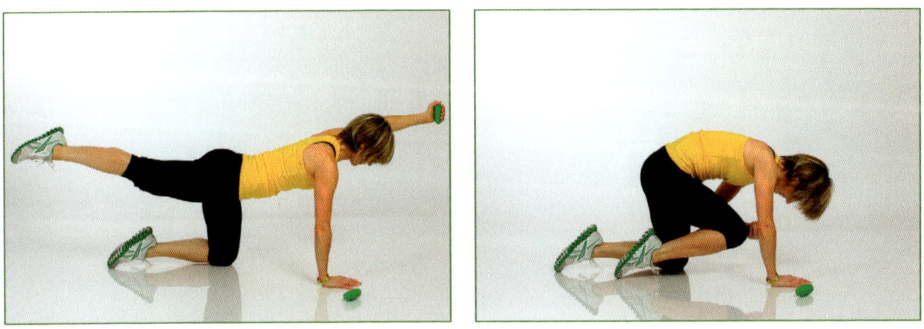

Einen Arm nach vorne oben und das gegenüberliegende Bein nach hinten oben anheben und dann Knie und Hand zueinanderführen. 15 x wiederholen, dann ausgestreckt halten und 10 s *mini moves* hoch/tief ausführen. Pause, dann noch einmal alles von vorne wiederholen.

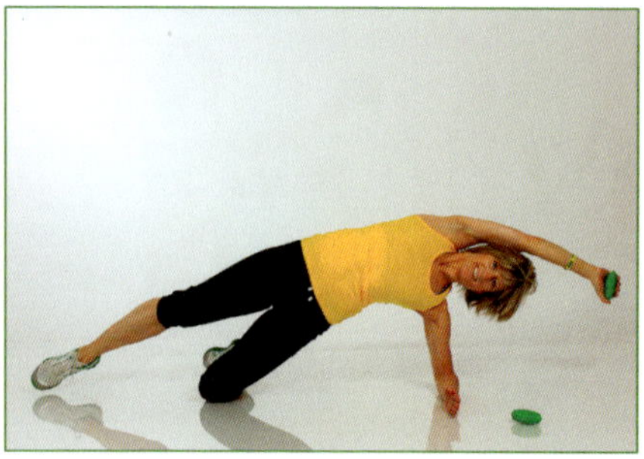

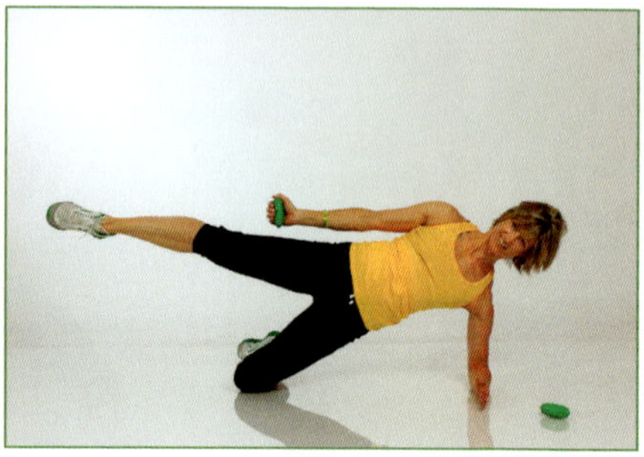

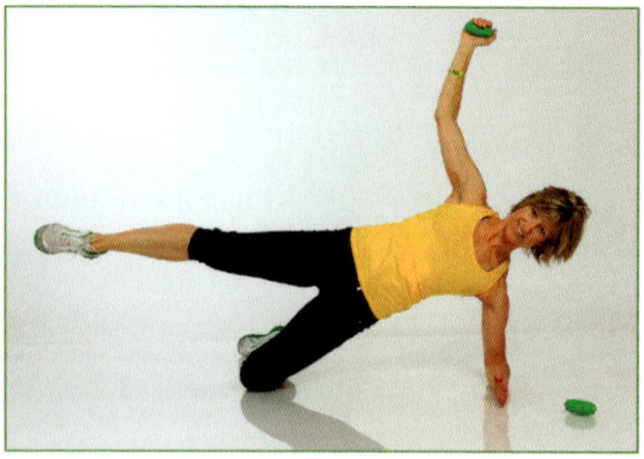

Arm und Bein weit auseinanderführen. Dann das Bein anheben und mit dem Arm zusammenführen. 15 x wiederholen. Nun das Bein abgehoben halten und 10-40 s *mini moves* mit dem nach oben gestreckten Arm ausführen. Pause, dann noch einmal alles von vorne wiederholen.

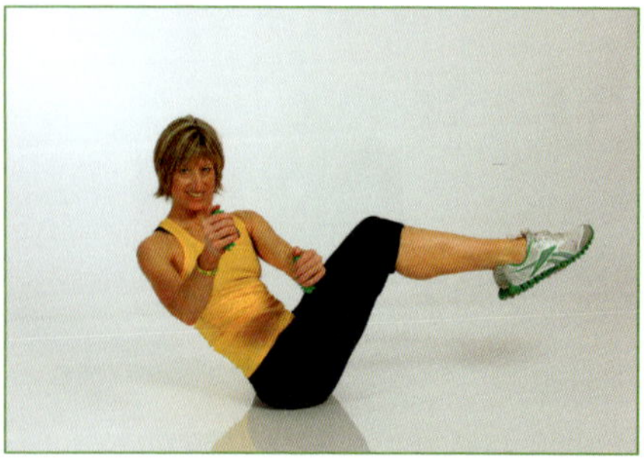

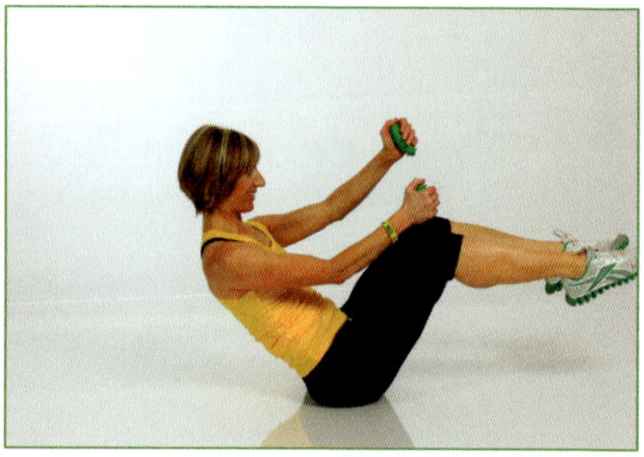

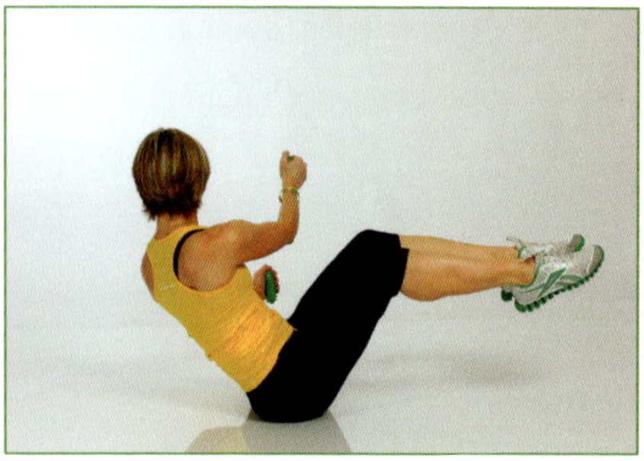

Aufrecht sitzen, dann den Oberkörper zurücklehnen, die Beine gebeugt abheben. Mit den Armen *mini moves* gegengleich hoch/tief ausführen und gleichzeitig den Rumpf von rechts nach links drehen, 30 s. Pause, dann noch einmal wiederholen.

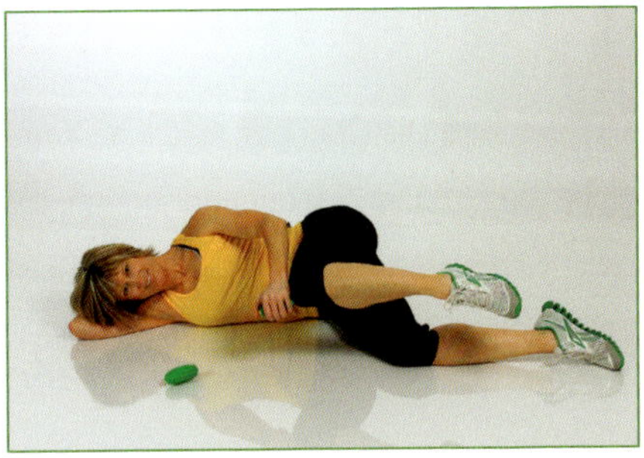

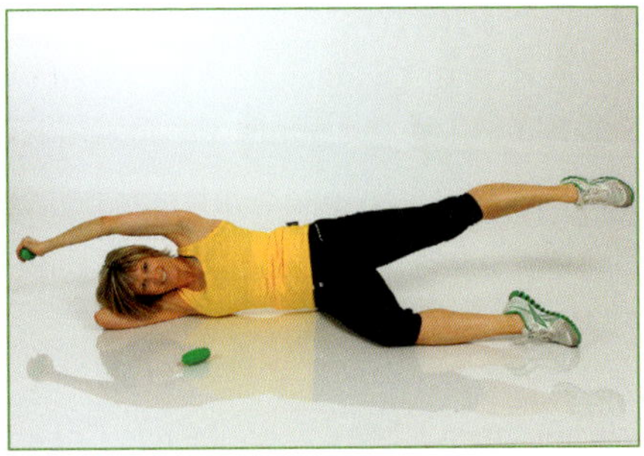

Die Beine sind 90° angewinkelt. Nun den oberen Arm mit dem oberen Knie zusammen- und dann weit auseinanderführen. 15 x, dann 10 s *mini moves* mit dem oberen Arm vor/zurück ausführen. Pause, dann noch einmal alles von vorne wiederholen.

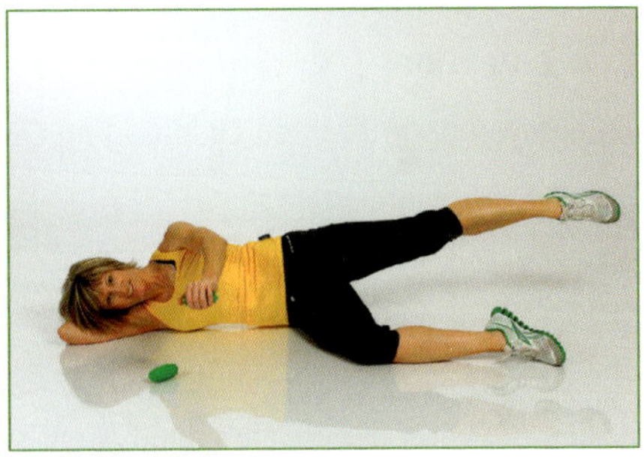

4. 3-5 min: Stretchingübungen aus Kap. 1.3.5.
5. 2-3 min: Entspannungsübungen aus Kap. 3.1.4 oder 3.3.4 wählen, sie dienen als Abschluss der Kursstunde.

3.2 Pilates

Das Pilates-Training wurde von Joseph Pilates entwickelt. Die Übungen sind eine Kombination aus Dehn- und Kräftigungsteilen, welche die Muskeln stärken und formen, die Haltung verbessern, Flexibilität und Gleichgewicht erhöhen und den Körper und Geist angenehm entspannen.

Wichtig beim Pilates sind folgende Grundprinzipien:

Konzentration

Jede Bewegung hat ihren Ursprung im Gehirn, deshalb gewinnt jede Bewegung durch Konzentration an Qualität.

Atmung

Durch das bewusste Ausatmen wird automatisch die tiefe Bauchmuskulatur aktiviert. Außerdem wirkt der gleichmäßige Atem auch konzentrationsfördernd.

Powerhouse

Das Powerhouse ist unser Energiezentrum, die Kraftmitte! Alle Bewegungen werden von der Mitte aus eingeleitet. Wichtig für das Powerhouse ist der aktivierte Beckenboden, die zueinander gezogenen Rippenbögen und der sanft zur Wirbelsäule gezogene Bauchnabel. Das Becken bleibt in neutraler Position.

Fließende Bewegungen

Jede Bewegung findet im Atemfluss statt, deshalb keine isolierten Übungen.

Entspannung

Die Muskeln sollen nur angespannt werden, wenn es nötig ist. Der Schultergürtel, der Nacken und der Kiefer sind entspannt!

Koordination

Je öfter die Bewegungen wiederholt werden, umso automatisierter wird jede einzelne Bewegung und umso bewusster wird jede Übung ausgeführt.

Kontrolle

Unsere Belastungsgrenzen sind jeden Tag anders, deshalb ist es wichtig, sich selbst einschätzen zu können. Nur so können wir alle anderen Grundprinzipien befolgen.

3.2.1 Wahrnehmung

Ziel der Übung: **AKTIVIERUNG UND WAHRNEHMUNG DES M. TRANSVERSUS, DES BECKENBODENS**

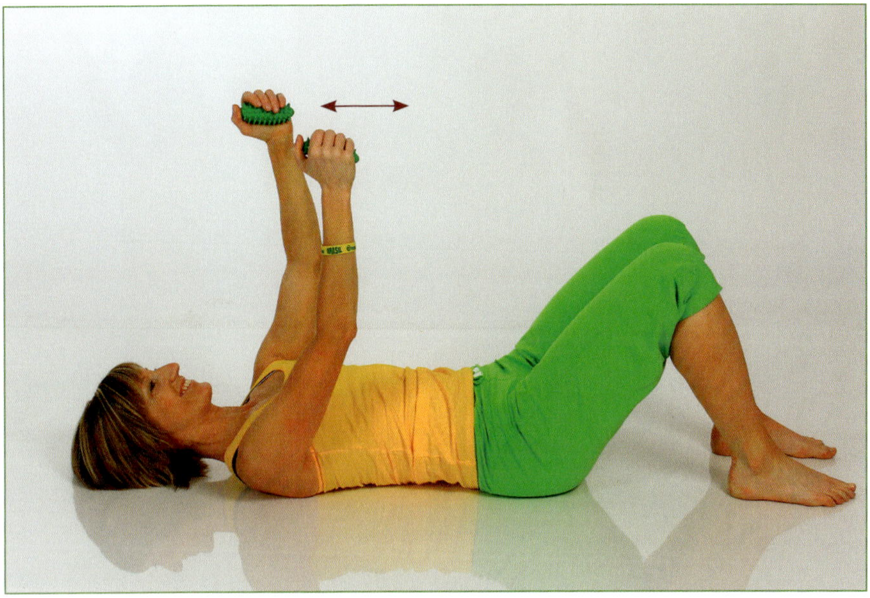

Übungsausführung: Rückenlage mit angestellten Beinen. Die Beine sind hüftbreit aufgestellt, die Wirbelsäule liegt in neutraler Position. Dann *mini moves* gegengleich vor/zurück mit den Armen über dem Brustkorb ausführen.

Hinweis: Den Bauchnabel sanft nach innen ziehen. Den Schultergürtel entspannen.

3.2.2 Warm-up

Ziel der Übung: **AKTIVIERUNG DER TIEFEN RUMPFMUSKULATUR**

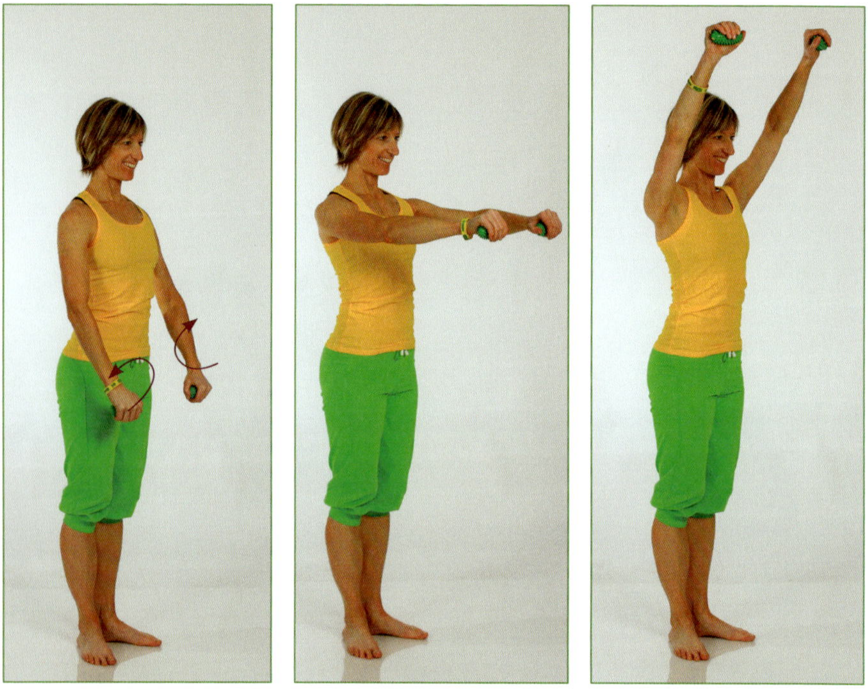

Übungsausführung: Stand. Die Daumen zeigen zueinander, die Arme führen kleine, nach außen kreisende Bewegungen mit den Brasil®s von unten nach oben mit dem Einatmen und zurück mit dem Ausatmen nach innen kreisende Bewegungen aus. Die ganze Bewegungsabfolge einige Male wiederholen.

Hinweis: Die Handgelenke sind fixiert. Achten Sie auf die Bauchspannung! Die Schultern sind tief! Die Füße befinden sich in der Pilates-V-Stellung.

Ziel der Übung: **MOBILISATION DER BRUSTWIRBELSÄULE, DES SCHULTERGÜRTELS**

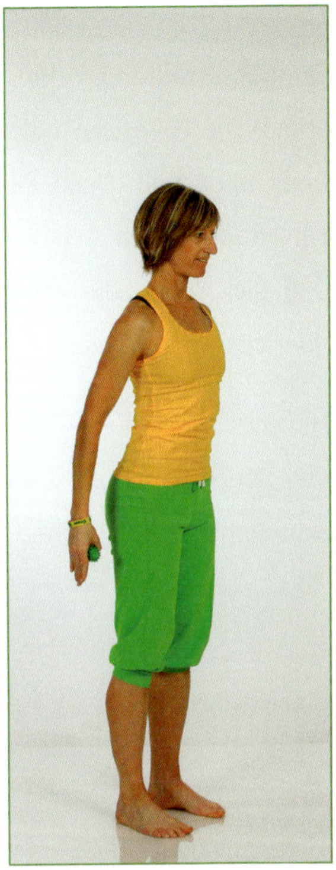

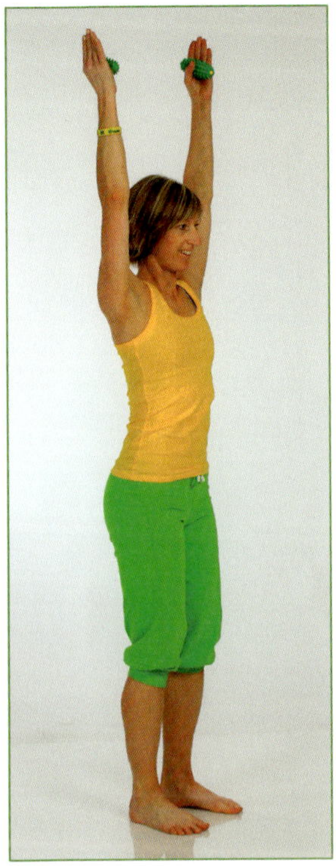

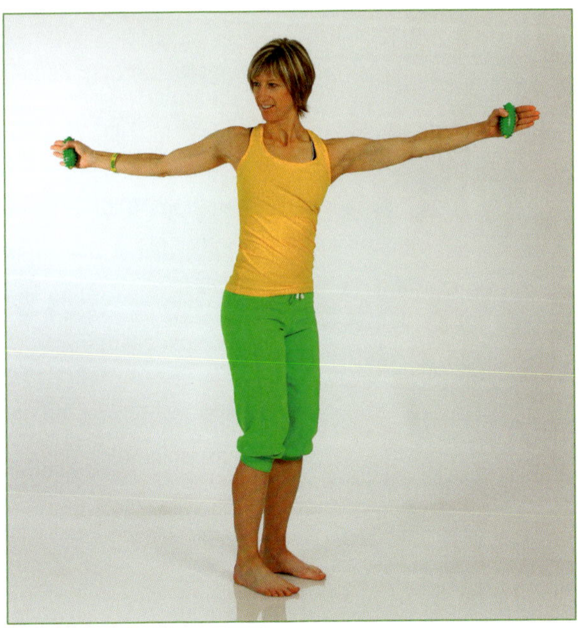

Übungsausführung: Stand. Die Arme über vorne nach oben führen, von oben zur Seite öffnen, dann wieder hoch und zur anderen Seite öffnen.

Hinweis: Die Knie sind leicht gebeugt, das Becken bleibt stabil. Der Blick folgt dem hinteren Arm.

Ziel der Übung: **GANZKÖRPERSTABILISATION, SCHULUNG DER GLEICHGEWICHTSFÄHIGKEIT**

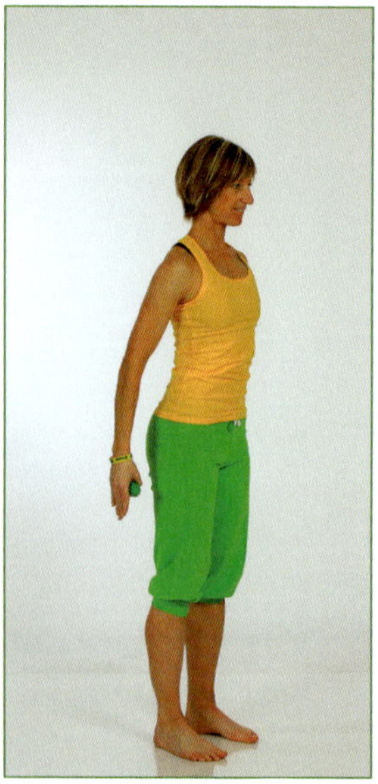

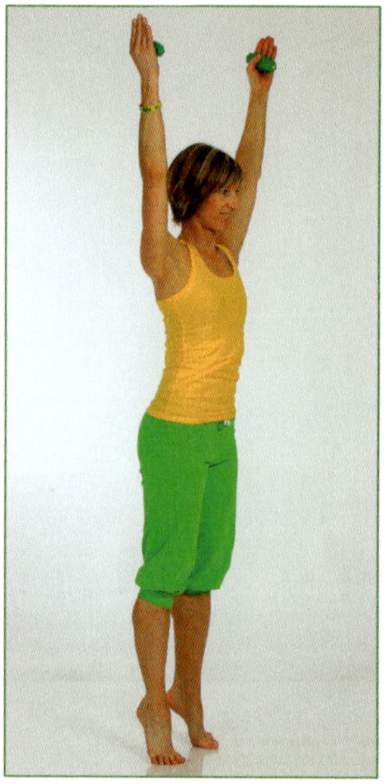

Übungsausführung: Zehenstand. Die Füße sind hüftbreit aufgestellt. Dann die Fersen vom Boden abheben und gleichzeitig die Arme über den Kopf führen.

Hinweis: Achten Sie auf die Bauchspannung! Den Schultergürtel entspannen!

Ziel der Übung:
GANZKÖRPERSTABILISATION, SCHULUNG DER GLEICHGEWICHTSFÄHIGKEIT

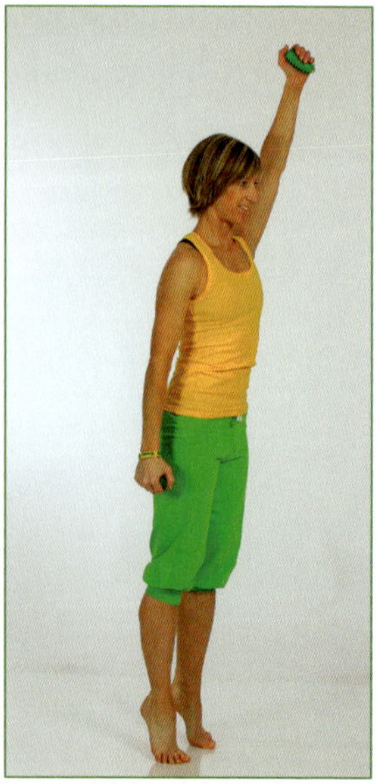

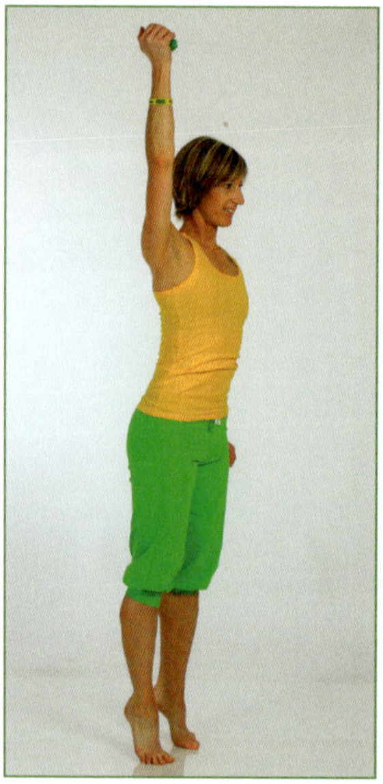

Übungsausführung: Zehenstand. Die Füße sind hüftbreit aufgestellt. Dann die Fersen vom Boden abheben. Mit den Armen eine große Scherbewegung vor dem Körper ausführen.

Hinweis: Achten Sie auf die Bauchspannung!

Ziel der Übung: **MOBILISATION DES SCHULTERGÜRTELS UND DER BRUSTWIRBELSÄULE**

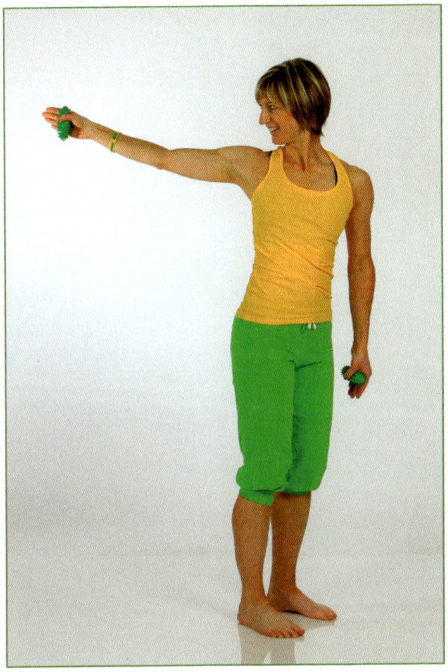

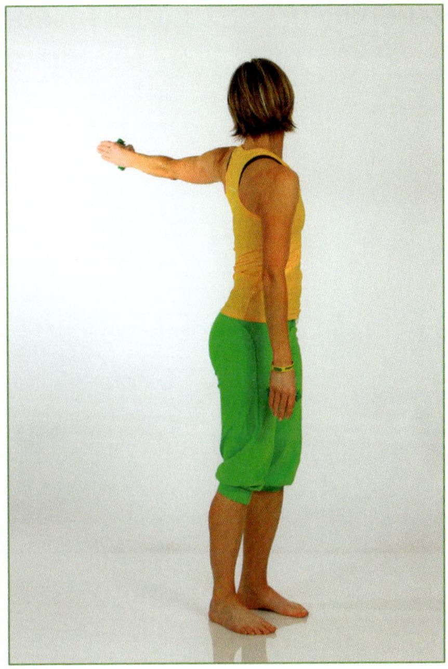

Übungsausführung: Stand. Aus dem aufrechten und hüftbreiten Stand im Wechsel den rechten und linken Arm nach hinten schwingen. Der Blick folgt dem jeweiligen Arm.

Hinweis: Das Becken bleibt stabil!

3.2.3 Hauptteil

Ziel der Übung: **KRÄFTIGUNG DER RÜCKENMUSKULATUR, SCHULUNG DER GLEICHGEWICHTSFÄHIGKEIT**

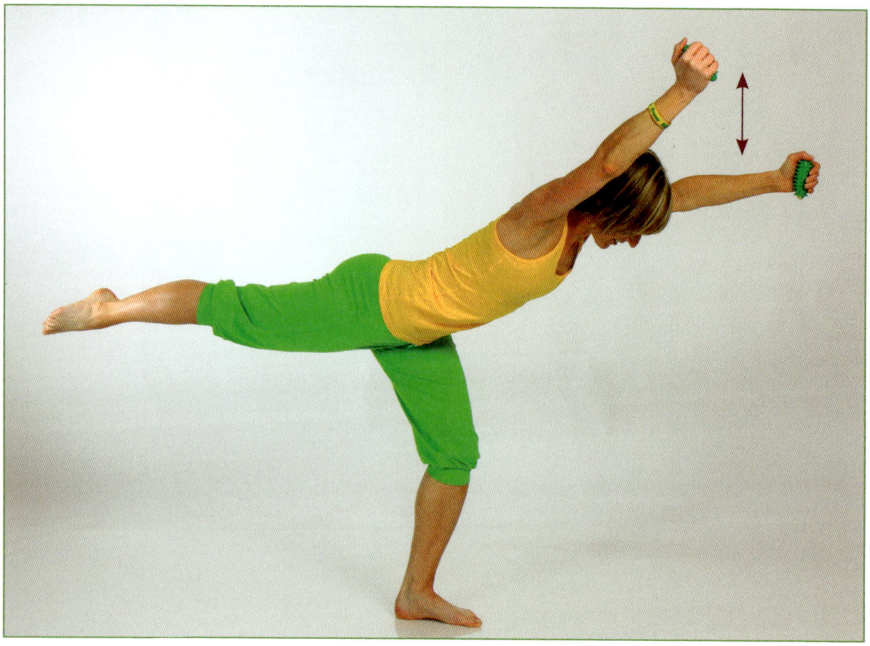

Übungsausführung: Einbeinstand. In der Standwaage die Arme nach vorne strecken und *mini moves* gegengleich hoch/tief ausführen.

Hinweis: Die Handgelenke sind fixiert. Das Becken ist parallel zum Boden. Der Blick zeigt nach unten, damit befindet sich die Wirbelsäule in neutraler Position. Achten Sie auf die Bauchspannung!

Ziel der Übung: **KRÄFTIGUNG DER RUMPFMUSKULATUR**

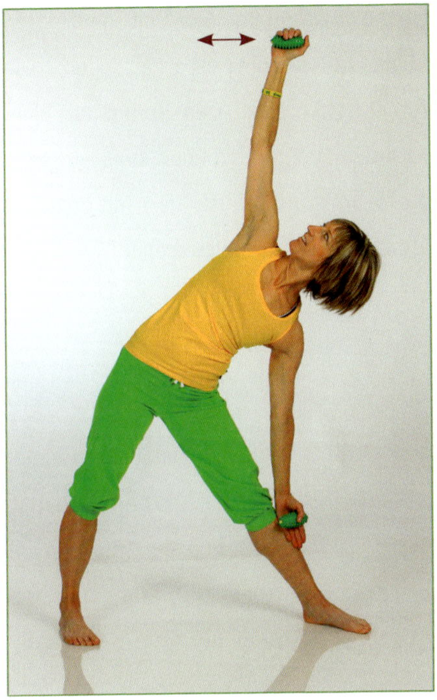

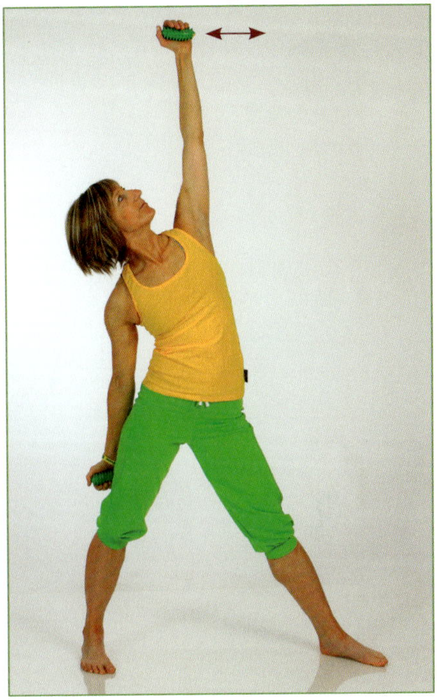

Übungsausführung: Grätschstand. Die Füße stehen etwa 1 m weit auseinander. Die hintere Ferse nach außen drehen, das vordere Bein zur Seite drehen, die Hüfte zur Seite schieben. Einen Arm tief, den anderen Arm nach oben strecken und mit dem Ausatmen *mini moves* ausführen, mit dem Einatmen die Position wechseln und den anderen Arm zur Decke strecken, auch dort *mini moves* mit dem Ausatmen ausführen.

Hinweis: Die Handgelenke sind fixiert. Das Becken bleibt aufgerichtet! Becken, Knie und Fuß bilden eine Linie! Achten Sie auf die Bauchspannung!

TIPP:

Integrieren Sie die Brasil®s doch einmal in Ihren nächsten Yoga-Kurs!

Ziel der Übung: KRÄFTIGUNG DER BAUCHMUSKULATUR

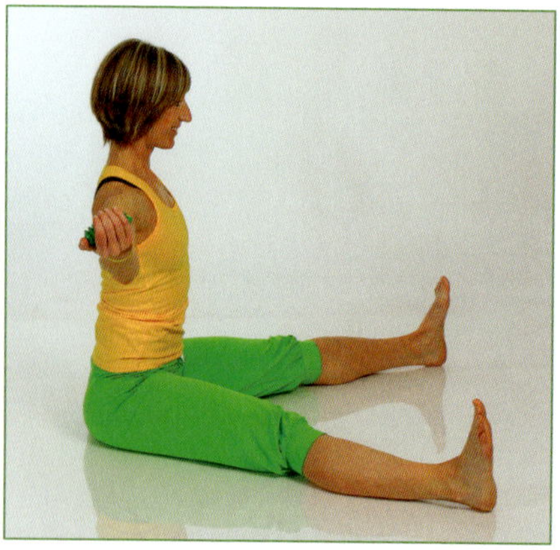

Übungsausführung: Sitz mit geöffneten Beinen. Die Fußspitzen anziehen. Die Arme weit öffnen. Den Rumpf mit dem Ausatmen zur Seite drehen, dort kurz *mini moves* vor/zurück ausführen, mit dem Einatmen wieder zur Mitte drehen.

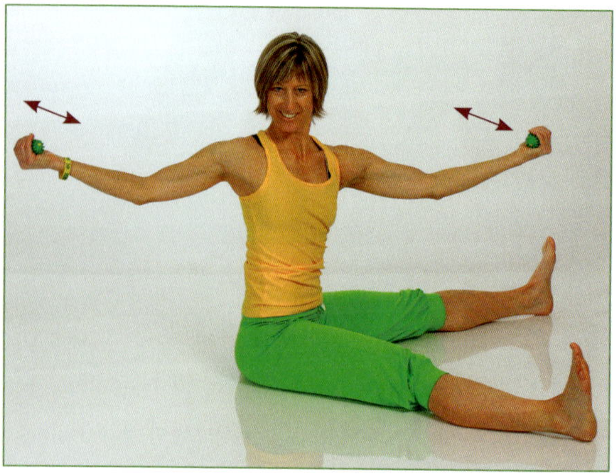

Hinweis: Das Becken bleibt fixiert! (Achten Sie darauf, dass sich die Fersen nicht bewegen!). Zur Erleichterung die Knie etwas beugen!

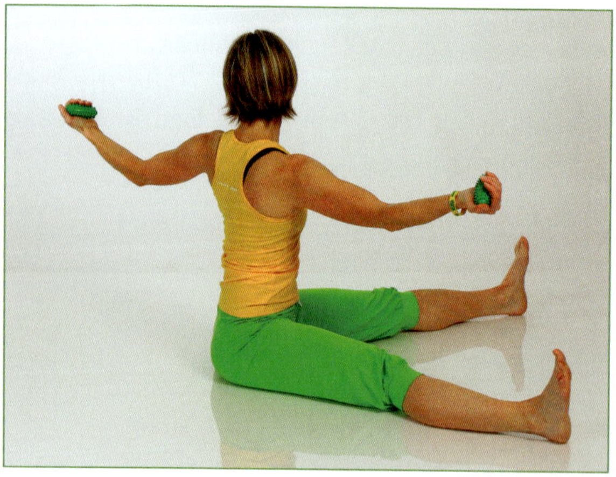

Ziel der Übung: KRÄFTIGUNG DER BAUCHMUSKULATUR

Übungsausführung: Sitz mit aufgestellten Beinen. Aufrecht sitzen, die Arme vorne in der Waagerechten halten. Beim Zurücklehnen und Ausatmen den Oberkörper zusätzlich leicht zur Seite rotieren, in der Rückbeuge beim Ausatmen kurz *mini moves* ausführen. Mit dem Einatmen wieder nach vorne kommen.

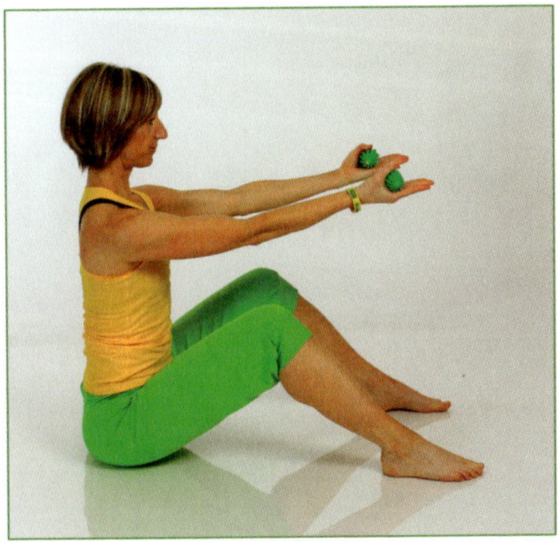

Hinweis: Das Becken bleibt aufgerichtet. Das Brustbein ist angehoben, die Wirbelsäule in neutraler Position. Achten Sie auf die Bauchspannung!

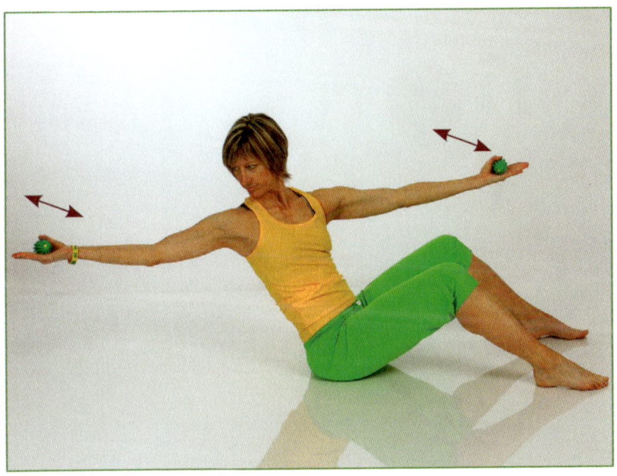

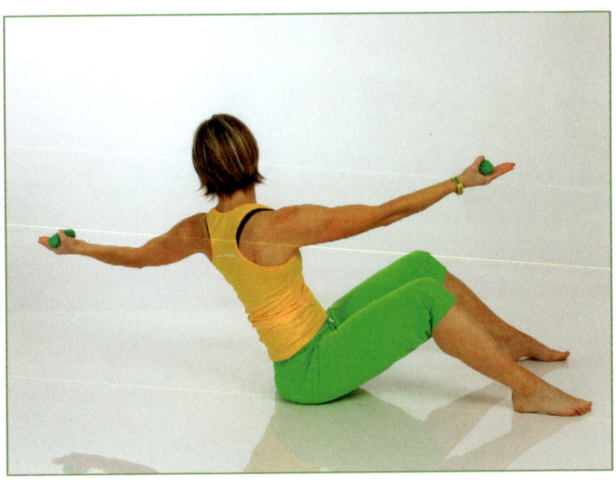

Ziel der Übung: **KRÄFTIGUNG DER BAUCHMUSKULATUR, DEHNUNG DER BEINRÜCKSEITE**

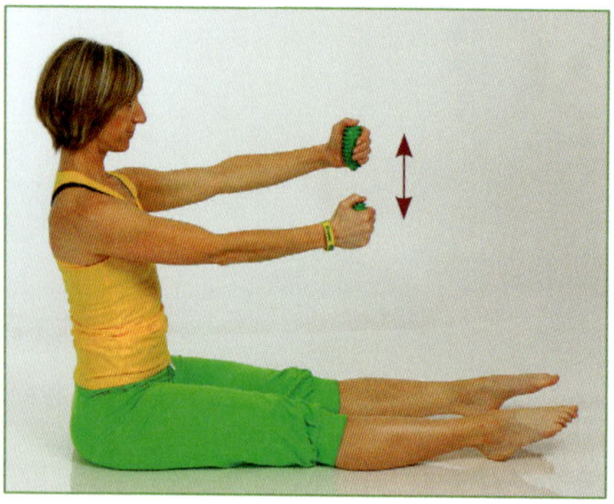

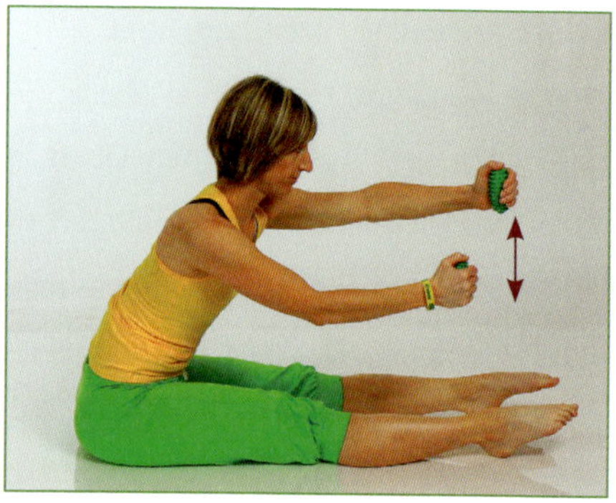

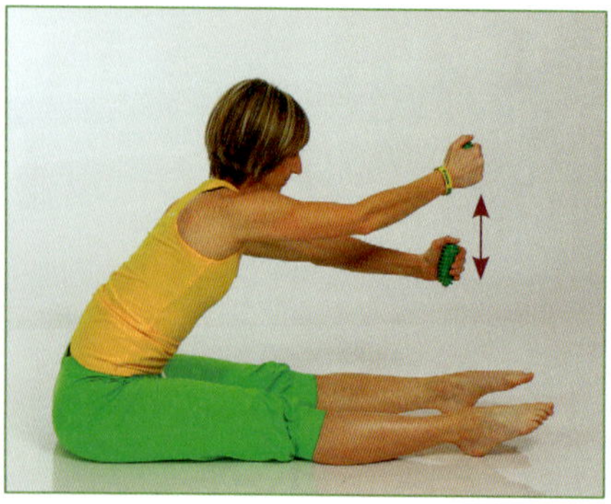

Übungsausführung: Langer Sitz. Aufrecht sitzen, die Beine sind hüftbreit geöffnet. Dann *mini moves* gegengleich hoch/tief ausführen. Gleichzeitig den Oberkörper über das rechte Bein nach vorne bewegen mit dem Einatmen, über das linke Bein nach hinten bewegen mit dem Ausatmen. In jede Richtung ca. 5 x wiederholen.

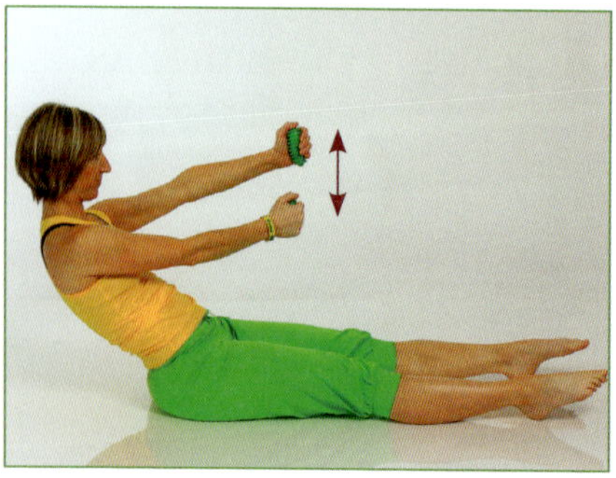

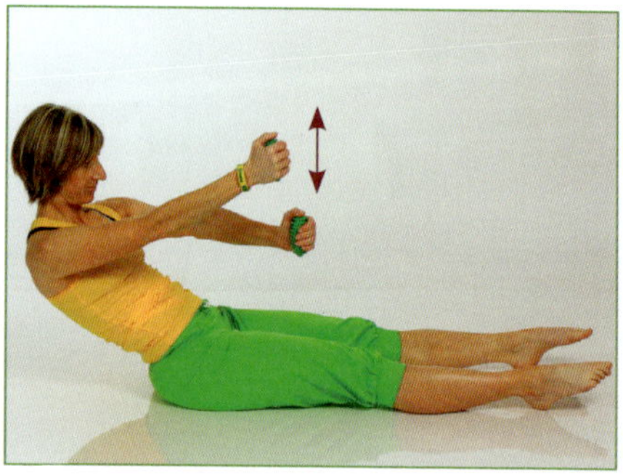

Hinweis: Die Handgelenke sind fixiert, der Bauchnabel ist sanft nach innen gezogen. Die Arme während der gesamten Bewegung in der Waagerechten halten.

Ziel der Übung: **DEHNUNG DER RÜCKENMUSKULATUR, DEHNUNG DER HINTEREN BEINMUSKULATUR, KRÄFTIGUNG DER BAUCHMUSKULATUR**

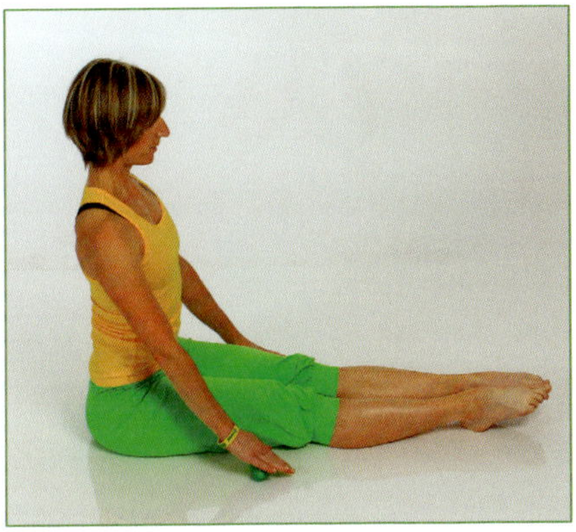

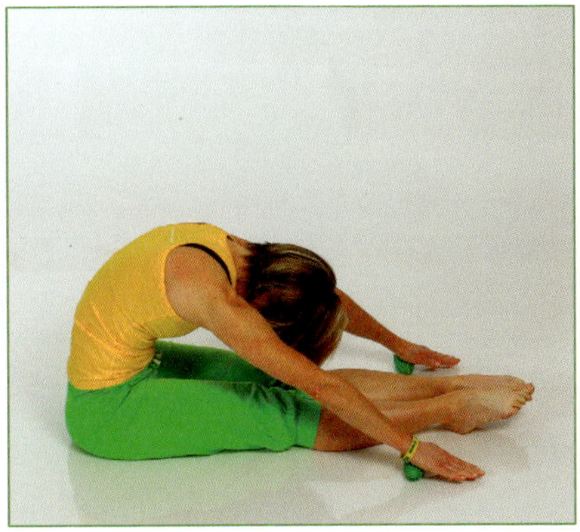

Übungsausführung: Langer Sitz. Aufrecht sitzen, die Beine sind geschlossen. Die Hände liegen neben dem Körper auf den Brasil®s. Nun den Oberkörper mit dem Ausatmen Wirbel für Wirbel nach vorne runden und mit dem Einatmen wieder aufrichten. Dabei die Brasil®s nach vorne und wieder zurück rollen.

Hinweis: Der untere Rücken bleibt stabil! Das Gefühl haben, sich über einen Ball zu legen! Powerhouse aktiv.

Variation: Zur Erleichterung die Knie etwas beugen.

Ziel der Übung: **KRÄFTIGUNG DER BAUCHMUSKULATUR**

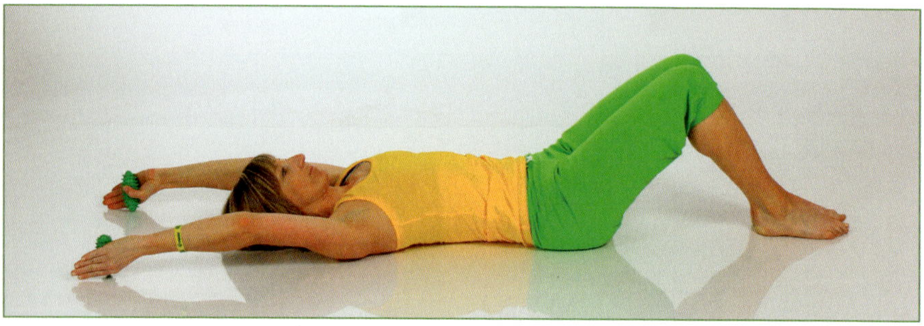

Übungsausführung: **Rückenlage mit angestellten Beinen.** Beide Arme liegen hinter dem Kopf, einatmen, nun die Arme mit dem Ausatmen über den Kopf führen und gleichzeitig den Oberkörper anheben und aufrichten. Einatmen und halten, dann mit dem Ausatmen wieder abrollen.

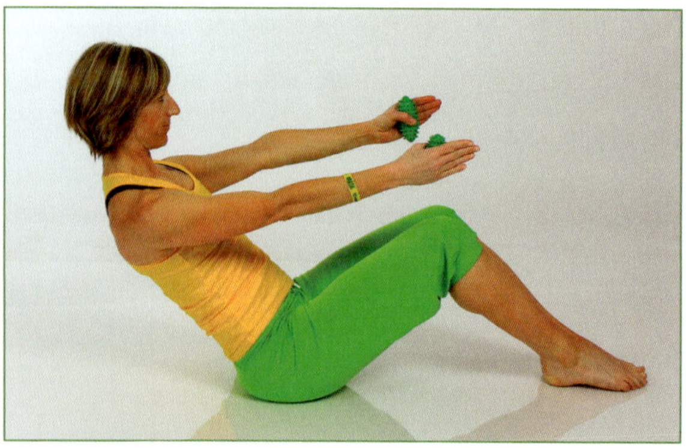

Hinweis: Powerhouse aktiv! Der Oberkörper bleibt oben diagonal aufgerichtet.

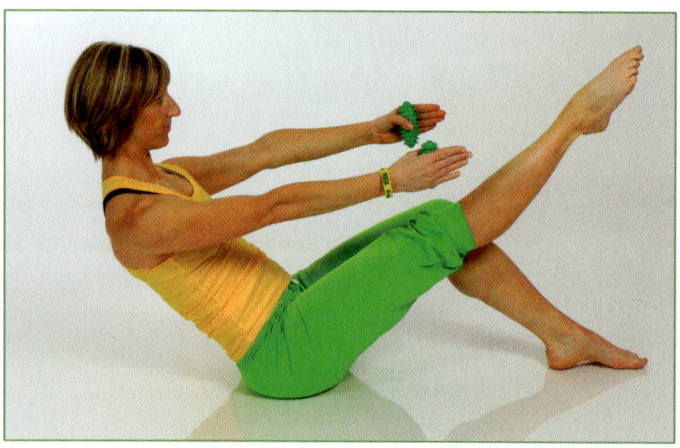

Variation: Als Steigerung ein Bein diagonal nach oben strecken und während dem Auf- und Abrollen halten. Der Beinwechsel erfolgt immer in aufgerichteter Position. Die Knie bleiben geschlossen.

Variation: Als Steigerung während dem Auf- und Abrollen *mini moves* gegengleich hoch/tief ausführen.

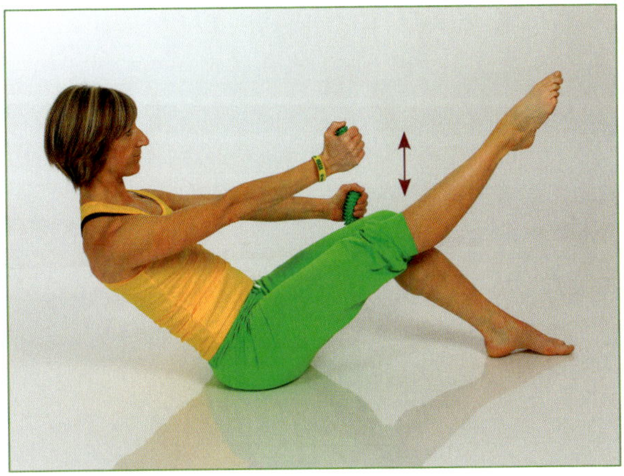

Variation: Als Steigerung beide Beine diagonal nach oben strecken.

Hinweis: Achten Sie auf den geraden Rücken! Die Handgelenke sind fixiert.

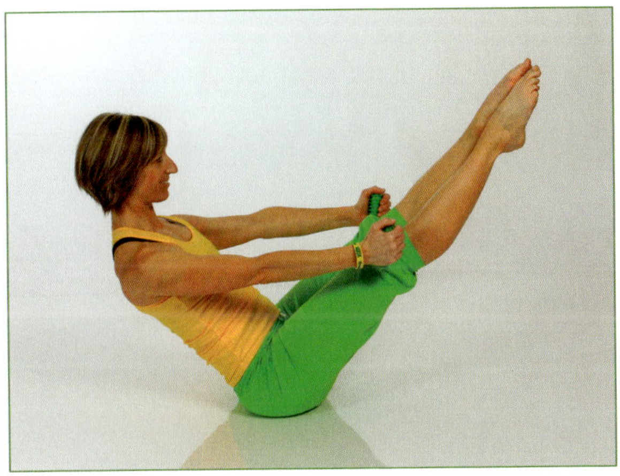

Ziel der Übung: **KRÄFTIGUNG DER BAUCHMUSKULATUR**

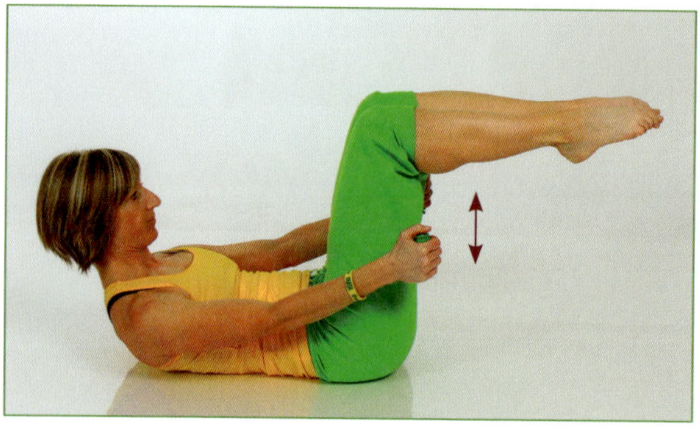

Übungsausführung: Rückenlage mit angehobenen Armen und Beinen. In der Rückenlage die Beine im rechten Winkel anheben. Der Kopf und der Schultergürtel sind vom Boden abgehoben. Jetzt *mini moves* gleichzeitig hoch/tief ausführen. Dabei 5 x kurzes, schnelles Einatmen, 5 x kurzes, schnelles Ausatmen.

Hinweis: Den Bauchnabel sanft nach innen ziehen, den Schultergürtel entspannen.

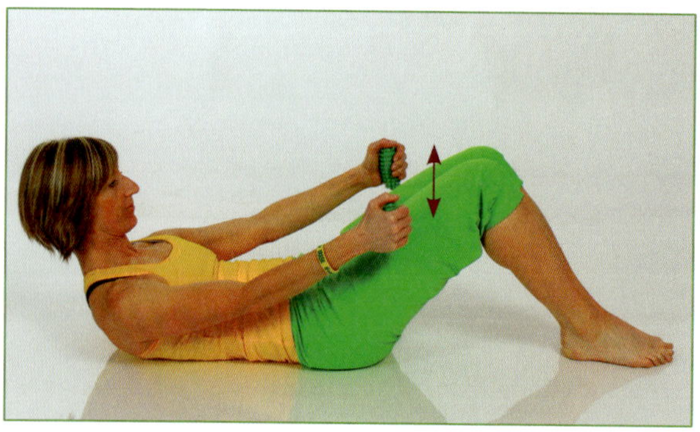

Variation: Zur Erleichterung die Beine auf dem Boden aufstellen.

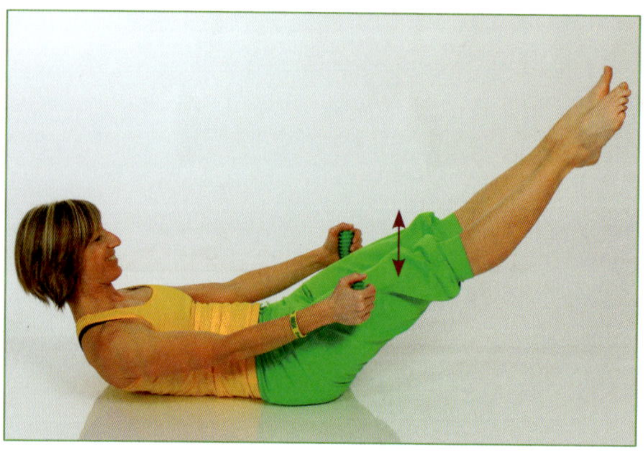

Variation: Als Steigerung die Beine diagonal nach vorne strecken.

Hinweis: Achten Sie auf ein stabiles Becken, der untere Rücken bleibt auf dem Boden!

Ziel der Übung: **KRÄFTIGUNG DER BAUCHMUSKULATUR**

Übungsausführung: Rückenlage mit angehobenen Armen und Beinen. In der Rückenlage die Beine im rechten Winkel anheben. Der Kopf und der Schultergürtel sind vom Boden abgehoben. Mit den Armen gegengleiche *mini moves* ausführen. Gleichzeitig den Oberkörper nach rechts, die Beine nach links drehen beim Ausatmen, dann einatmen und zur Mitte zurückkommen. Sich fließend von der einen zur anderen Seite bewegen.

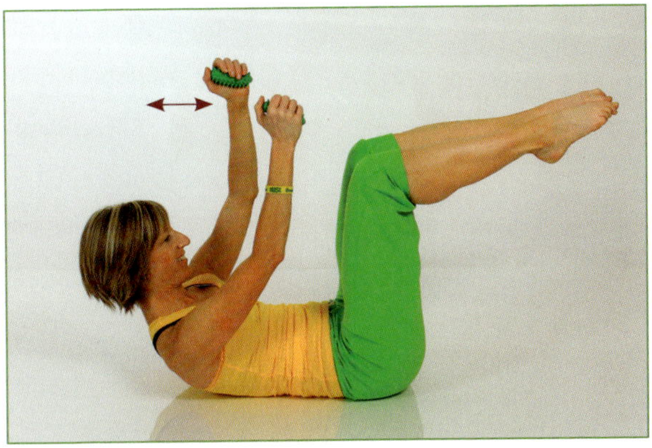

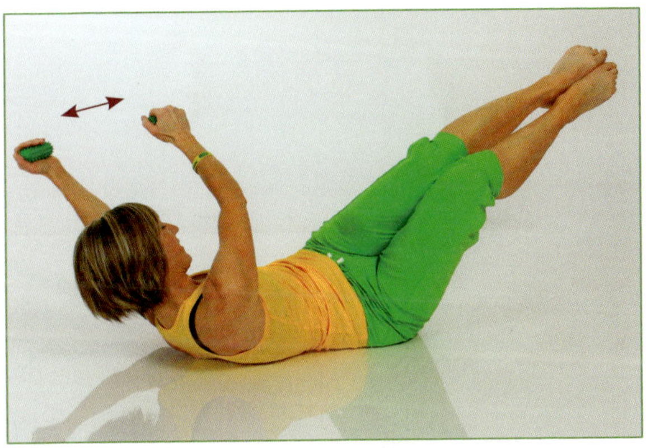

Hinweis: Den Bauchnabel sanft nach innen ziehen, den Schultergürtel entspannen. Zur Erleichterung den Kopf am Boden liegen lassen.

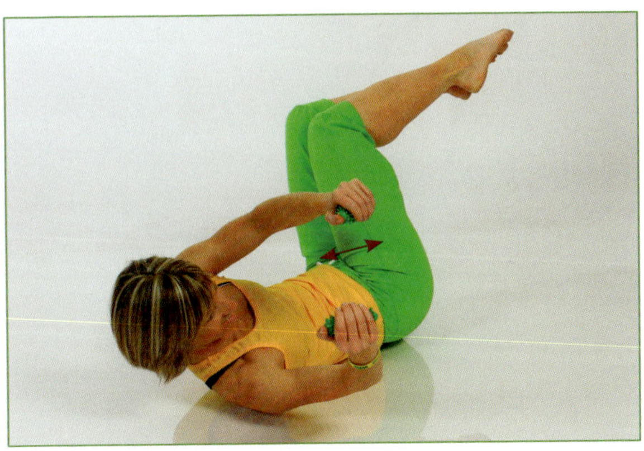

Ziel der Übung: **KRÄFTIGUNG DER BAUCHMUSKULATUR**

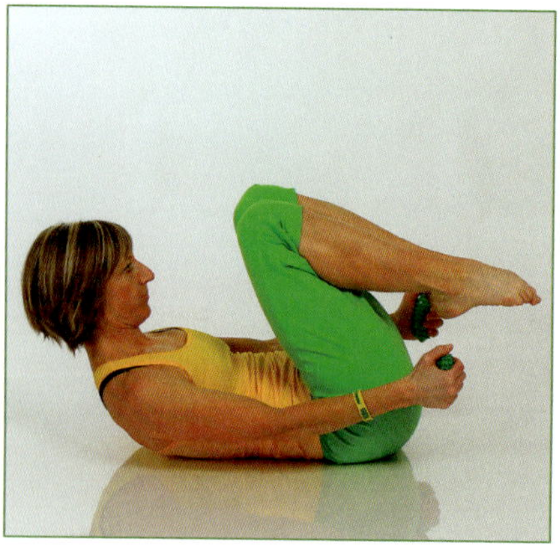

Übungsausführung: Rückenlage mit angehobenem Kopf, Armen und Beinen. In der Rückenlage die Beine zum Körper ziehen und einatmen. Mit dem Ausatmen Arme und Beine öffnen.

Hinweis: Der untere Rücken bleibt auf dem Boden!

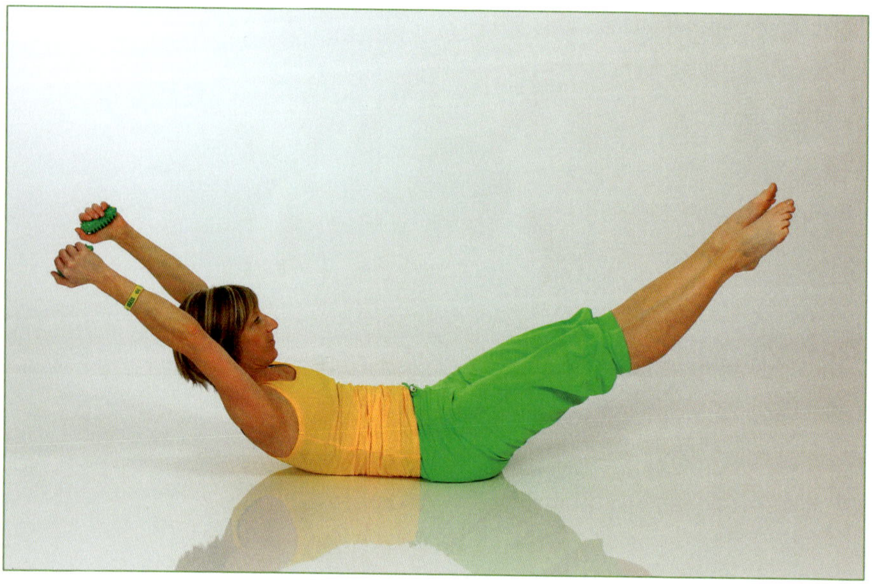

Ziel der Übung: **KRÄFTIGUNG DER BAUCHMUSKULATUR**

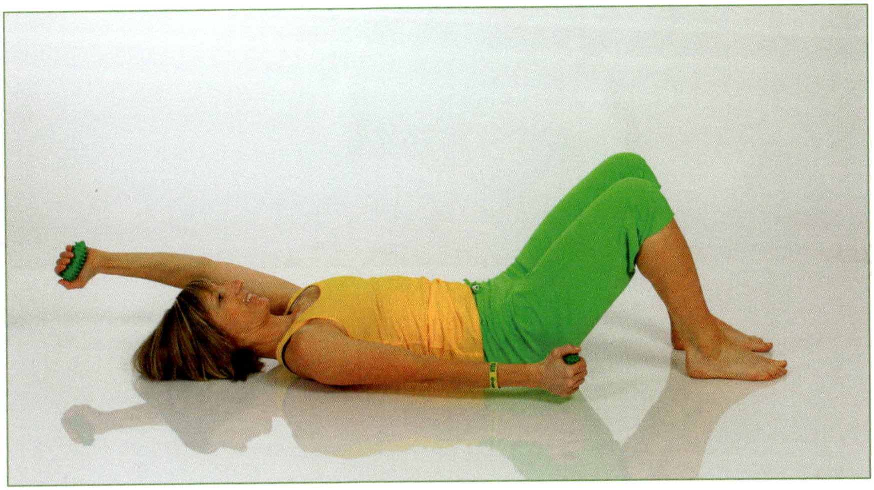

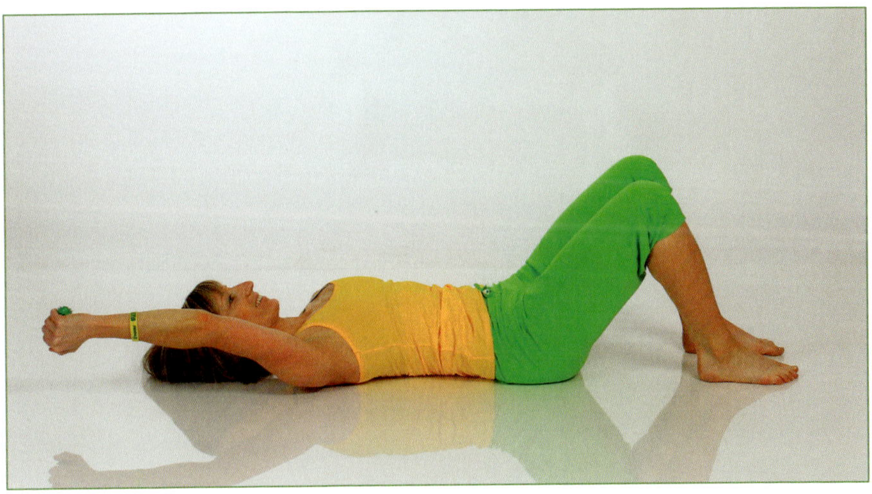

Übungsausführung: Rückenlage mit angestellten Beinen. Die Beine sind hüftbreit aufgestellt, die Wirbelsäule liegt in neutraler Position. Mit den Brasil®s große Scherbewegungen ausführen.

Hinweis: Die Wirbelsäule bleibt in stabiler neutraler Position! Den Nacken entspannen.

Ziel der Übung: **KRÄFTIGUNG DER BAUCHMUSKULATUR**

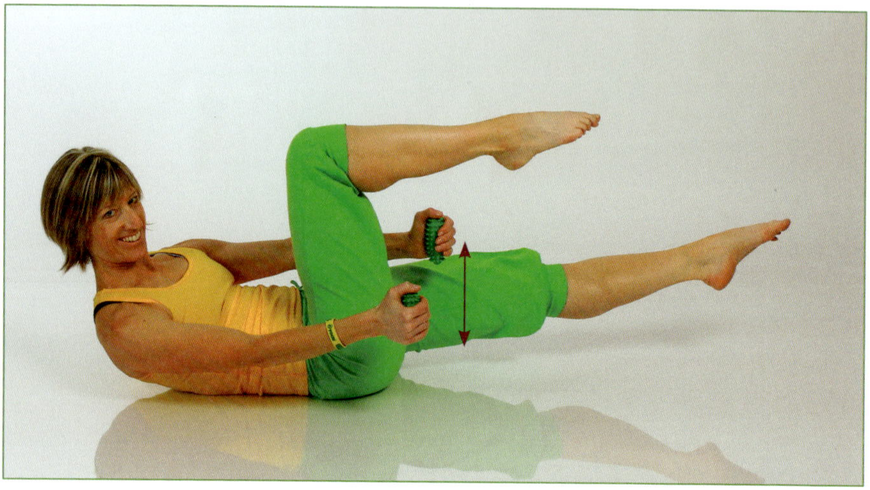

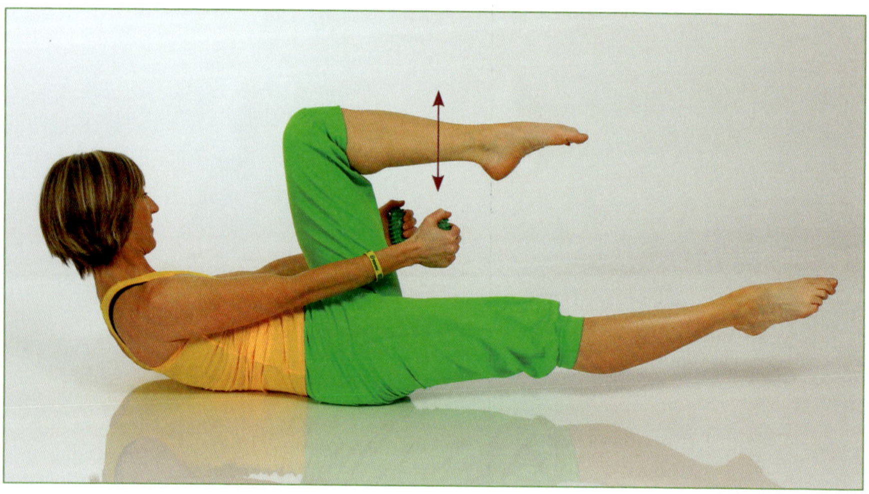

Übungsausführung: Rückenlage mit angehobenem Kopf, Armen und Beinen. In der Rückenlage im Wechsel das rechte und linke Bein strecken und beugen. Mit dem Ausatmen „umgreifen" beide Arme das jeweils angewinkelte Bein, kurze *mini moves* gleichzeitig hoch/tief ausführen, mit dem Einatmen Seitenwechsel.

Hinweis: Der untere Rücken bleibt fest auf dem Boden! Zur Erleichterung den Kopf auf dem Boden liegen lassen.

Ziel der Übung: **KRÄFTIGUNG VON GESÄSS UND OBERSCHENKELN, STABILISATION DES BECKENS**

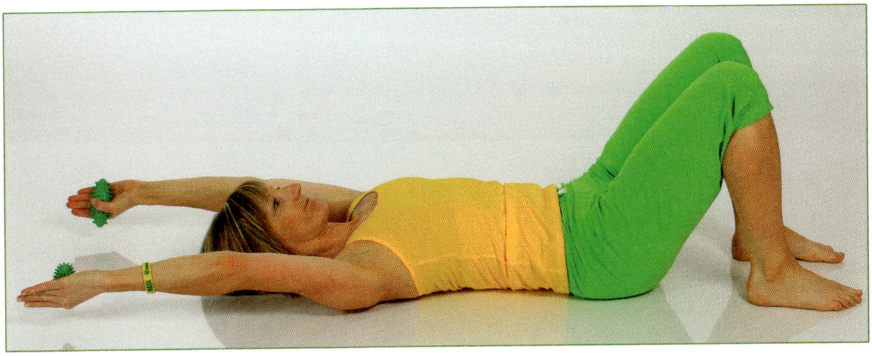

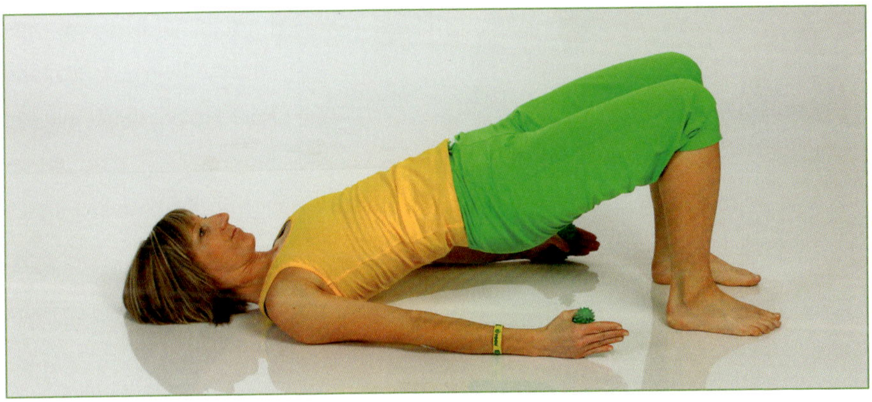

Übungsausführung: Schulterstütz. In der Rückenlage sind beide Beine hüftbreit aufgestellt, die Arme hinter dem Kopf ausgestreckt. Nun beim Ausatmen das Becken anheben und gleichzeitig die Arme neben die Oberschenkel führen, einatmen und halten, dann ausatmen und das Becken wieder senken.

Hinweis: Achten Sie auf die Bauchspannung! Der Oberkörper und die Oberschenkel bilden eine Linie.

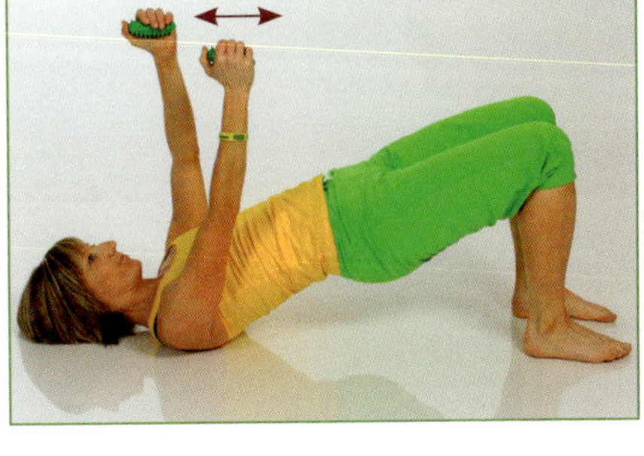

Variation: Als Steigerung oben halten und über dem Brustbein *mini moves* gegengleich vor/zurück ausführen.

Ziel der Übung: **KRÄFTIGUNG VON GESÄSS UND OBERSCHENKELN, STABILISATION DES BECKENS, DEHNUNG DER OBERSCHENKELRÜCKSEITE**

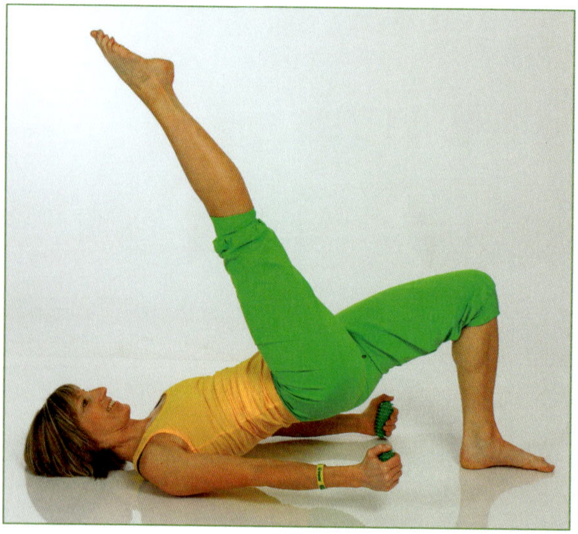

Übungsausführung: Schulterstütz. In der Rückenlage sind beide Beine hüftbreit aufgestellt, die Arme hinter dem Kopf ausgestreckt, das Becken angehoben, ein Bein diagonal nach vorne ausgestreckt. Nun beim Einatmen das gestreckte Bein 2 x Richtung Kopf kicken, dabei mit den Brasil®s 2 x *mini moves* Richtung Boden, beim Ausatmen das Bein in Höhe des anderen Beins sinken lassen und die Arme wieder hinter den Kopf führen.

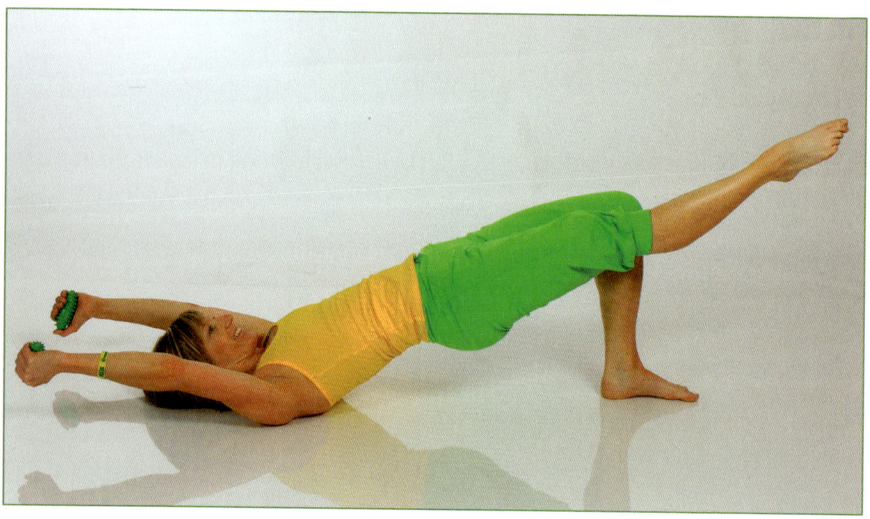

Hinweis: Das Becken bleibt stabil!

Ziel der Übung: **KRÄFTIGUNG DER BAUCHMUSKULATUR**

Übungsausführung: Rückenlage mit angehobenen Beinen. Die Beine sind zur Decke gestreckt. Zuerst gegengleiche *mini moves* mit den Armen ausführen, um das Powerhouse zu aktivieren. Dann die Arme oben halten und die Beine mit dem Ausatmen in zwei Halbkreisen auseinander, mit dem Einatmen geschlossen von unten wieder zurückführen.

Hinweis: Die Wirbelsäule bleibt in der neutralen Position!

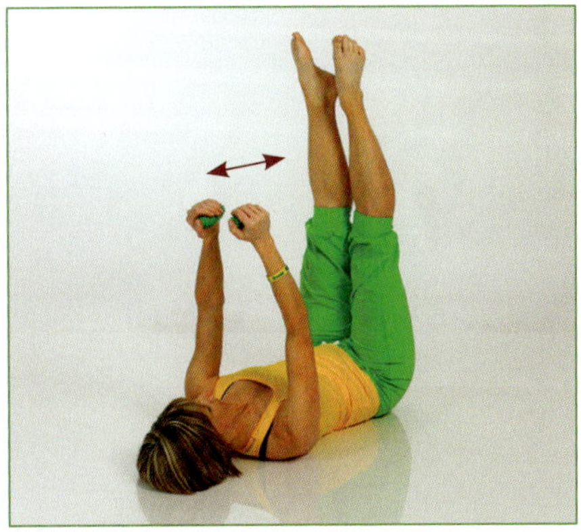

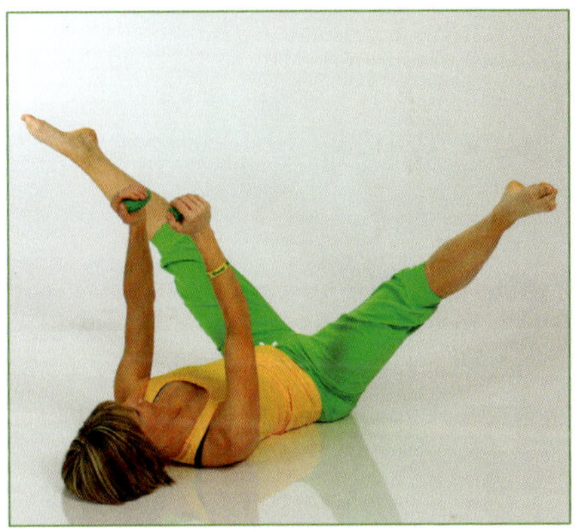

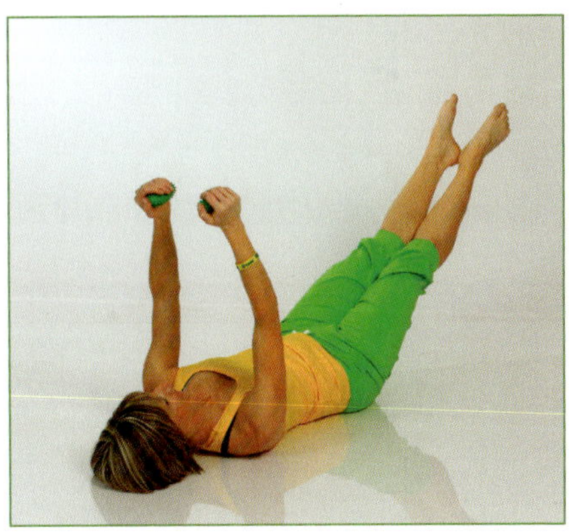

Ziel der Übung: **KRÄFTIGUNG DER GESAMTEN RUMPFMUSKULATUR UND DER OBERSCHENKELAUSSENSEITE**

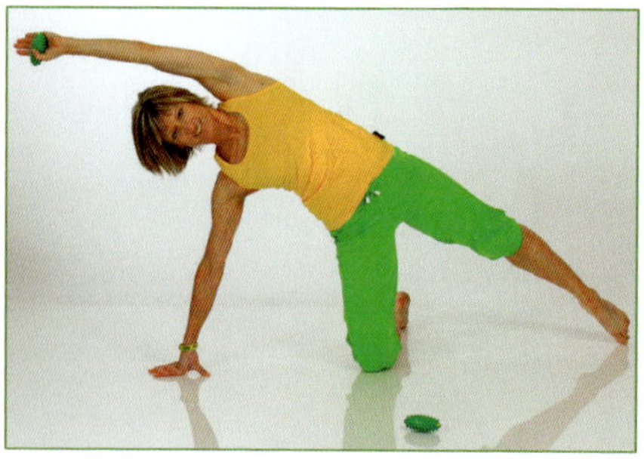

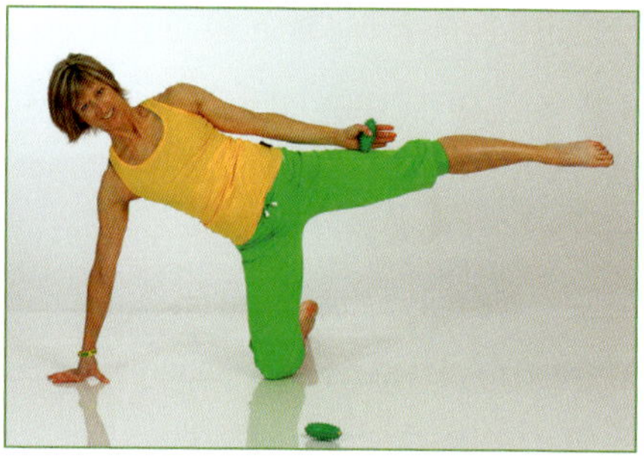

Übungsausführung: Seitkniestütz. Auf beiden Knien stehen, dann ein Bein seitlich abspreizen, mit einen Arm seitlich abstützen. Hand, Knie und Fuß bilden eine Linie. Nun

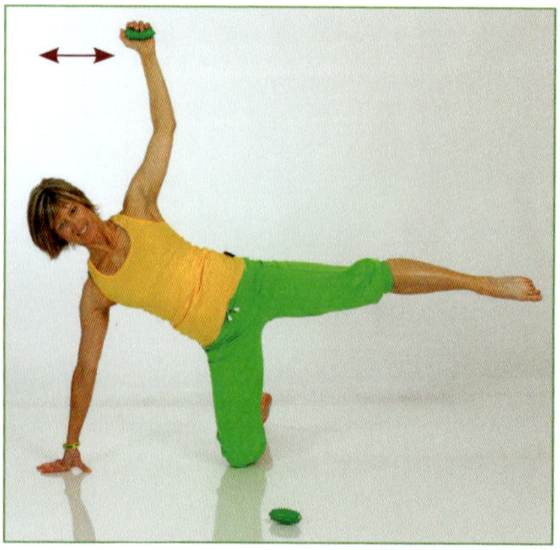

das Bein und den Arm mit dem Ausatmen zueinander- und dem Einatmen auseinanderführen.

Hinweis: Achten Sie auf die Bauchspannung! Das Becken bleibt stabil!

Variation: Als Steigerung die Position halten und zusätzlich *mini moves* nach rechts und links ausführen.

Ziel der Übung: **GANZKÖRPERSPANNUNG**

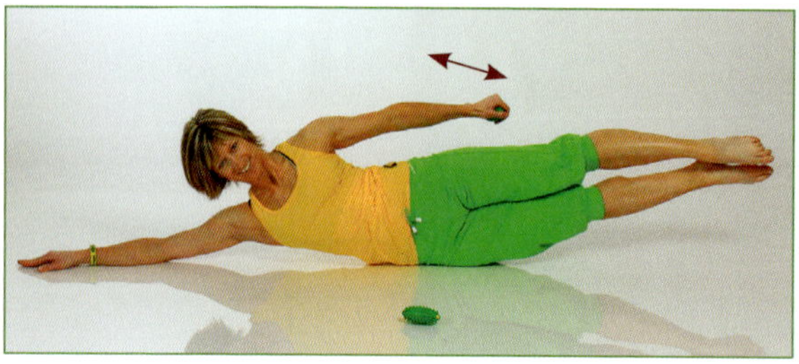

Übungsausführung: Seitlage. Beide Beine vom Boden abheben und den oberen Arm über dem Oberschenkel ausstrecken. Nun *mini moves* vor/zurück ausführen.

Hinweis: Die Beckenknochen liegen senkrecht übereinander. Achten Sie auf die Bauchspannung!

Ziel der Übung: **KRÄFTIGUNG DER OBERSCHENKELINNENSEITE, RUMPFSTABILITÄT**

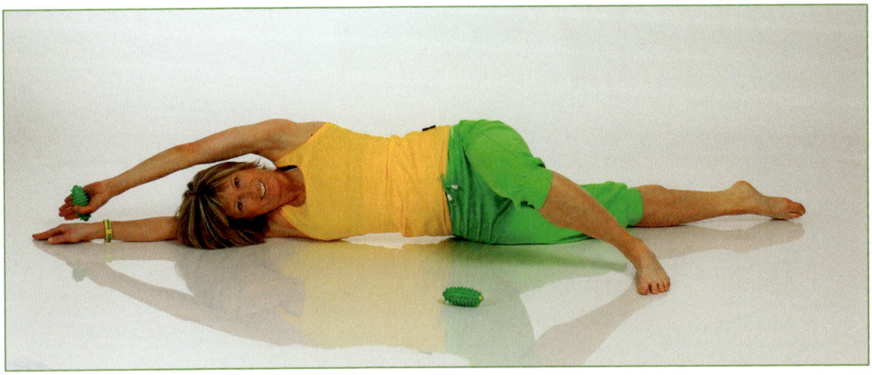

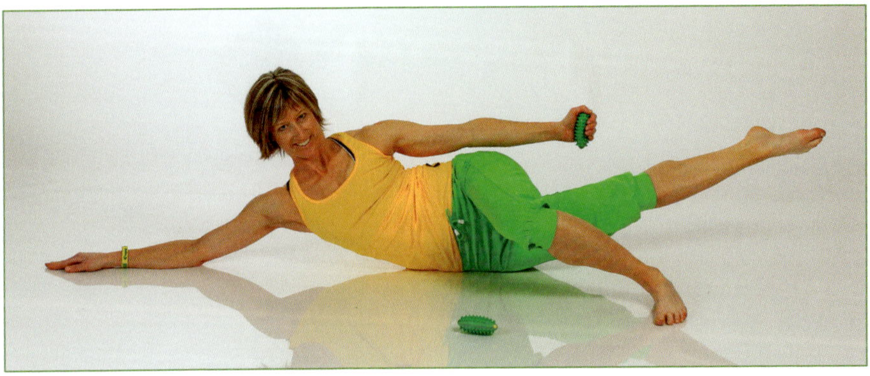

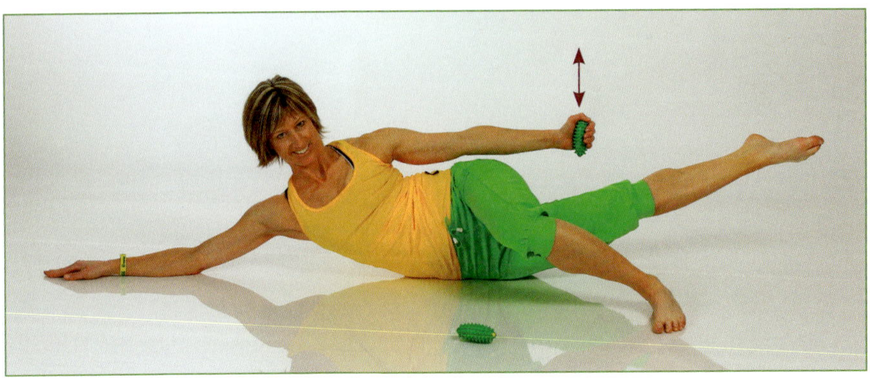

Übungsausführung: Seitlage. Den oberen Fuß vorne auf dem Boden aufstellen. Den Oberkörper und das untere Bein einige Male heben mit dem Ausatmen und senken mit dem Einatmen. Dann oben halten und *mini moves* hoch/tief ausführen.

Hinweis: Achten Sie auf die Bauchspannung! Das Becken bleibt stabil in der Seitenlage!

Ziel der Übung: **KRÄFTIGUNG DER GESAMTEN KÖRPERRÜCKSEITE**

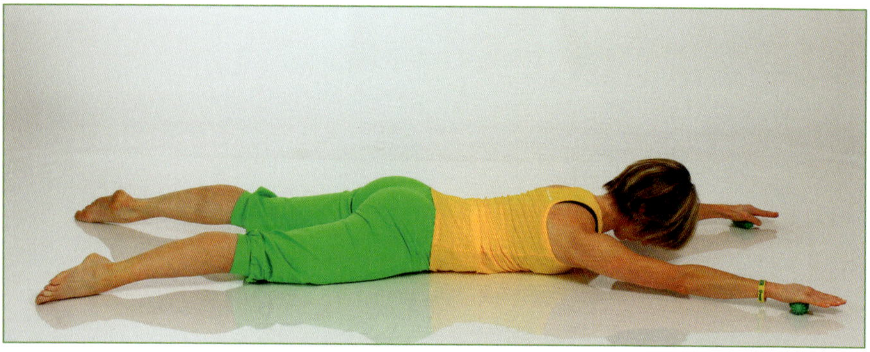

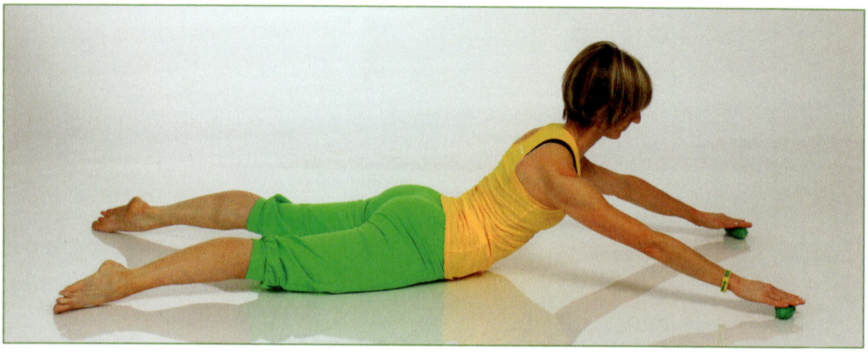

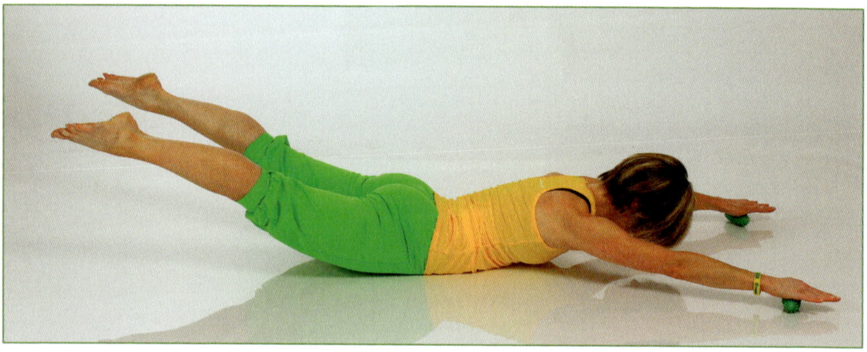

Übungsausführung: Bauchlage. In der Bauchlage liegen die Brasil®s unter den Händen. Den Oberkörper anheben mit dem Einatmen, die Schultern nach hinten unten ziehen. Dann den Oberkörper mit dem Ausatmen tief und gleichzeitig die Beine anheben.

Hinweis: Den Bauchnabel sanft nach innen vom Boden wegziehen. Die Arme bleiben gestreckt, der Kopf in Verlängerung der Wirbelsäule. Das Schambein in den Boden drücken.

Ziel der Übung: **KRÄFTIGUNG DER GESAMTEN KÖRPERRÜCKSEITE**

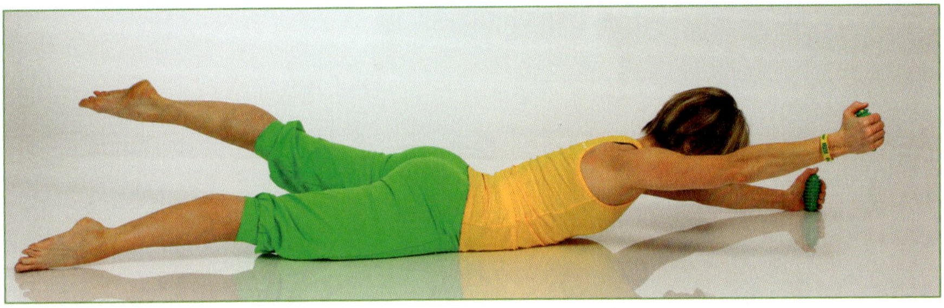

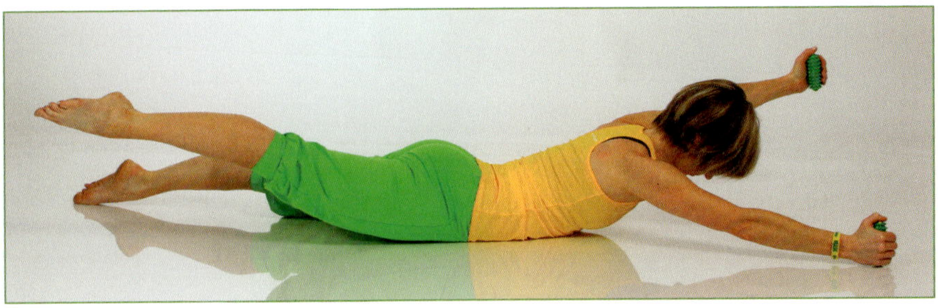

Übungsausführung: Bauchlage. In der Bauchlage im Wechsel rechten Arm und linkes Bein und linken Arm und rechtes Bein mit dem Einatmen heben, mit dem Ausatmen senken. Die Daumen zeigen zur Decke. Die Schultern nach hinten unten ziehen.

Hinweis: Den Bauchnabel sanft nach innen vom Boden wegziehen. Powerhouse aktiv halten!

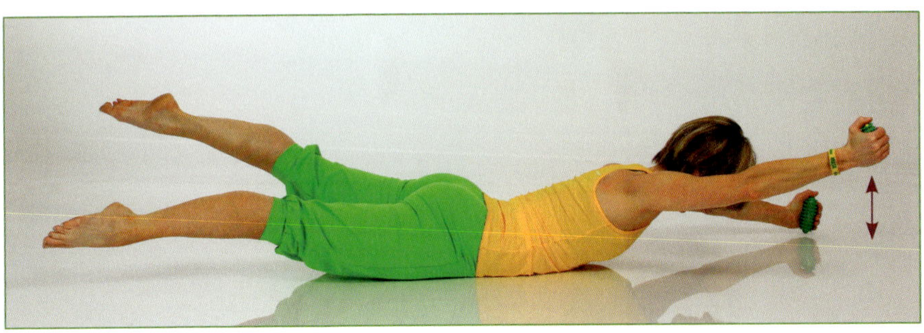

Variation: Als Steigerung die Arme und Beine in der Schwebe halten und Schwimmbewegung mit Armen und Beinen ausführen. Der Atem fließt.

Hinweis: Den Bauchnabel sanft nach innen ziehen!

3.2.4 Entspannung

Ziel der Übung: **MOBILISATION DER WIRBELSÄULE**

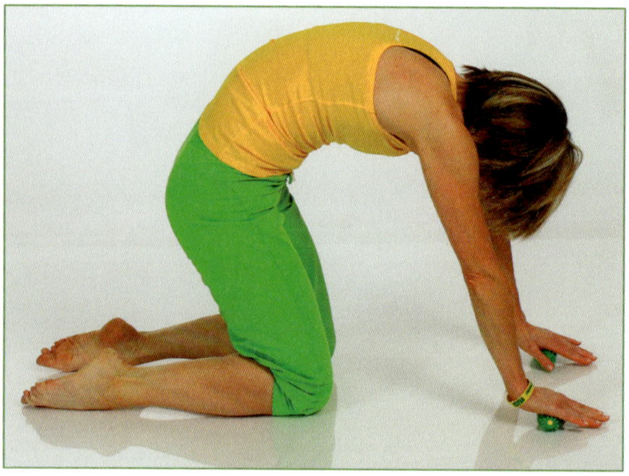

Übungsausführung: Vierfüßlerstand. Beide Hände auf den Brasil®s aufstützen und mit dem Ausatmen den Rücken runden. Mit dem Einatmen nach vorne rollen und den Rücken in die Länge ziehen.

Hinweis: Das Gesäß bleibt von den Fersen abgehoben!

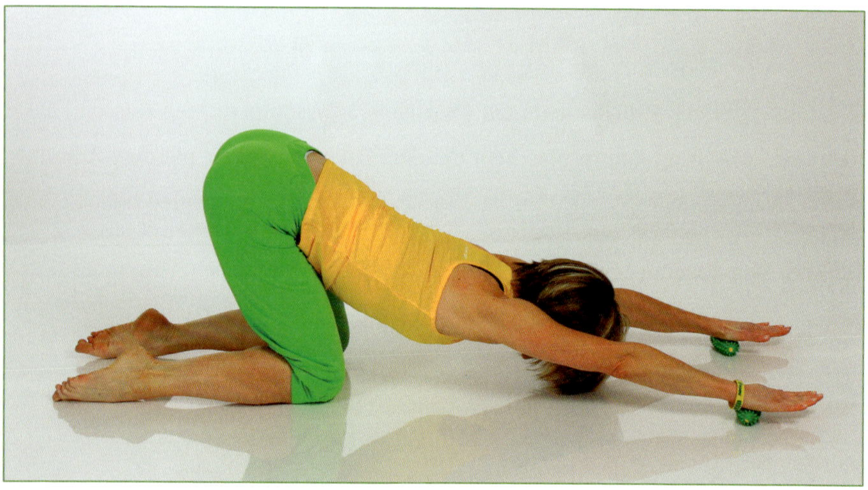

Ziel der Übung: ENTSPANNUNG DES UNTERLEIBS, DES SCHULTERGÜRTELS

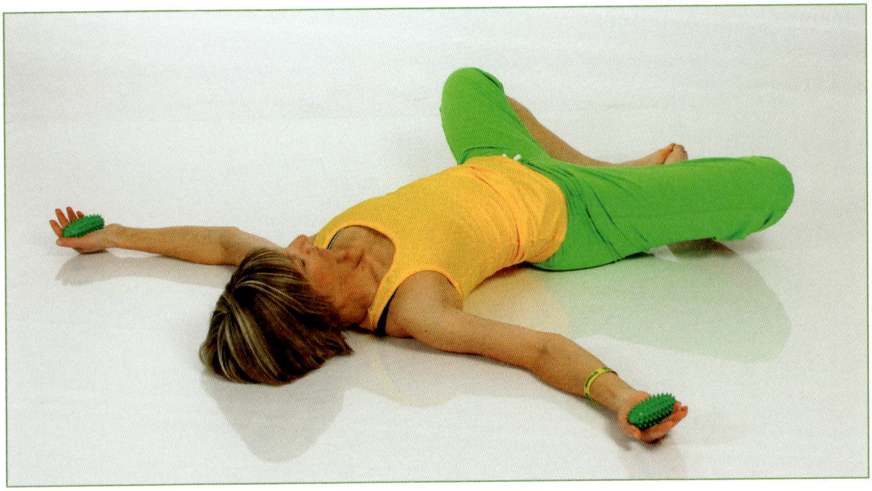

Übungsausführung: Rückenlage. Die Arme vom Körper wegstrecken. Die Brasil®s liegen entspannt auf den Händen. Beide Fußsohlen aneinanderlegen, die Knie fallen nach außen. Mit den Schulterblättern leicht gegen den Boden drücken.

Hinweis: Mit jedem Ausatmen noch weiter entspannen.

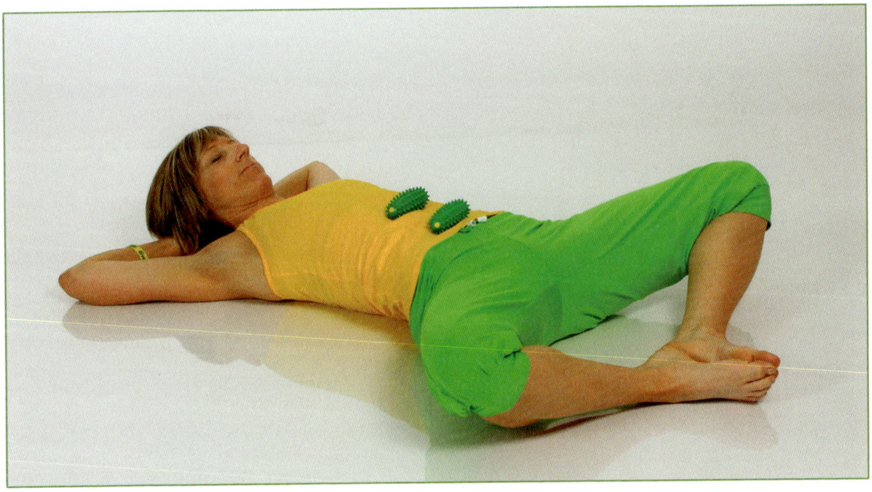

Variation: Die Hände hinter dem Kopf verschränken. Die Brasil®s auf den Bauch legen und bewusst die Atmung in den Bauch spüren.

3.2.5 Stundenbild

für eine 45-min-Kursstunde

1. 2-3 min: Wahrnehmungsübungen aus Kap. 1.3.1 oder 3.2.1 dienen der Vorbereitung auf das Warm-up.
2. 5-8 min: Warm-up-Übungen aus Kap. 3.2.2 dienen der Vorbereitung auf den folgenden Hauptteil.
3. 30-35 min: Hauptteil

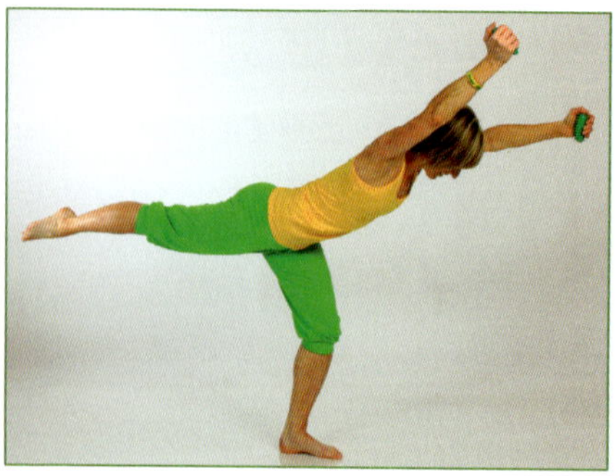

In der Standwaage die Arme nach vorne strecken und 10-40 s *mini moves* gegengleich hoch/tief ausführen. Pause, dann noch einmal wiederholen.

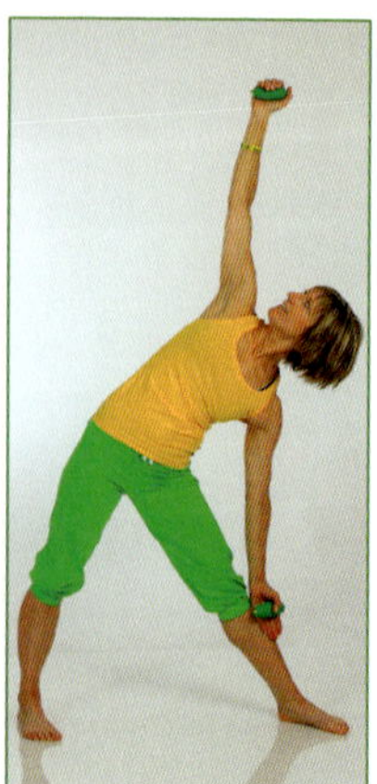

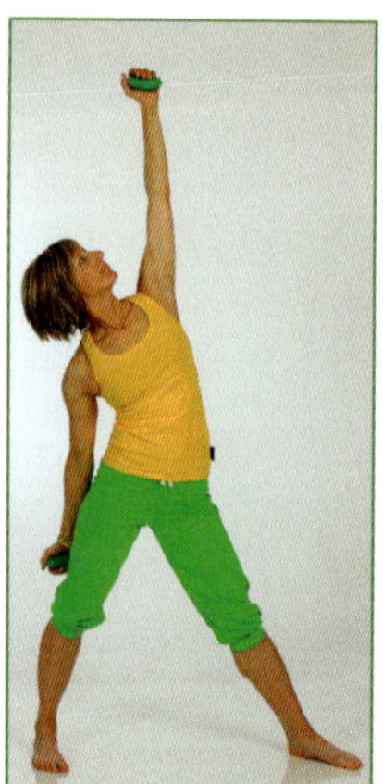

Die Füße stehen etwa 1 m weit auseinander. Die hintere Ferse nach außen drehen, das vordere Bein zur Seite drehen, die Hüfte zur Seite schieben. Einen Arm tief, den anderen Arm nach oben strecken und mit dem Ausatmen *mini moves* ausführen, mit dem Einatmen die Position wechseln und den anderen Arm zur Decke strecken, auch dort *mini moves* mit dem Ausatmen ausführen. Jede Seite ca. 10 x wiederholen.

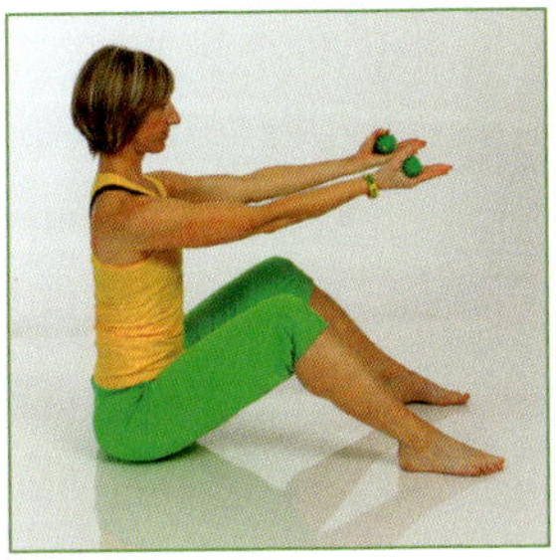

Aufrecht sitzen, die Arme vorne in der Waagerechten halten. Beim Zurücklehnen und Ausatmen den Oberkörper zusätzlich leicht zur Seite rotieren. In der Rückbeuge mit dem Ausatmen kurz *mini moves* ausführen. Mit dem Einatmen wieder nach vorne kommen. Jede Seite ca. 10 x wiederholen.

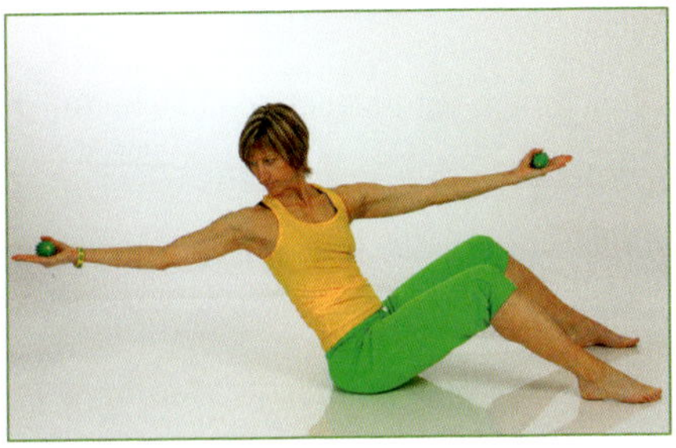

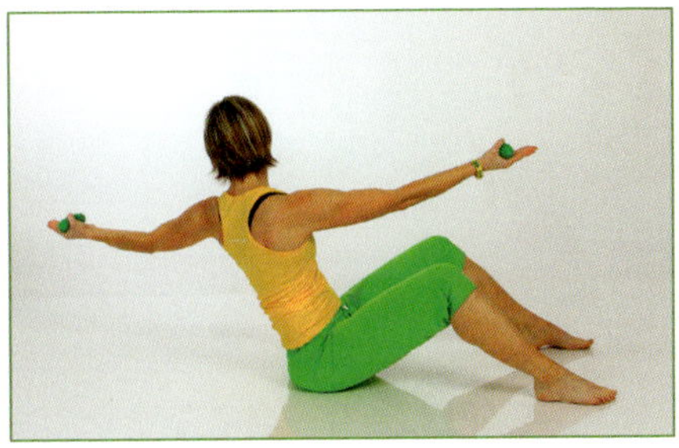

Aufrecht sitzen, die Beine sind geschlossen. Die Hände liegen neben dem Körper auf den Brasil®s. Nun den Oberkörper mit dem Ausatmen Wirbel für Wirbel nach vorne runden und mit dem Einatmen wieder aufrichten. Dabei die Brasil®s nach vorne und wieder zurück rollen. Ca. 15 x wiederholen.

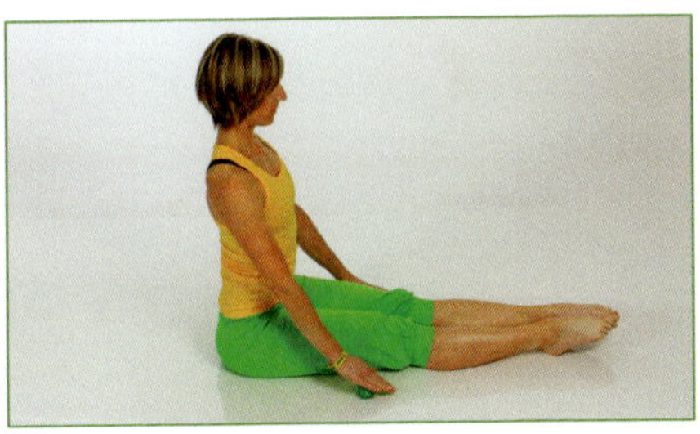

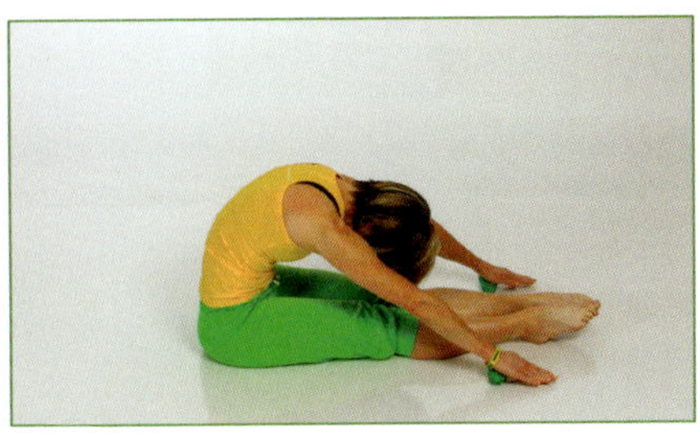

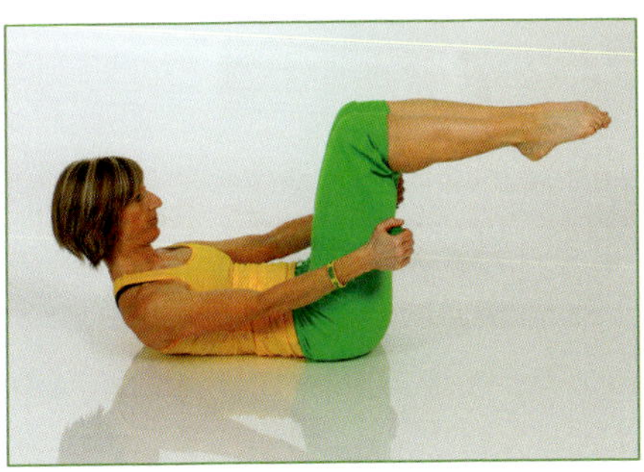

In der Rückenlage die Beine im rechten Winkel anheben. Der Kopf und der Schultergürtel sind vom Boden abgehoben. Jetzt *mini moves* gleichzeitig hoch/tief ausführen. Dabei 5 x kurzes, schnelles Einatmen, 5 x kurzes, schnelles Ausatmen. Ca. 20 x wiederholen.

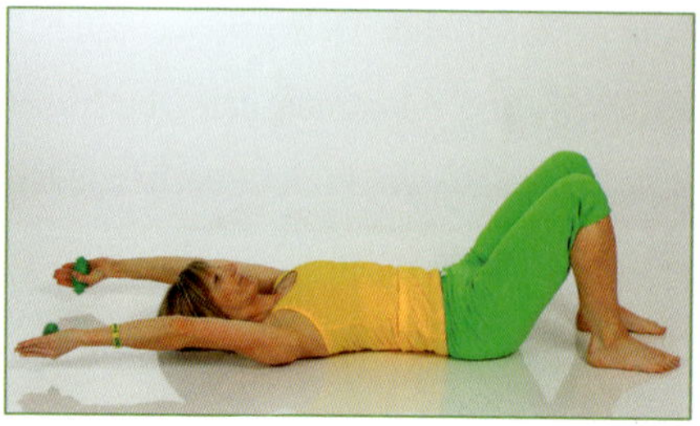

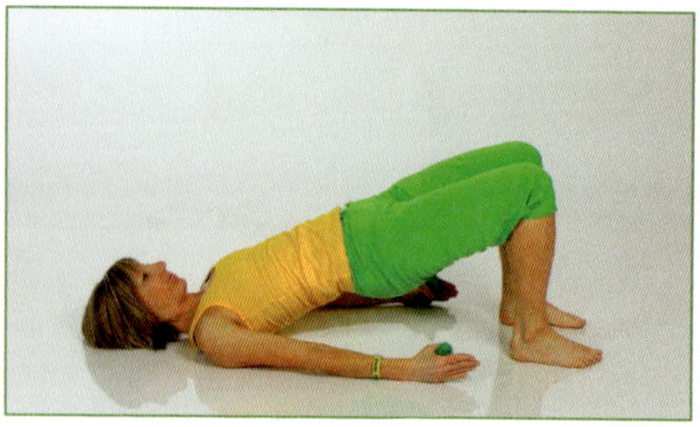

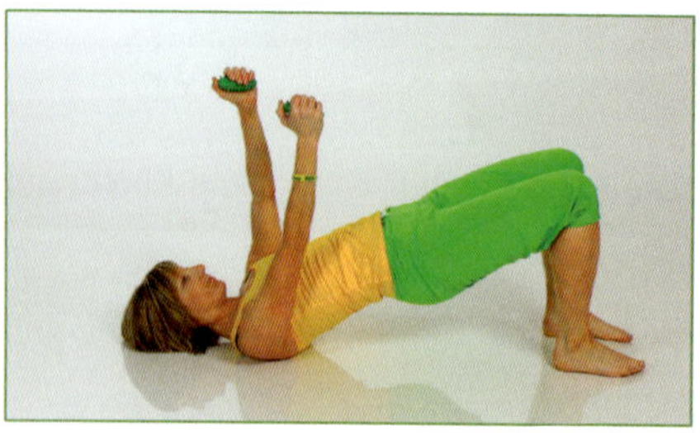

In der Rückenlage sind beide Beine hüftbreit aufgestellt, die Arme hinter dem Kopf ausgestreckt. Nun beim Ausatmen das Becken anheben und gleichzeitig die Arme neben die Oberschenkel führen, einatmen und halten, dann ausatmen und das Becken wieder senken. Ca. 8 x wiederholen.

Dann oben halten und über dem Brustbein 10-40 s *mini moves* gegengleich vor/zurück ausführen. Pause, dann noch einmal alles von vorne wiederholen.

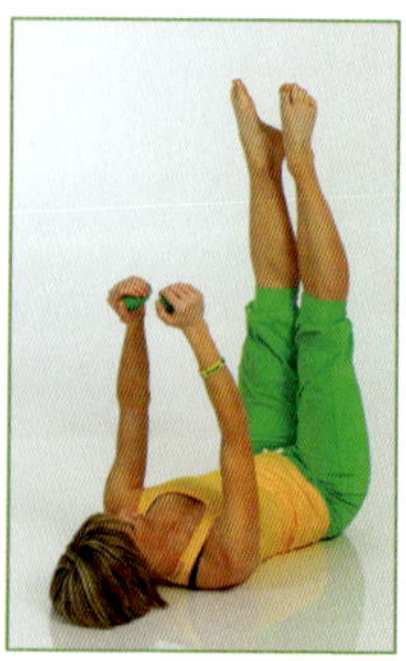

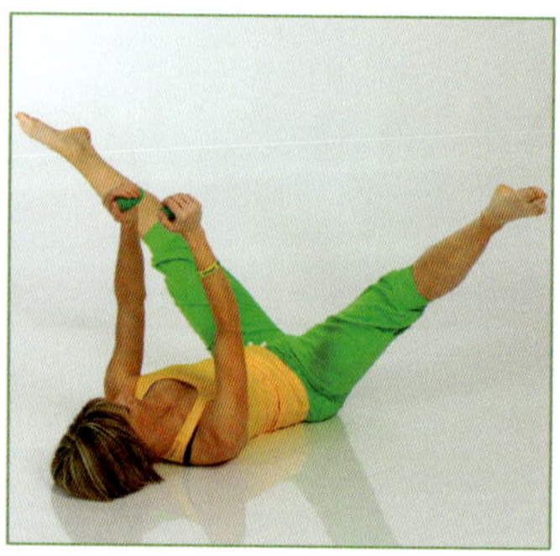

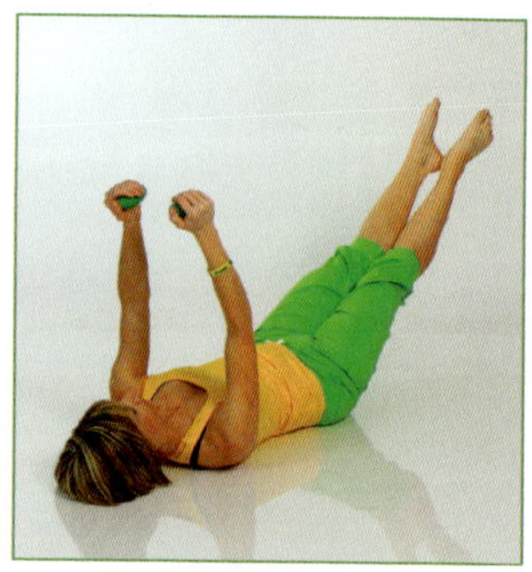

Rückenlage mit angehobenen Beinen. Die Beine sind zur Decke gestreckt. Zuerst 10-40 s gegengleiche *mini moves* mit den Armen ausführen, um das Powerhouse zu aktivieren. Dann die Arme oben halten und die Beine mit dem Ausatmen in zwei Halbkreisen auseinander, mit dem Einatmen geschlossen von unten wieder zurückführen. Ca. 15 x wiederholen.

In der Seitlage beide Beine vom Boden abheben und den oberen Arm über dem Oberschenkel ausstrecken. Nun 10-40 s *mini moves* vor/zurück ausführen. Pause, dann noch einmal wiederholen.

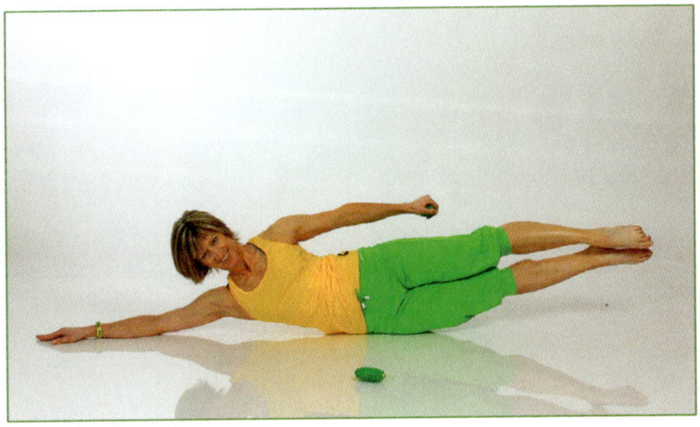

Seitlage. Den oberen Fuß vorne auf dem Boden aufstellen. Den Oberkörper und das untere Bein heben mit dem Ausatmen und senken mit dem Einatmen. Ca. 15 Wiederholungen ausführen. Dann oben halten und 10-40 s *mini moves* hoch/tief ausführen.

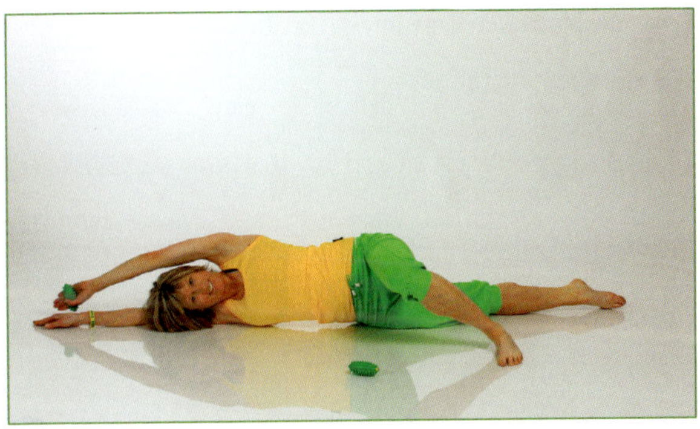

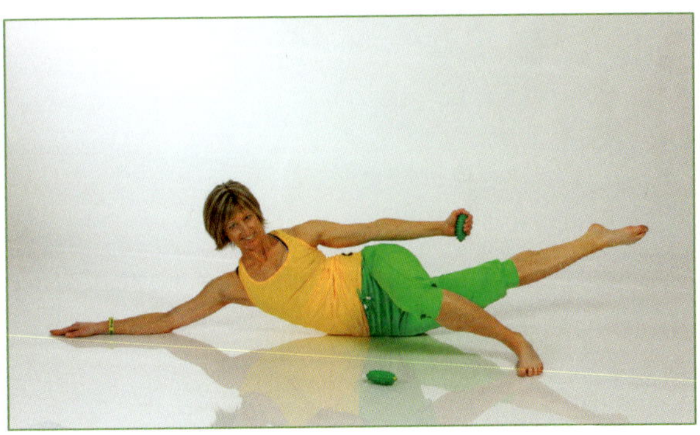

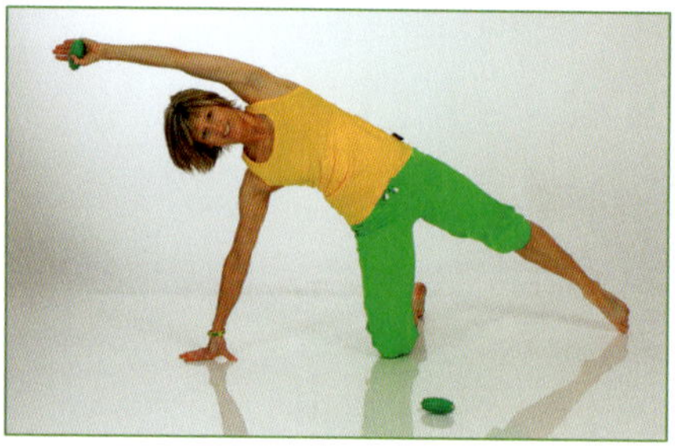

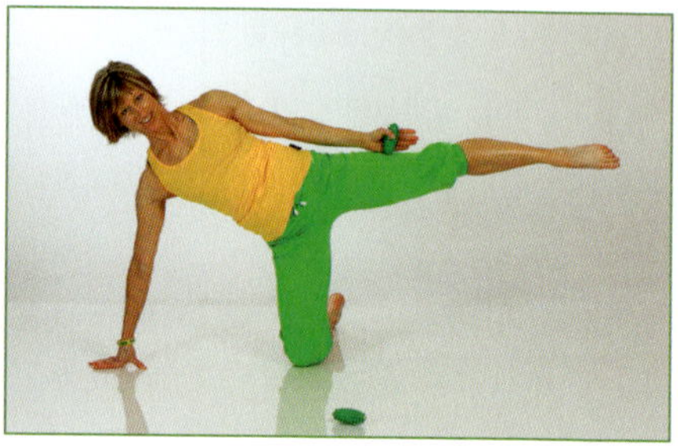

Auf beiden Knien stehen, dann ein Bein seitlich abspreizen, sich mit einen Arm seitlich abstützen. Hand, Knie und Fuß bilden eine Linie. Nun das Bein und den Arm mit dem Ausatmen zueinander- und dem Einatmen auseinanderführen. Ca. 15 Wiederholungen ausführen.

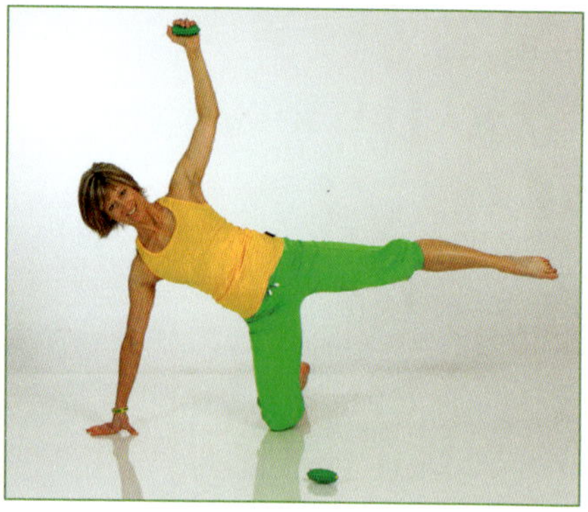

Dann die Position halten und 10-40 s *mini moves* nach rechts und links ausführen. Pause, dann noch einmal alles von vorne wiederholen.

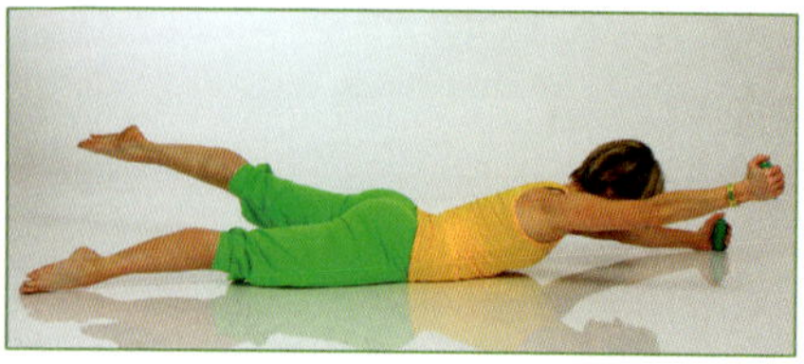

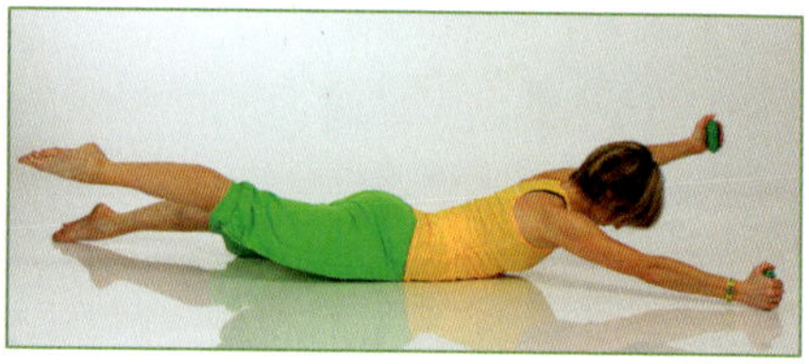

In der Bauchlage im Wechsel rechten Arm und linkes Bein und linken Arm und rechtes Bein heben mit dem Einatmen, mit dem Ausatmen senken. Die Daumen zeigen zur Decke. Die Schultern nach hinten unten ziehen. Jede Seite ca. 10 x wiederholen.

4. 3-5 min: Entspannungsübungen aus Kap. 3.2.4 dienen als Abschluss der Kursstunde.

3.3 Rückentraining

„Das Kreuz mit dem Kreuz"

Rückenkurse sind zu Recht sehr beliebte Kursformate! Es gibt wenige Menschen, die von sich sagen können, noch nie Rückenschmerzen gehabt zu haben. Bei fast allen Rückenschmerzen gilt: Schonen Sie sich nicht, denn das führt dazu, dass Ihr Rücken immer mehr geschwächt wird. **Fordern Sie sich, aber überfordern Sie sich nicht!**

Früher lag das Augenmerk des Trainings im Rückenkurs auf den oberflächlichen und meist sichtbaren Muskeln. Heute ist erwiesen, dass die tiefe Muskulatur eine noch größere Rolle in der Rückengesundheit spielt.

Die Übungen für die tief liegenden, gelenknahen Muskeln sehen dagegen auch etwas anders aus als das Training der oberflächlichen Muskulatur. So verhindern kleine Bewegungsamplituden mit wenig Kraftaufwand, dass durch reflektorisches Anspannen der Oberflächenmuskulatur die tiefe Muskulatur gehemmt wird.

Vor einiger Zeit hatte man noch wenig Überblick über das komplexe Zusammenspiel von Muskeln, Nerven und Skelett. Die Wirbelsäule besteht aus 23 Wirbeln, welche von einer Vielzahl von Bändern und Sehnen sowie von unserer Muskulatur stabilisiert werden. Trotz der vielen Bestandteile der Wirbelsäule bilden alle eine funktionelle Einheit. Deshalb ist es so wichtig, die tiefe Muskulatur in das Training mit einzubeziehen. Die Brasil®s sind dafür das perfekte Trainingsgerät!

Das Wichtigste im präventiven Rückentraining ist:

- Belasten Sie den Rücken!
- Machen Sie den Sport, der Ihnen Spaß macht!
- Vermitteln Sie Ihren Teilnehmern also den Spaß an der Bewegung!
  (Durch den hohen Aufforderungscharakter der Brasil®s geht das ganz einfach!)
- Trainieren Sie Kondition, Kraft und Flexibilität!

3.3.1 Wahrnehmung

Ziel der Übung: **DER TEILNEHMER LERNT, SEINEN RÜCKEN BESSER WAHRZUNEHMEN.**

Übungsausführung: Ein Teilnehmer schließt die Augen und wird von einer zweiten Person mithilfe zweier Brasil®s durch den Raum geführt, mit etwas mehr oder weniger Druck auf der rechten und linken Seite des Rückens.

- Druck auf der linken Rückseite: Drehung um 90° nach rechts.
- Druck auf der rechten Rückseite: Drehung um 90° nach links.
- Beidseitiger, gleichmäßiger Druck: Geradeaus weitergehen.
- Kein Kontakt mit dem Rücken: Rückwärts gehen, bis wieder ein Kontakt aufgenommen wird.

(verändert nach Kempf, 2010, S. 135)

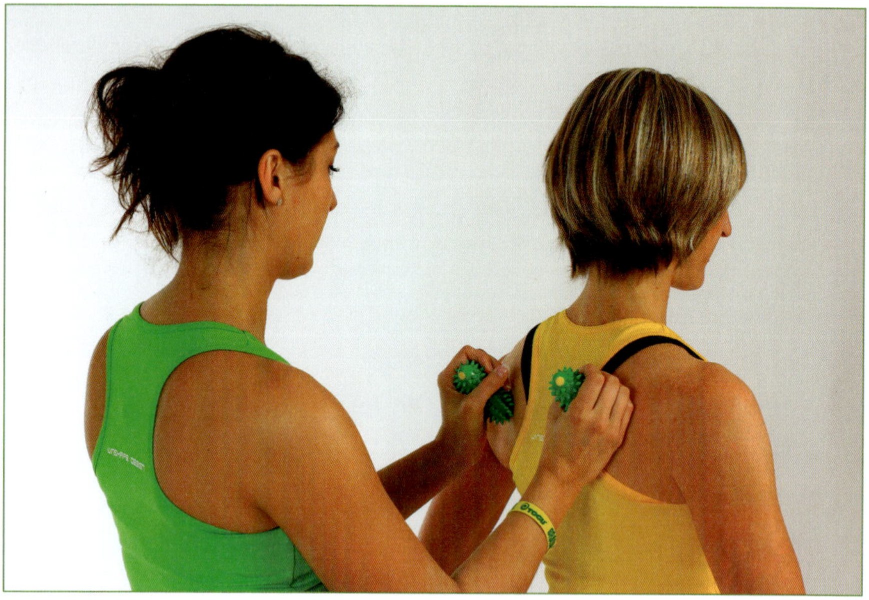

3.3.2 Warm-up

Ziel der Übung: **VERBESSERUNG DER REAKTIONSFÄHIGKEIT, AUFBAU DES SOZIALEN KONTAKTS**

Übungsausführung: Stand. Sich die Brasil®s mit einem Partner gegenseitig zuwerfen.

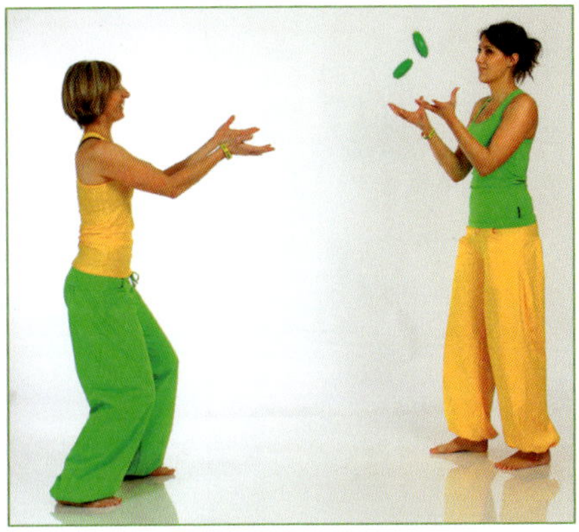

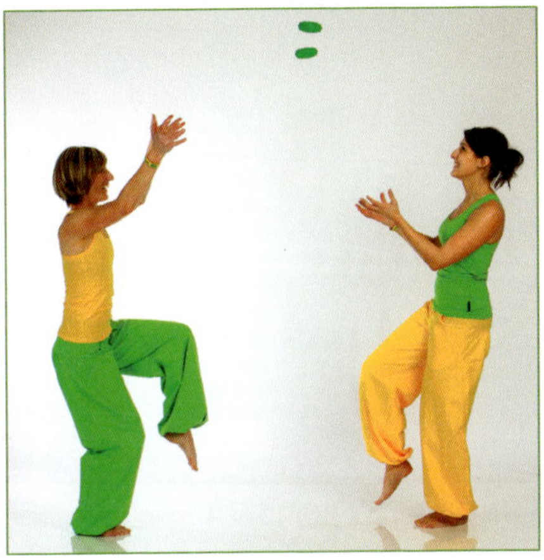

Hinweis: Als Steigerung im Einbeinstand werfen und fangen.

Ziel der Übung: **MOBILISATION DER WIRBELSÄULE ZUR SEITE**

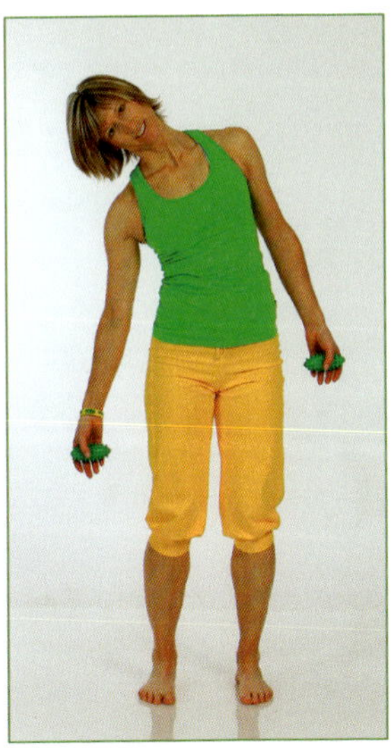

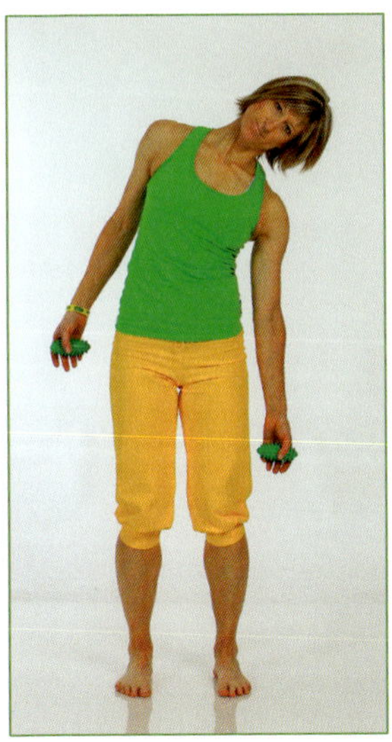

Übungsausführung: Stand. Hüftbreit parallel stehen. Die Arme entspannt an der Seite hängen lassen. Den Oberkörper nach rechts und links neigen. Das Gewicht der Brasil®s zieht den Rumpf zur Seite.

Hinweis: Das Brustbein bleibt angehoben!

Ziel der Übung: **MOBILISATION DER WIRBELSÄULE IN DER ROTATION**

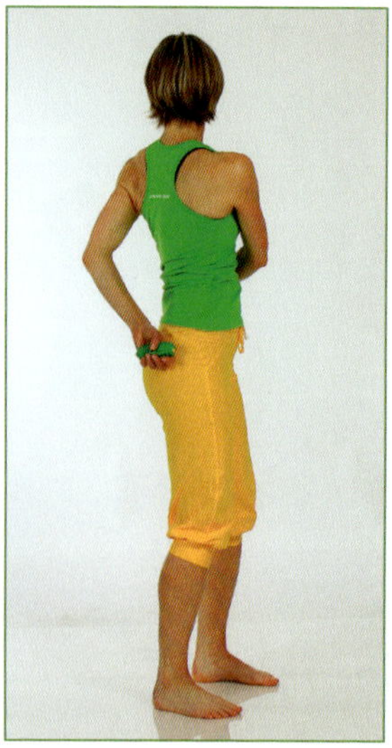

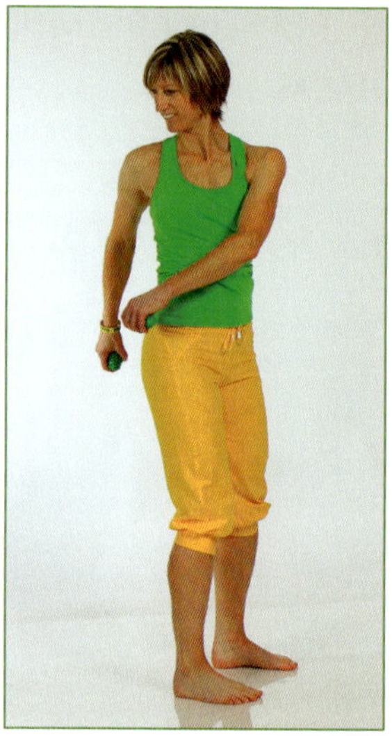

Übungsausführung: Stand. Hüftbreit parallel stehen. Die Arme schwingen locker von rechts nach links.

Hinweis: Den Blick in die Bewegungsrichtung mitnehmen.

Ziel der Übung: **MOBILISATION DER BRUST- UND HALSWIRBELSÄULE**

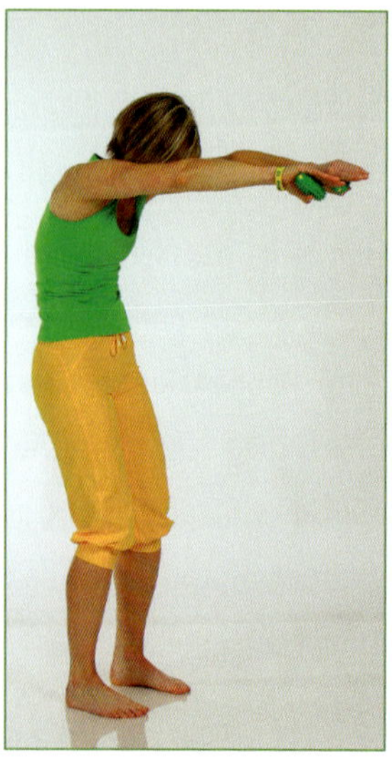

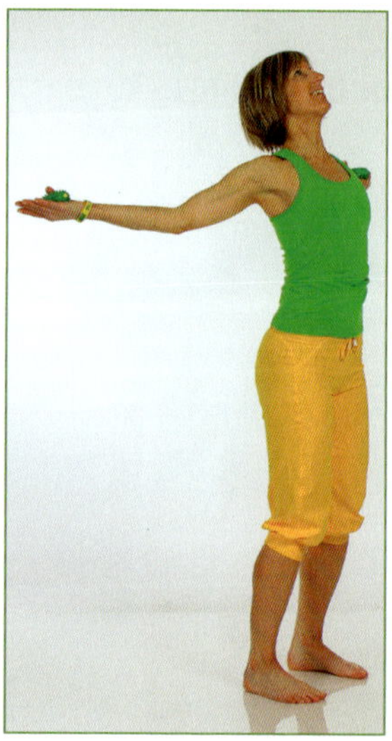

Übungsausführung: Stand. Hüftbreit parallel stehen. Den oberen Rücken runden, dabei die Arme nach vorne nehmen, dann das Brustbein heben und dabei die Arme öffnen.

Hinweis: Die Lendenwirbelsäule stabil halten!

Ziel der Übung: **MOBILISATION DER WIRBELSÄULE IN DER ROTATION**

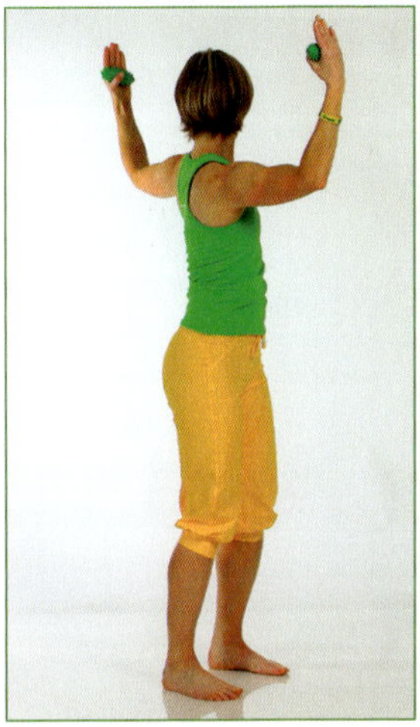

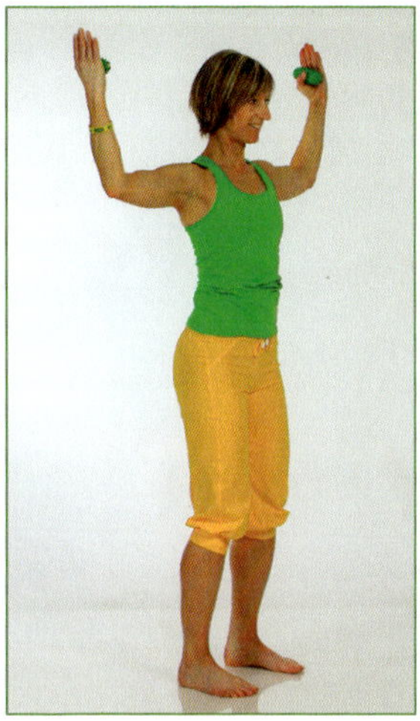

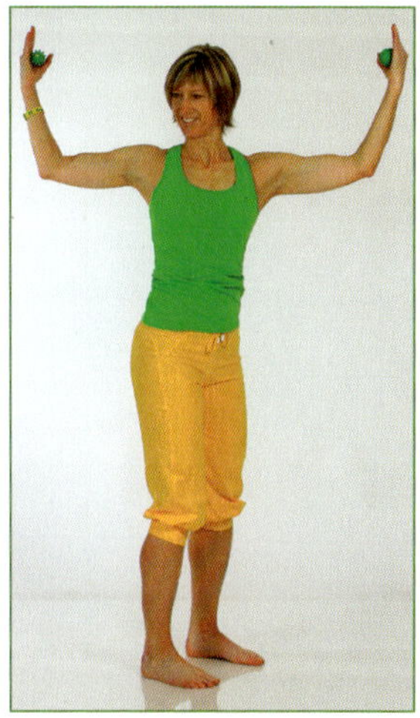

Übungsausführung: Stand. Hüftbreit parallel stehen. Beide Arme im 90°-Winkel anheben. Den Oberkörper nach rechts und links rotieren.

Hinweis: Das Becken bleibt stabil! Den Kopf mit in die Bewegungsrichtung drehen.

Ziel der Übung: **GANZKÖRPERMOBILISATION**

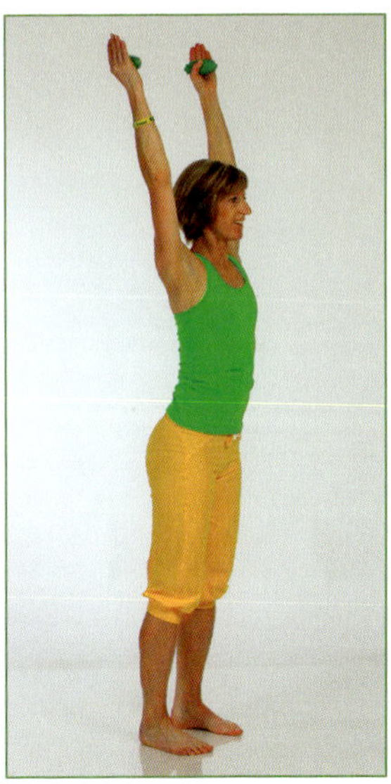

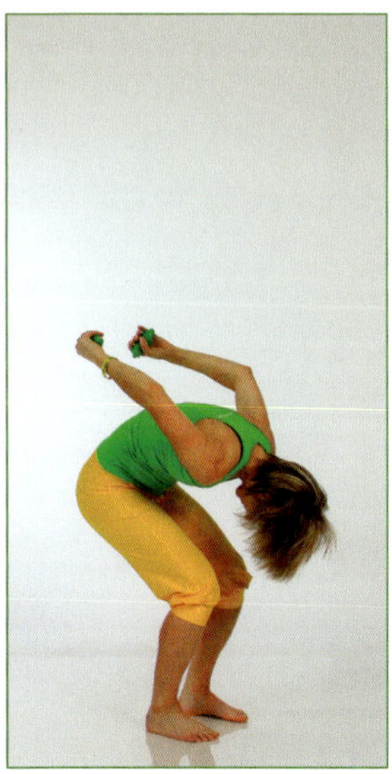

Übungsausführung: Stand. Hüftbreit parallel stehen. Die Arme schwingen locker von oben nach unten. Der Rumpf folgt der Bewegung.

Hinweis: Den Schultergürtel entspannen. Die Bauchspannung aufbauen, indem der Bauchnabel sanft nach innen gezogen wird. Die Atmung fließt.

Ziel der Übung: **MOBILISATION DES SCHULTERGÜRTELS**

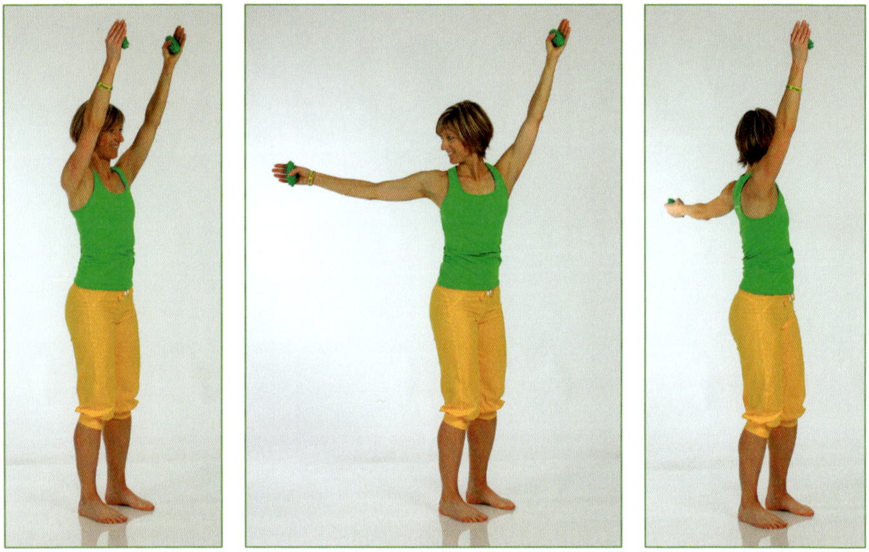

Übungsausführung: Stand. Hüftbreit parallel stehen. Im Wechsel den rechten und linken Arm nach hinten schwingen. Der Blick folgt der hinteren Hand.

Hinweis: Das Becken bleibt stabil! Den Schultergürtel entspannen.

3.3.3 Hauptteil

Ziel der Übung: **KRÄFTIGUNG DER GESAMTEN RÜCKSEITIGEN MUSKULATUR, SCHULUNG DER GLEICHGEWICHTSFÄHIGKEIT**

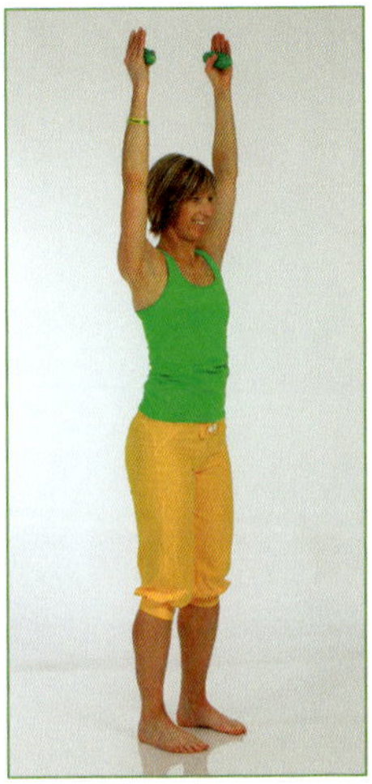

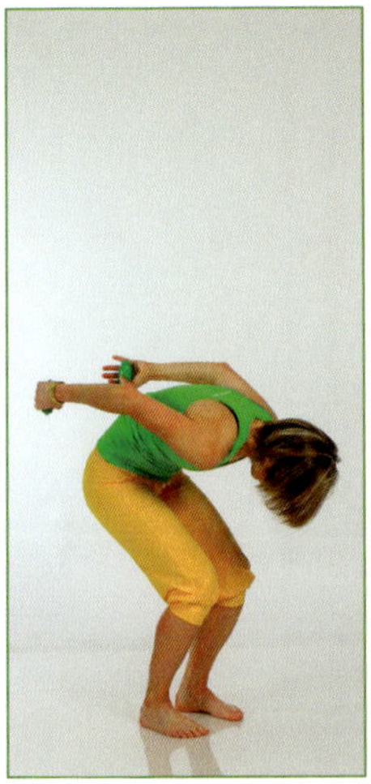

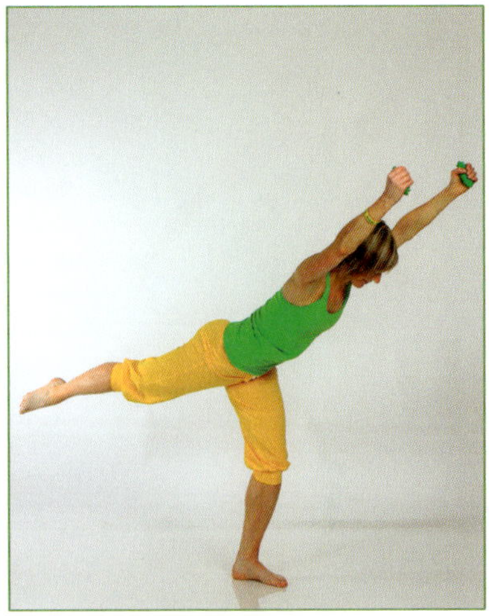

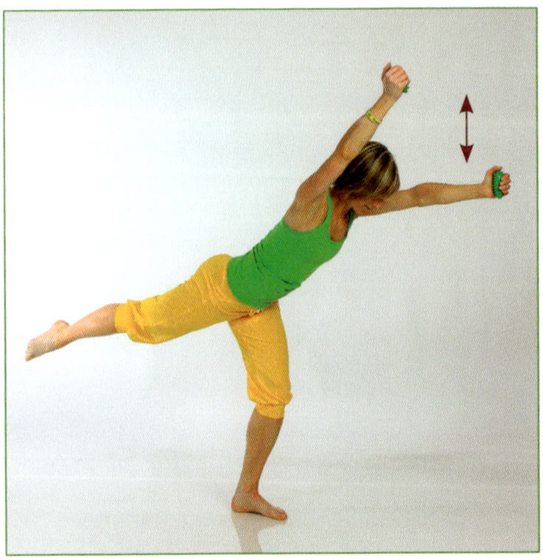

Übungsausführung: Stand. Hüftbreit parallel stehen. Die Arme schwingen locker von oben nach unten. Der Rumpf folgt der Bewegung. Beim Aufrichten ein Bein nach hinten abheben und den Körper strecken. Wieder tief schwingen und dann das Bein wechseln. Einige Male den Schwung wiederholen, dann ein Bein in der Streckung halten und *mini moves* gegengleich hoch/tief ausführen.

Hinweis: Achten Sie auf die Bauchspannung!

Ziel der Übung: **KRÄFTIGUNG DER OBERSCHENKELAUSSENSEITE, KRÄFTIGUNG DER RÜCKEN- UND BAUCHMUSKULATUR, SCHULUNG DER GLEICHGEWICHTSFÄHIGKEIT**

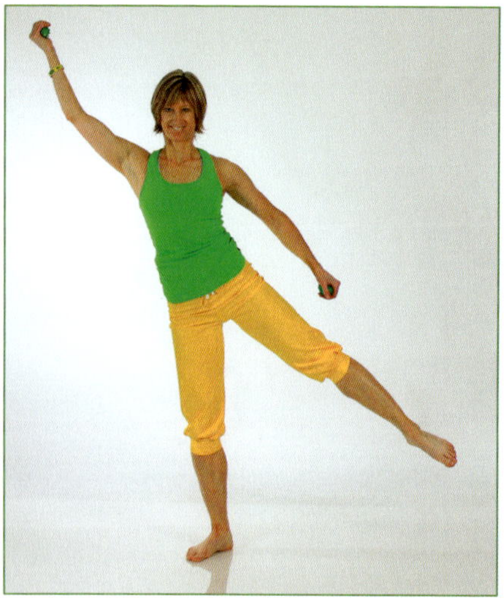

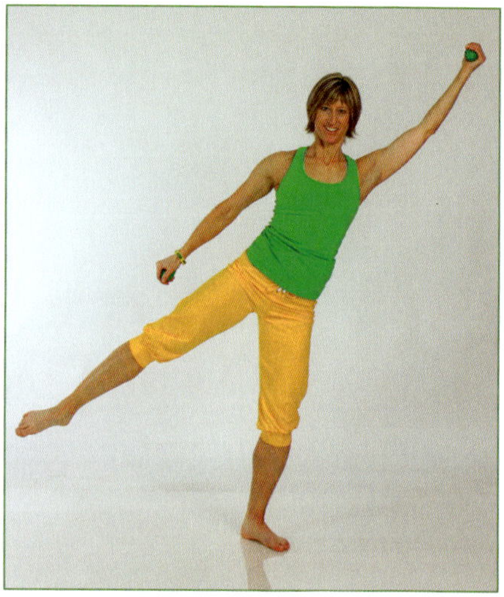

Übungsausführung: Side to Side. Sich nach rechts bewegen und den rechten Arm zur Seite führen, sich nach links bewegen und den linken Arm zur Seite führen. Gleichzeitig das innere Bein abheben. Einige Male wiederholen.

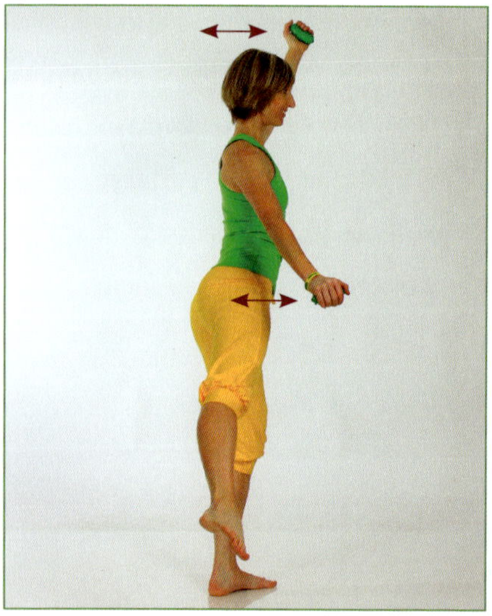

Übungsausführung: Dann auf einer Seite halten und *mini moves* gleichzeitig vor/zurück ausführen.

Hinweis: Achten Sie auf die Bauchspannung! Den Schultergürtel entspannen.

Ziel der Übung: **KRÄFTIGUNG DER RÜCKENMUSKULATUR, DER BEINE, DES GESÄSSES**

Übungsausführung: Stand. Die Beine stehen hüftbreit geöffnet, das Gesäß nach hinten senken. Das Gewicht auf die Fersen verlagern. Die Arme neben dem Kopf ausstrecken und *mini moves* gegengleich hoch/tief ausführen.

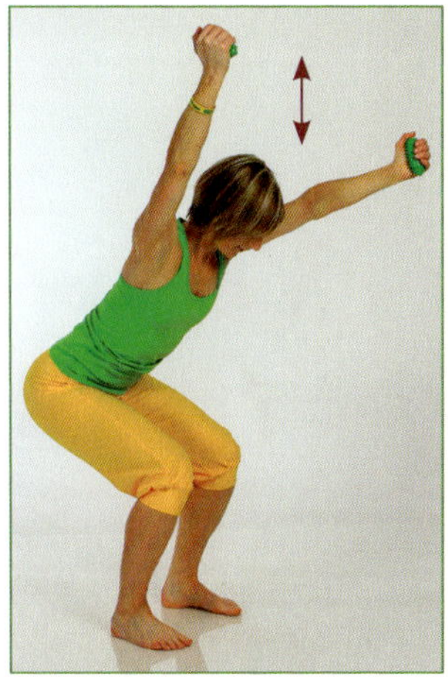

Hinweis: Der Kopf bleibt in Verlängerung der Wirbelsäule. Den Bauchnabel sanft nach innen ziehen. Die Handgelenke sind fixiert!

Ziel der Übung: **KRÄFTIGUNG DER RÜCKENMUSKULATUR**

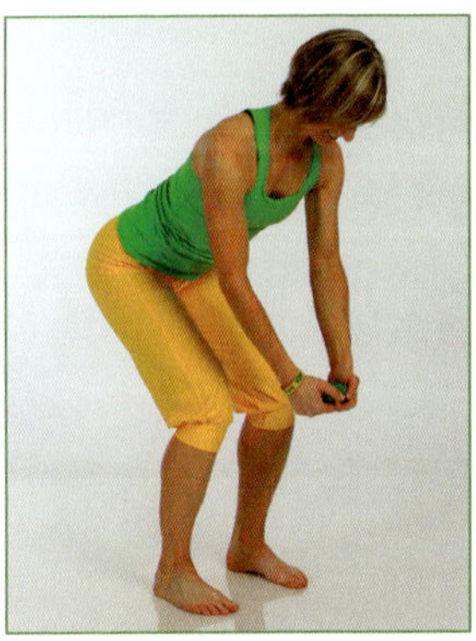

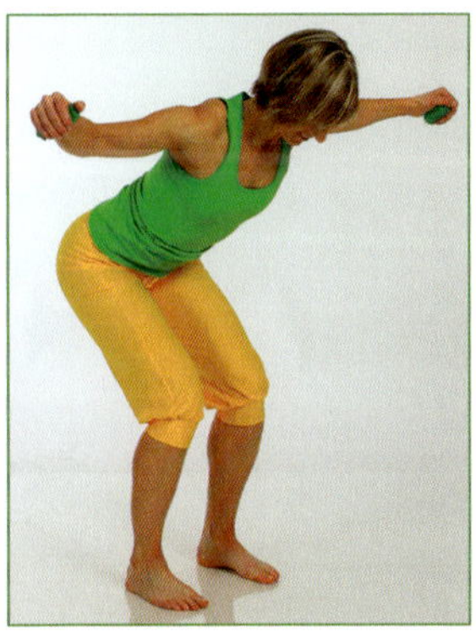

Übungsausführung: Stand. Die Beine stehen hüftbreit geöffnet, das Gesäß nach hinten senken. Die Arme zur Seite heben und senken. Einige Male wiederholen.

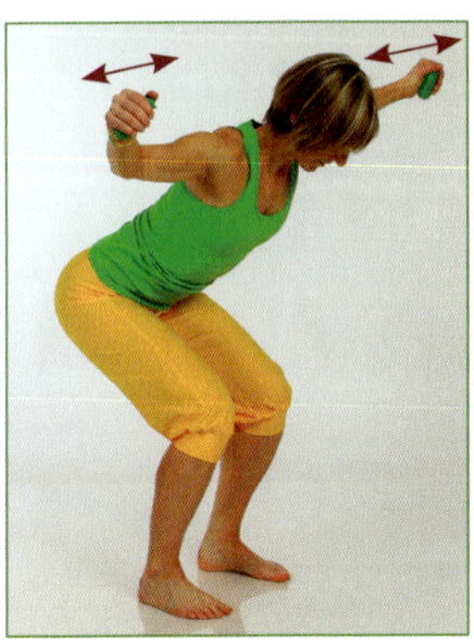

Übungsausführung: Dann die Arme seitlich halten und gleichzeitig *mini moves* vor/zurück ausführen.

Hinweis: Der Kopf bleibt in Verlängerung der Wirbelsäule. Den Bauchnabel sanft nach innen ziehen. Die Schulterblätter ziehen zueinander.

Ziel der Übung: **KRÄFTIGUNG DER BEIN- UND RUMPFMUSKULATUR, SCHULUNG DER GLEICHGEWICHTSFÄHIGKEIT**

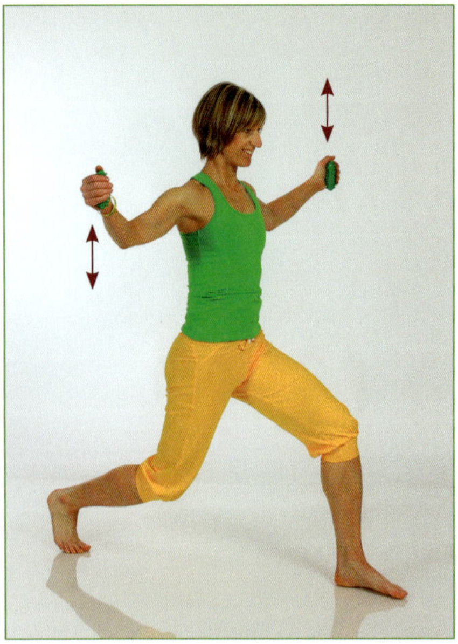

Übungsausführung: Ausfallschritt. Die Beine weit in den Ausfallschritt öffnen und das hintere Knie Richtung Boden absenken, dabei die Arme in Seithalte bringen und *mini moves* mit den Brasil®s gegengleich hoch/tief ausführen.

Hinweis: Das Kniegelenk des vorderen Beins bleibt über der Ferse! Der Oberkörper ist aufgerichtet.

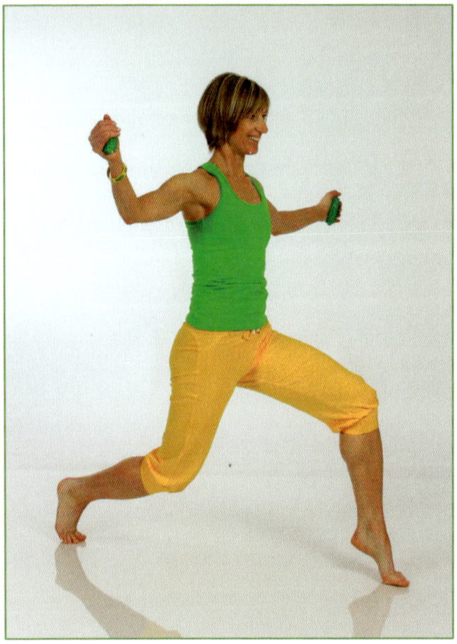

Variation: Als Steigerung die Ferse des vorderen Beins abheben. Zusätzliche Herausforderung der Gleichgewichtsfähigkeit!

Ziel der Übung: **KRÄFTIGUNG DER TIEFEN RUMPFMUSKULATUR, SCHULUNG DER GLEICHGEWICHTSFÄHIGKEIT**

Übungsausführung: Einbeinstand. Auf einem Bein stehen, das andere Bein nach vorne anheben. *Mini moves* gegengleich hoch/tief ausführen.

Hinweis: Achten Sie auf die Bauchspannung! Die Wirbelsäule bleibt in der neutralen Position!

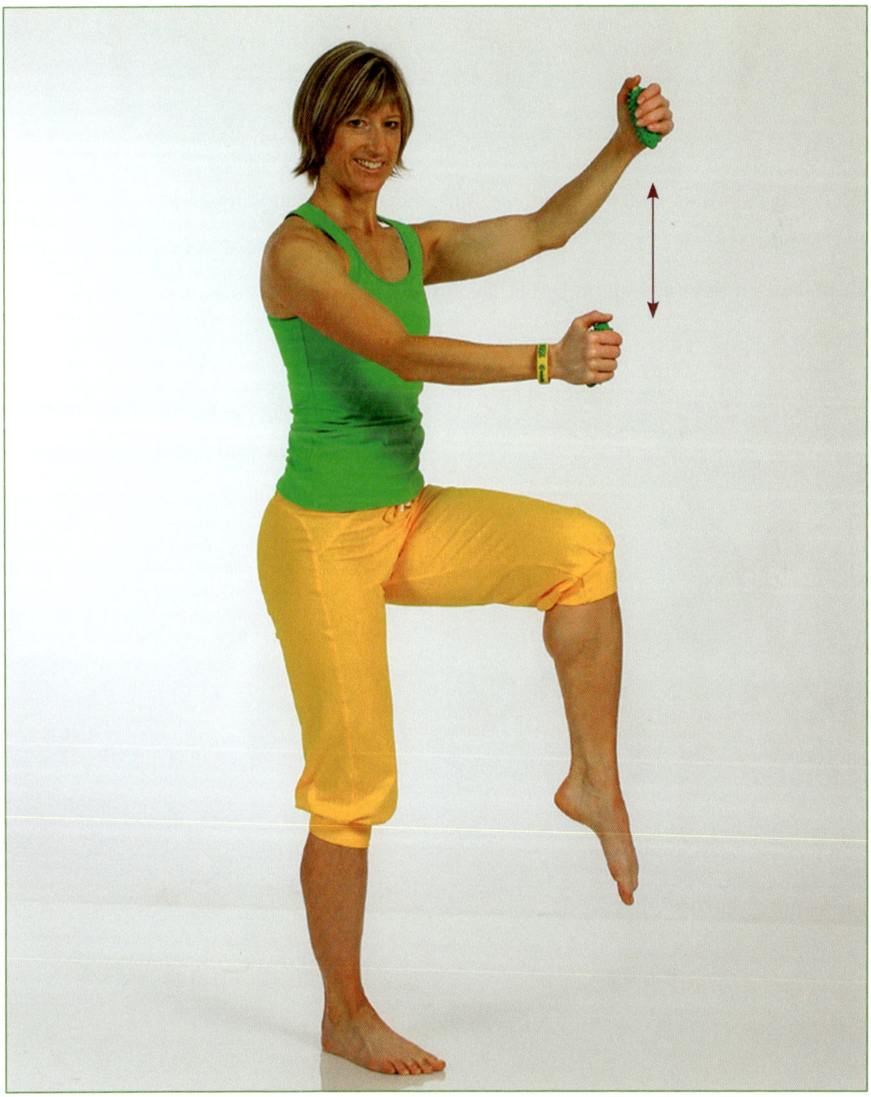

Ziel der Übung: **KRÄFTIGUNG DER TIEFEN RUMPFMUSKULATUR, SCHULUNG DER GLEICHGEWICHTSFÄHIGKEIT**

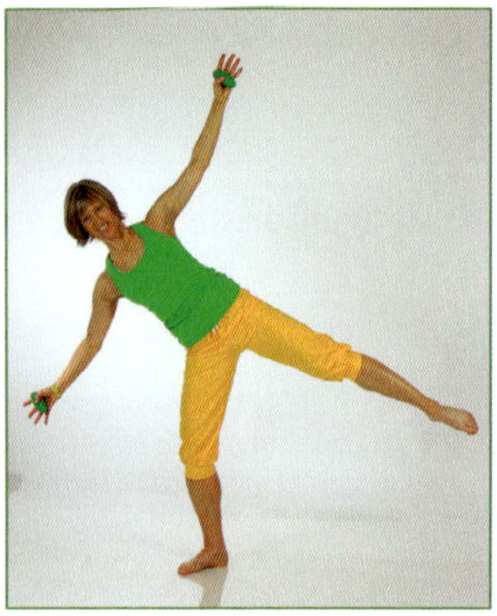

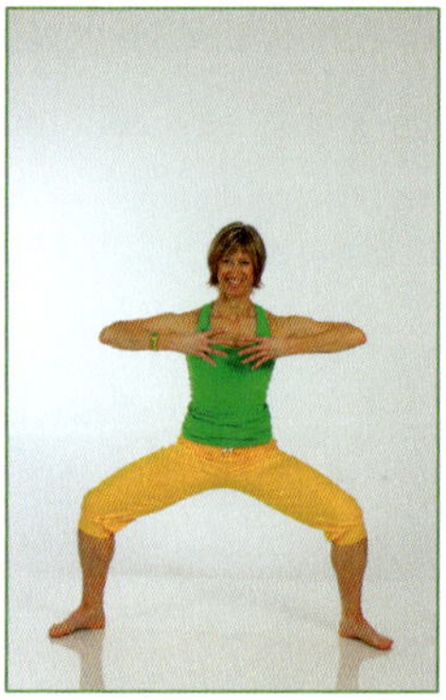

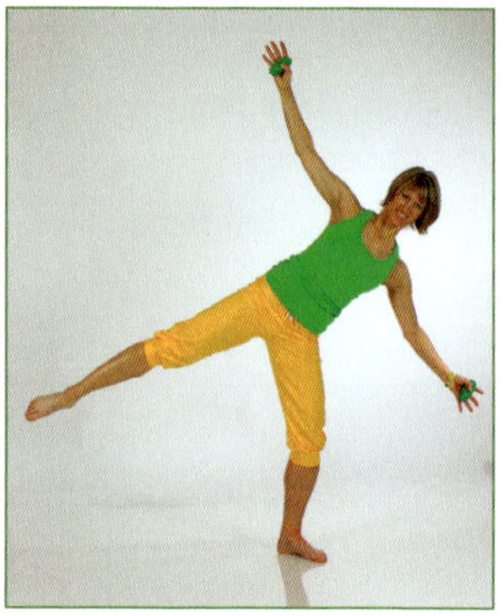

Übungsausführung: Grätschstand. Die Knie zeigen Richtung Fußspitzen und befinden sich über den Fersen. Tief in die Knie gehen, dann sich aufrichten und das Körpergewicht auf ein Bein verlagern. Dabei die Arme zur Seite ausstrecken. Einige Male wiederholen.

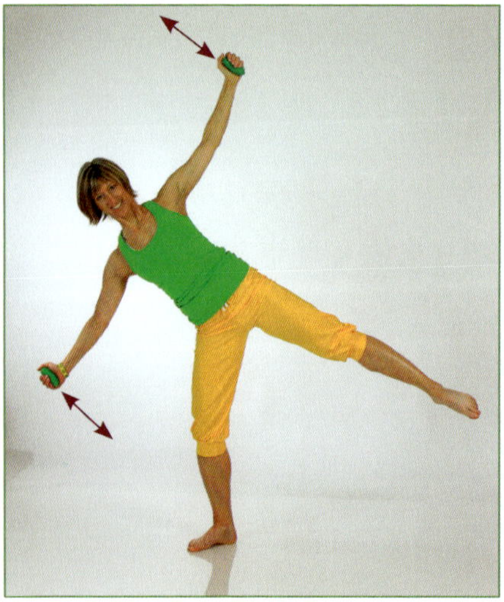

Übungsausführung: Dann in der Seitposition anhalten und *mini moves* gegengleich hoch/tief ausführen.

Hinweis: Achten Sie auf die Bauchspannung!

Ziel der Übung: KRÄFTIGUNG DER BAUCHMUSKULATUR

Übungsausführung: Grätschstand. Die Handflächen zeigen nach oben. Dann dynamisch die Brasil®s von der einen zur anderen Seite bewegen.

Hinweis: Achten Sie auf eine aufrechte Haltung! Das Becken bleibt stabil, der Schultergürtel geht mit der Bewegung mit! Die Knie sind leicht gebeugt. Achten Sie auf die Bauchspannung!

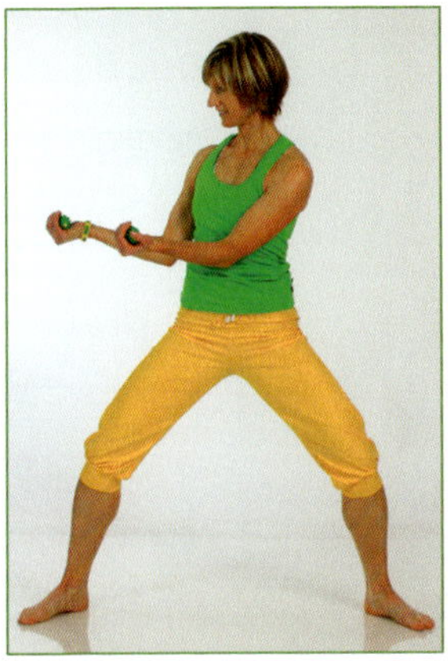

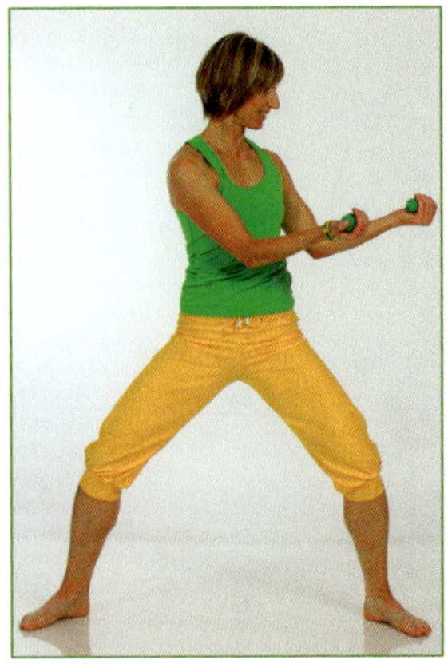

Ziel der Übung: SCHULUNG DER GLEICHGEWICHTSFÄHIGKEIT, KRÄFTIGUNG DER BEINMUSKULATUR

Übungsausführung: Stand. Die Beine stehen hüftbreit geöffnet, das Gesäß nach hinten absenken und gleichzeitig einen Arm zum gegenüberliegenden Fuß führen. Sich dann wieder aufrichten und den Arm diagonal nach oben führen. Der Blick folgt während der gesamten Bewegung der Hand!

Hinweis: Das Gewicht auf die Fersen verlagern. Den Rücken gerade halten.

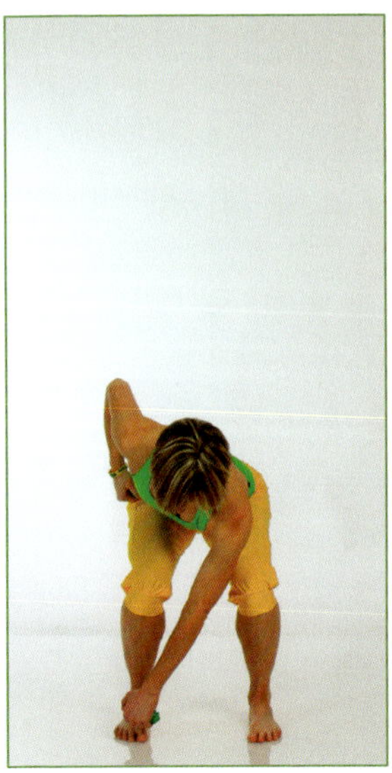

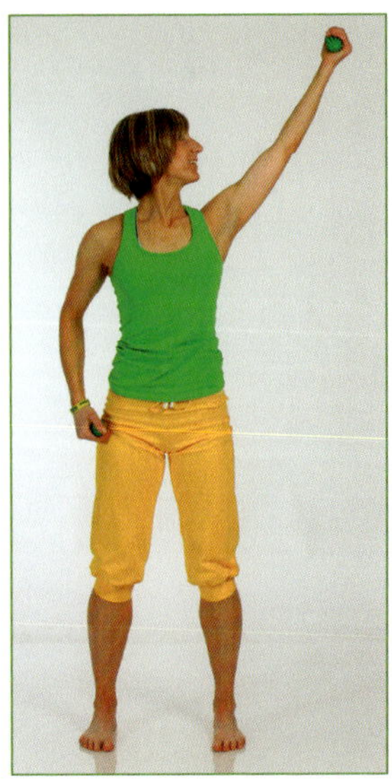

Ziel der Übung: **KRÄFTIGUNG DER RÜCKENMUSKULATUR**

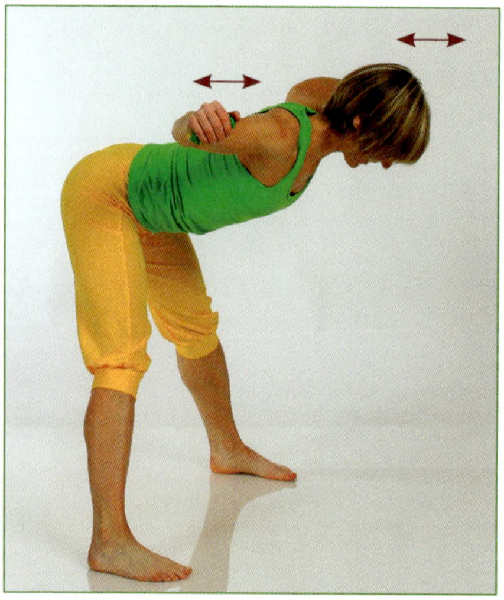

Übungsausführung: Grätschstand. Die Beine sind etwa 1 m weit geöffnet, die Fußspitzen leicht nach innen gedreht. Den Oberkörper waagerecht nach vorne neigen, die Arme zur Seite ausstrecken. Dann *mini moves* gleichzeitig vor/zurück ausführen.

Hinweis: Die Wirbelsäule bleibt in der neutralen Position, den Bauchnabel sanft nach innen ziehen. Die Handgelenke sind fixiert. Die Schulterblätter zueinander ziehen.

Ziel der Übung: **KRÄFTIGUNG DER RÜCKENMUSKULATUR**

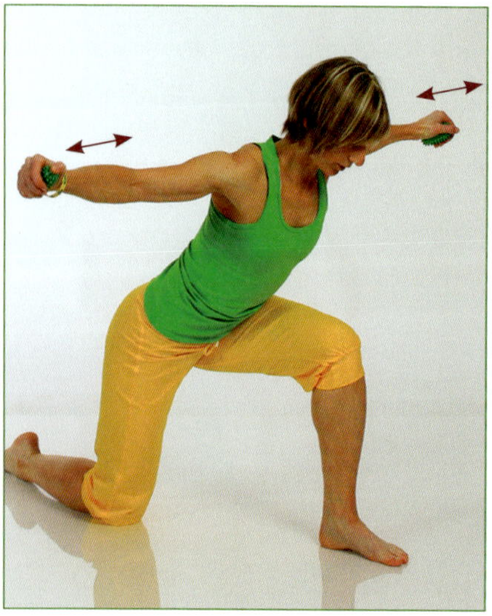

Übungsausführung: Kniestand. Ein Bein nach vorne aufstellen. Die Arme zur Seite ausstrecken und *mini moves* gleichzeitig vor/zurück ausführen.

Hinweis: Die Schulterblätter zueinander ziehen. Den Bauchnabel sanft nach innen ziehen.

Ziel der Übung: **KRÄFTIGUNG DER RÜCKENMUSKULATUR**

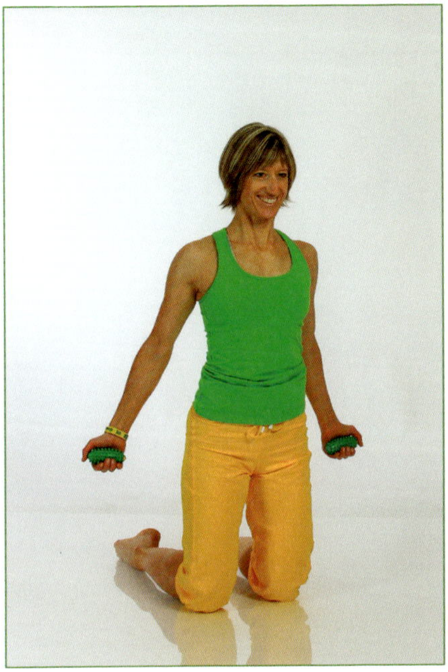

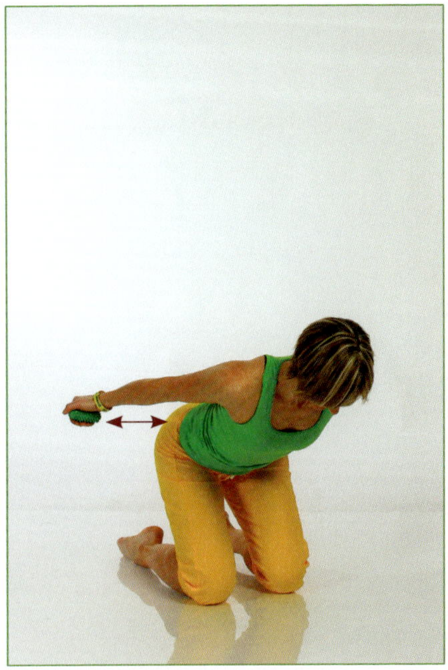

Übungsausführung: Kniestand. Die Arme in der Seithalte nah am Körper. Die Daumen zeigen nach außen. Nun den Oberkörper nach vorne neigen und wieder aufrichten. Einige Male wiederholen. Dann tief unten halten und *mini moves* gleichzeitig Richtung Körper ausführen.

Hinweis: Die Schulterblätter zueinander ziehen. Den Bauchnabel sanft nach innen ziehen.

Ziel der Übung: **WAHRNEHMUNG UND KRÄFTIGUNG DER TIEFEN BAUCH- UND RÜCKENMUSKULATUR**

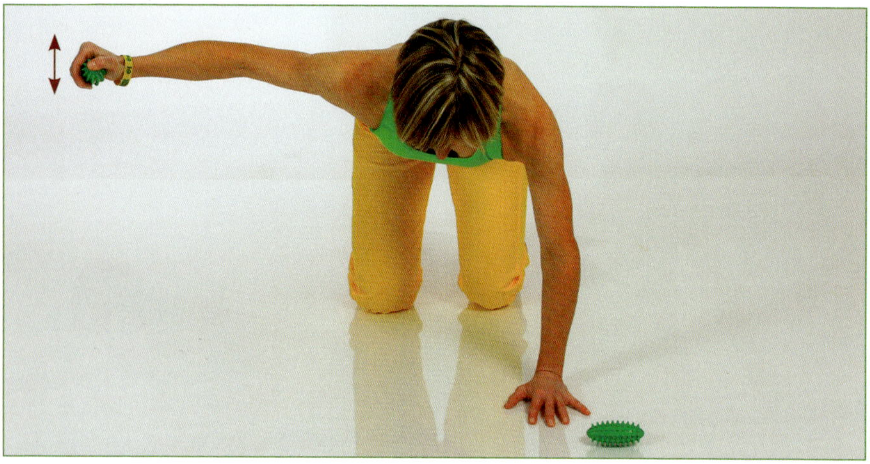

Übungsausführung: **Vierfüßlerstand.** Einen Arm zur Seite anheben und *mini moves* vor/ zurück ausführen.

Hinweis: Achten Sie auf die Bauchspannung! Der Rücken bleibt ruhig und in neutraler Position der Wirbelsäule. Das Becken parallel zum Boden halten.

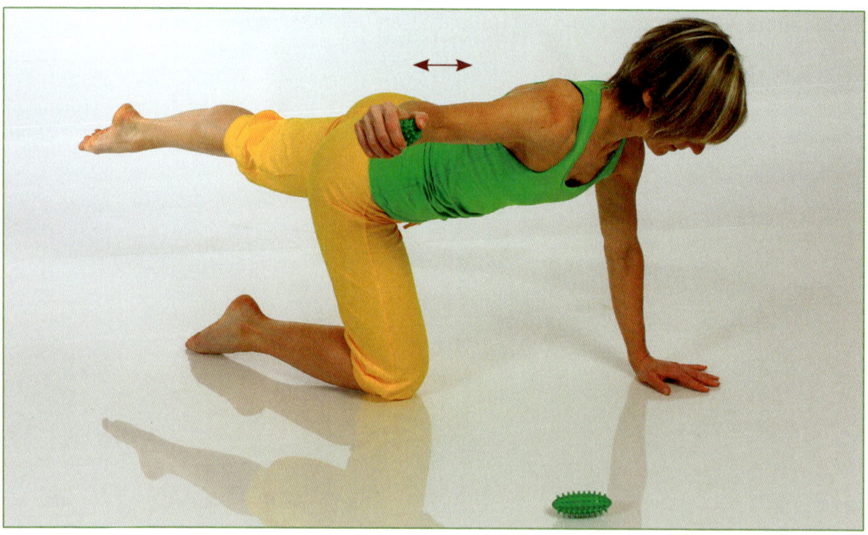

Variation: Als Steigerung das gegenüberliegende Bein nach hinten ausstrecken.

Ziel der Übung: **KRÄFTIGUNG DER RUMPFMUSKULATUR**

Übungsausführung: **Vierfüßlerstand.** Einen Arm und das gegenüberliegende Bein strecken. Dann den Arm unter dem Körper durchtauchen, bis die Schulter fast den Boden berührt. Sich nun wieder aufrichten. Einige Male wiederholen, dann den Arm oben halten und *mini moves* ausführen.

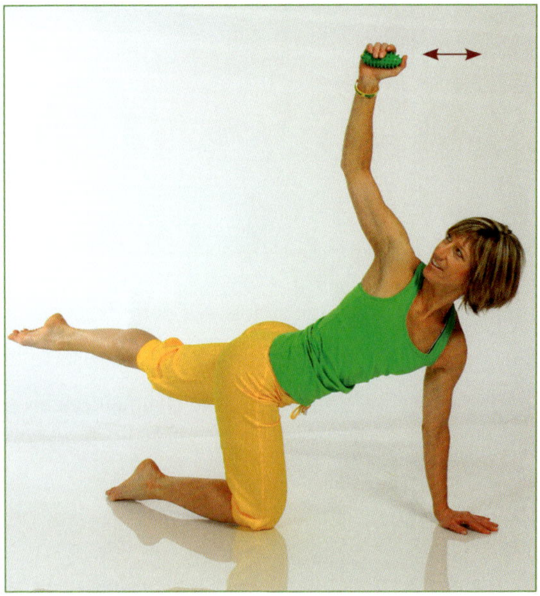

Hinweis: Achten Sie auf die Bauchspannung! Das Becken parallel zum Boden halten.

Ziel der Übung: **KRÄFTIGUNG DER RÜCKENMUSKULATUR**

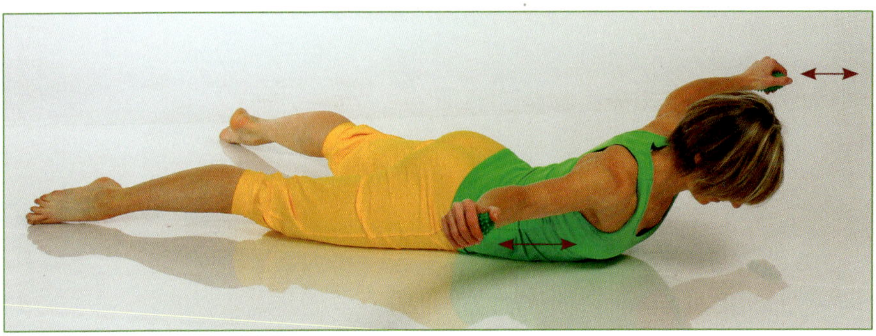

Übungsausführung: **Bauchlage.** Auf dem Bauch liegen, die Fußspitzen zeigen nach außen, der Kopf ist in Verlängerung der Wirbelsäule. Die Arme führen seitlich vom Körper abgespreizt *mini moves* gleichzeitig vor/zurück aus.

Hinweis: Den Bauchnabel nach innen oben ziehen. Das Schambein drückt gegen den Boden.

Ziel der Übung: **KRÄFTIGUNG DER RÜCKENMUSKULATUR**

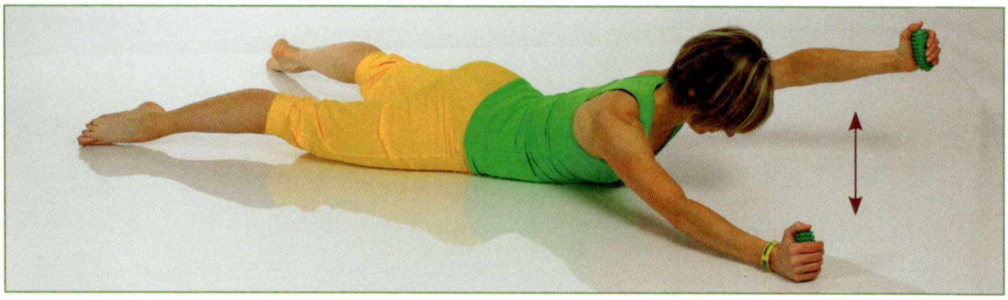

Übungsausführung: Bauchlage. Auf dem Bauch liegen, die Fußspitzen zeigen nach außen, der Kopf ist in Verlängerung der Wirbelsäule. Nun im Wechsel den rechten und linken Arm heben und senken. Die Daumen zeigen zur Decke. Die Schultern nach hinten unten ziehen.

Hinweis: Den Bauchnabel nach innen oben ziehen. Das Schambein schiebt in den Boden.

Variation: Als Steigerung die Arme in der Schwebe halten und *mini moves* gegengleich hoch/tief ausführen.

Ziel der Übung: **KRÄFTIGUNG DER RÜCKENMUSKULATUR**

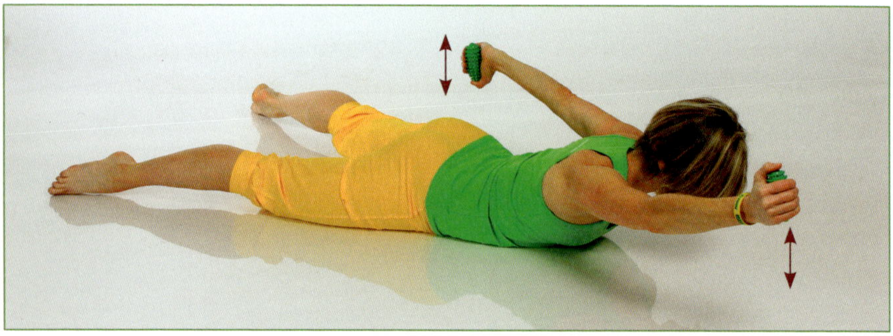

Übungsausführung: Bauchlage. Auf dem Bauch liegen, die Fußspitzen zeigen nach außen, der Kopf ist in Verlängerung der Wirbelsäule. Ein Arm vor, der andere Arm neben dem Körper. Nun *mini moves* gleichzeitig hoch/tief ausführen.

Hinweis: Den Bauchnabel nach innen oben ziehen. Das Schambein drückt gegen den Boden.

Ziel der Übung: **KRÄFTIGUNG VON GESÄSS- UND OBERSCHENKELMUSKULATUR, STABILISATION DES BECKENS**

Übungsausführung: Schulterstütz. In der Rückenlage sind beide Beine hüftbreit aufgestellt, das Becken angehoben. Nun *mini moves* gegengleich über dem Brustbein ausführen.

Hinweis: Der Oberkörper und die Oberschenkel bilden eine Linie.

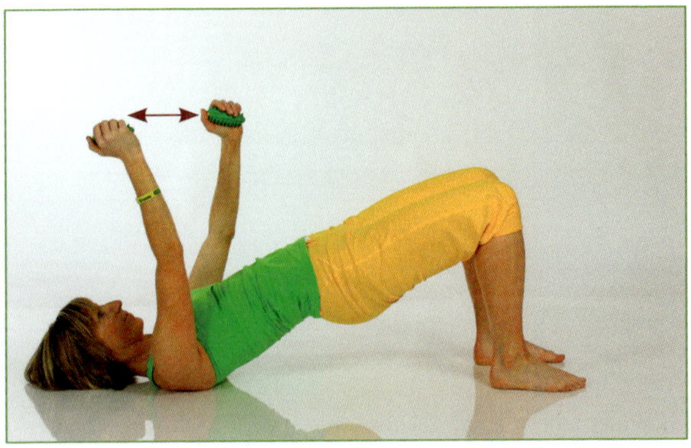

Variation: Als Steigerung ein Bein im rechten Winkel anheben.

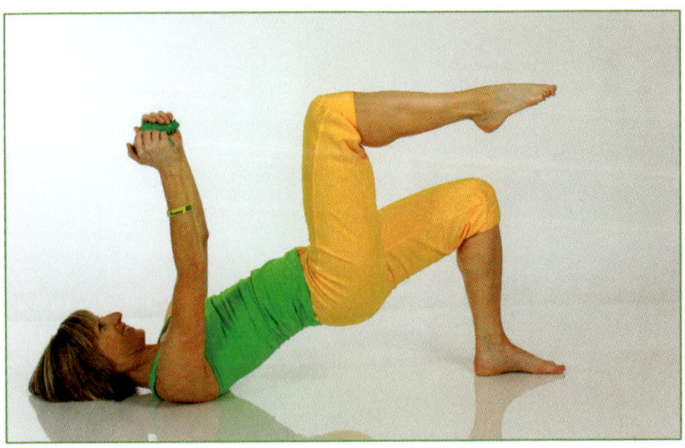

Variation: Als Steigerung ein Bein in Verlängerung nach vorne strecken.

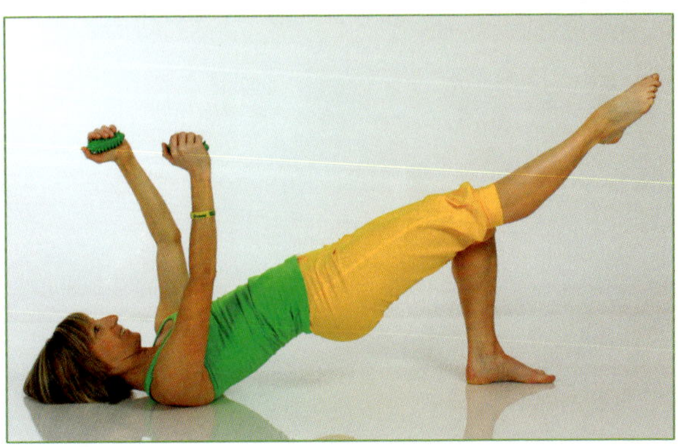

Ziel der Übung: **AKTIVIERUNG DES M. TRANSVERSUS**

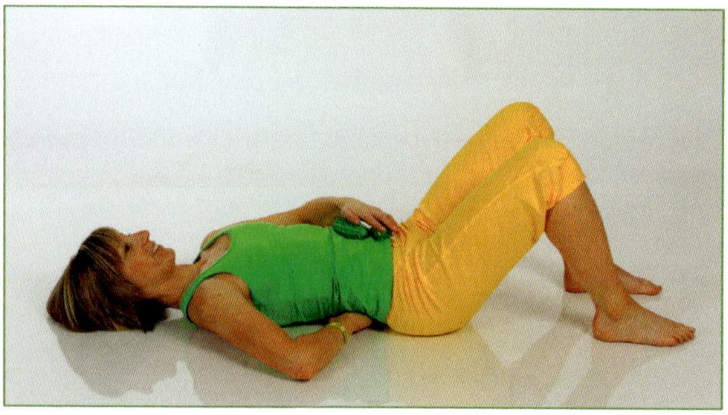

Die Wirbelsäule liegt in der neutralen Position!

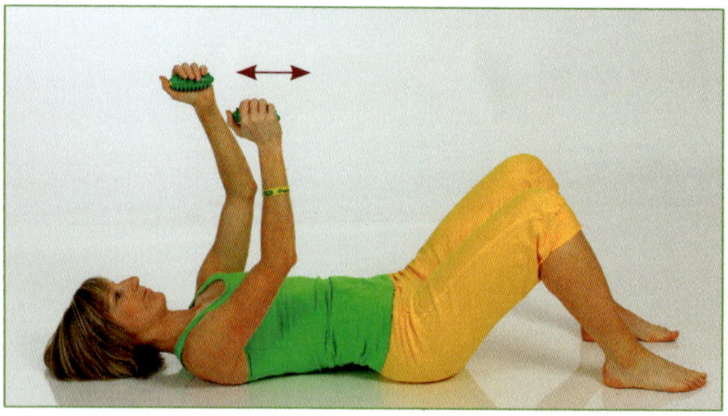

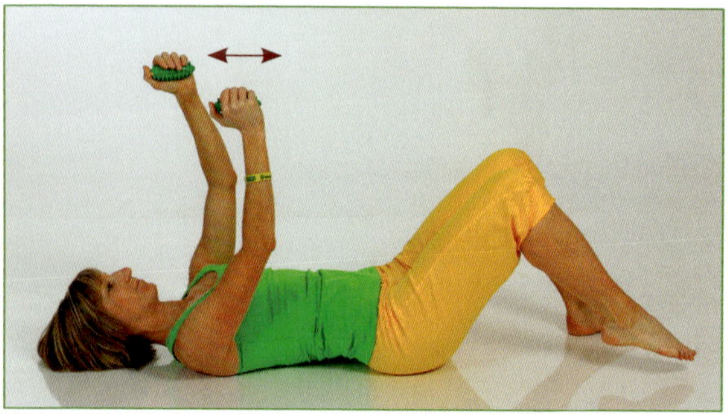

Übungsausführung: **Rückenlage mit aufgestellten Beinen.** In der Rückenlage gegengleiche *mini moves* über dem Brustbein ausführen. Im Wechsel den rechten und linken Fuß etwas vom Boden lösen.

Hinweis: Während der Bewegung bleibt die Wirbelsäule immer in der neutralen Position!

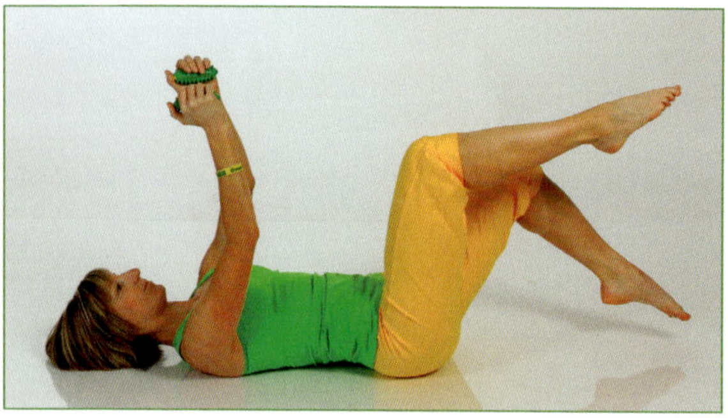

Variation: Die Beine gewinkelt anheben. Nun im Wechsel das rechte und linke Bein Richtung Boden tippen.

Ziel der Übung: **AKTIVIERUNG DER TIEFEN BAUCH- UND RÜCKENMUSKULATUR**

Übungsausführung: Schulterstütz. In der Rückenlage sind beide Beine hüftbreit aufgestellt, das Becken und ein Bein und Arm angehoben. Nun *mini moves* vor/zurück über dem Brustbein ausführen.

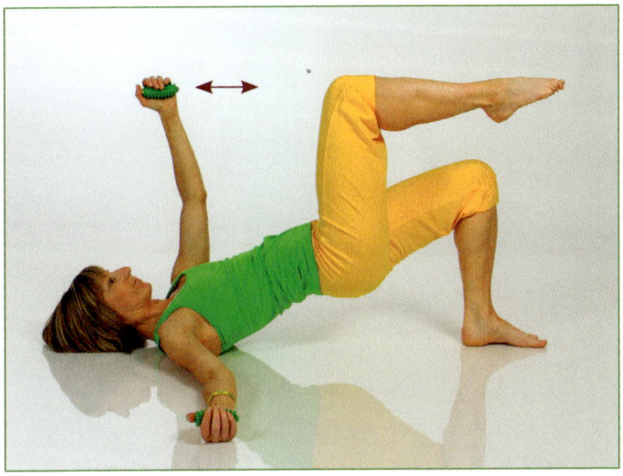

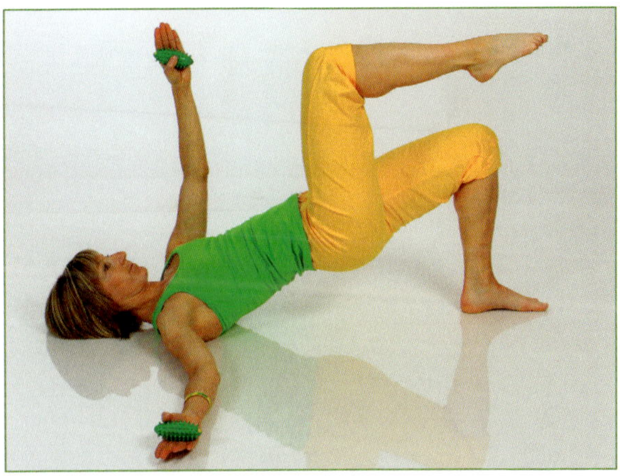

Übungsausführung: Dann die *mini moves* einstellen und den Arm und das Bein auseinanderbewegen und wieder zueinander bewegen.

Hinweis: Das Becken bleibt stabil! Achten Sie auf die Bauchspannung!

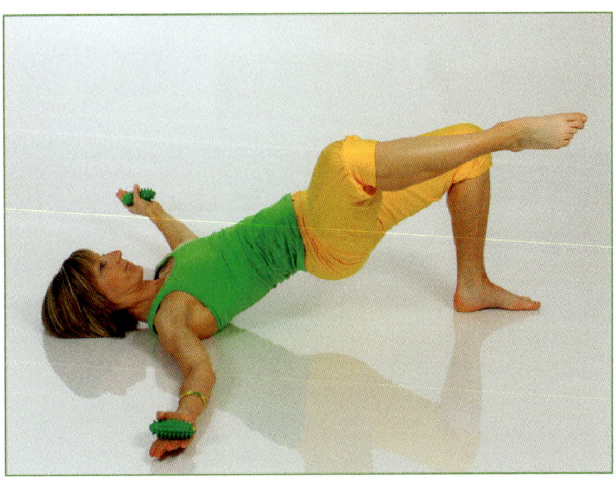

Ziel der Übung: **AKTIVIERUNG DES M. TRANSVERSUS**

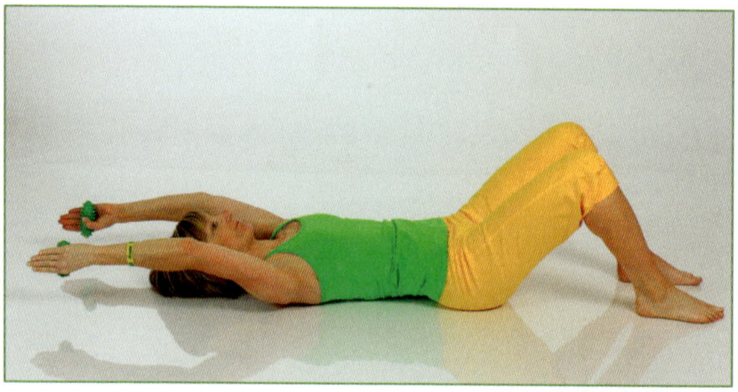

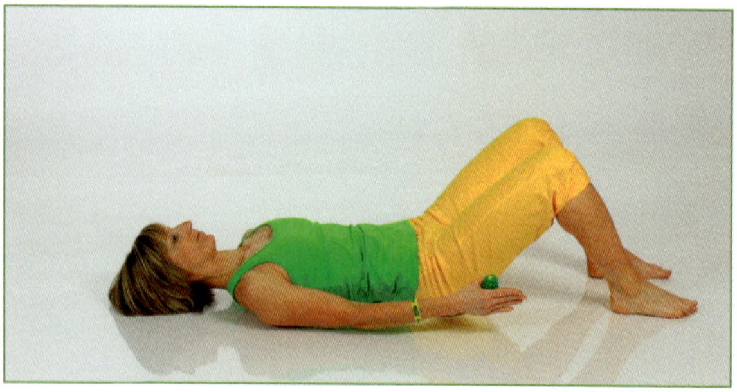

Übungsausführung: Rückenlage mit aufgestellten Beinen. In der Rückenlage mit neutraler Wirbelsäulenposition die Arme vor und zurück bewegen.

Hinweis: Achten Sie auf die Bauchspannung! Achten Sie auf eine neutrale Wirbelsäulenposition und ein stabiles Becken!

Ziel der Übung: **KRÄFTIGUNG DER BAUCHMUSKULATUR**

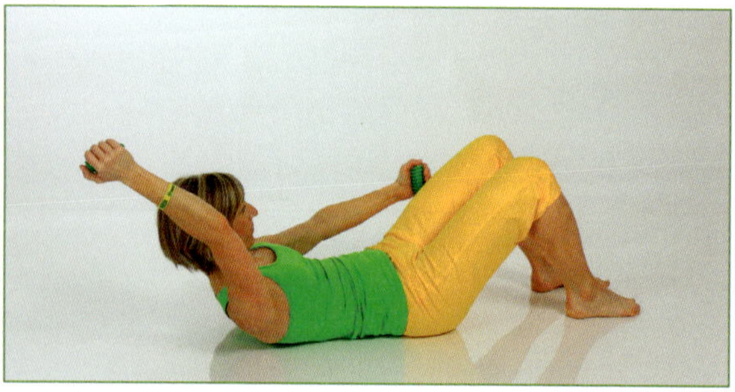

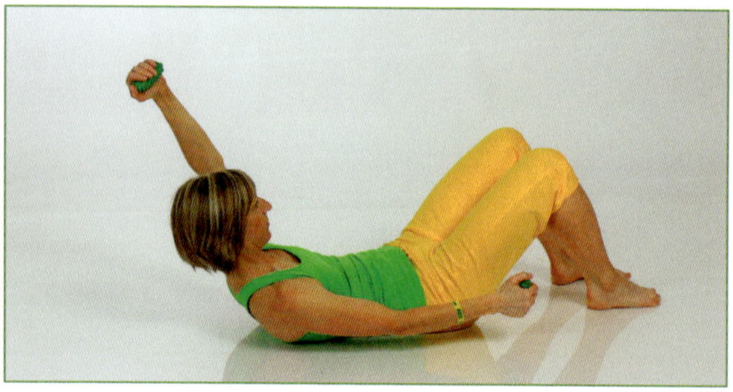

Übungsausführung: Rückenlage mit aufgestellten Beinen. Den Kopf und Schultergürtel vom Boden lösen und mit den Armen eine große Scherbewegung ausführen.

Hinweis: Achten Sie auf die Bauchspannung!

3.3.4 Entspannung

Ziel der Übung: **MOBILISATION UND ENTSPANNUNG DES SCHULTERGÜRTELS**

Übungsausführung: Seitlage mit angezogenen Beinen. Die Hand auf ein Brasil® legen und vor und zurück rollen.

Hinweis: Das Becken bleibt stabil!

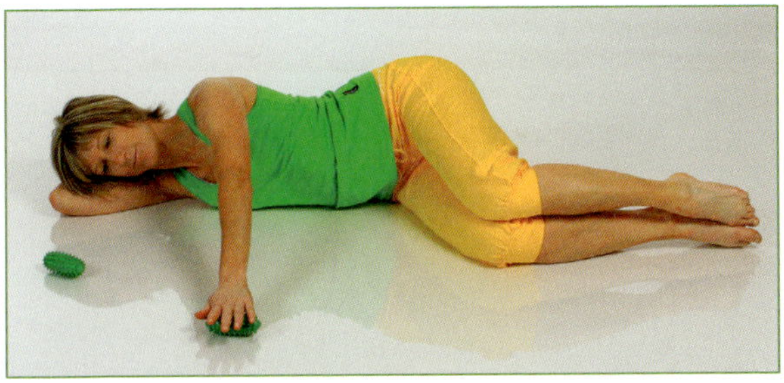

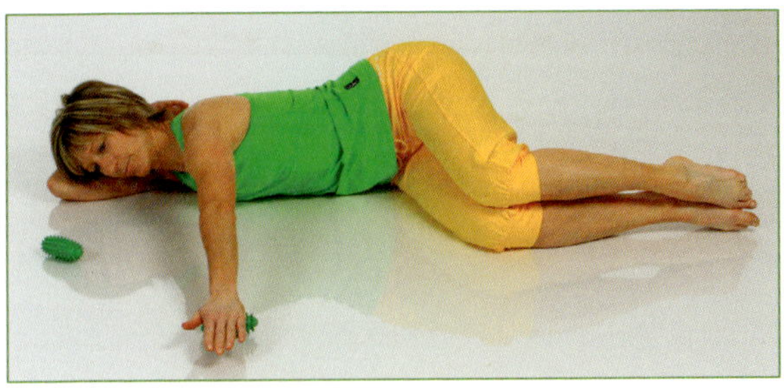

Ziel der Übung: **ENTSPANNUNG, DEHNUNG DER BAUCHMUSKULATUR**

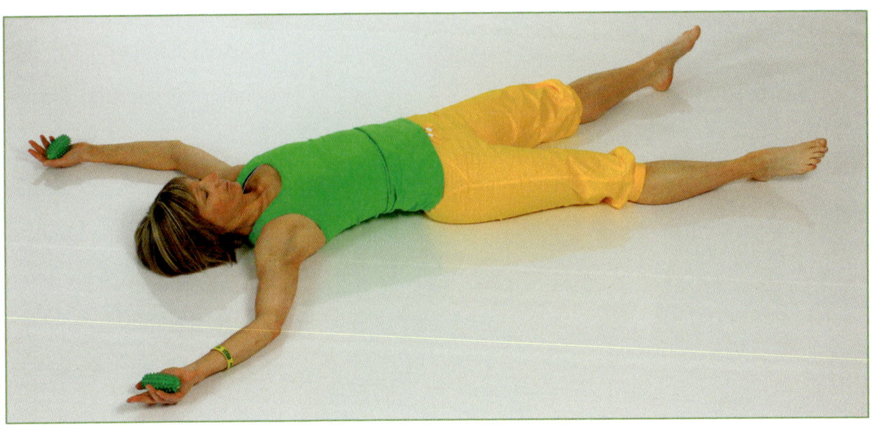

Übungsausführung: Rückenlage. Die Arme und Beine wie ein großes X am Boden ablegen. Die Brasil®s liegen auf den Händen.

Hinweis: Mit jedem Ausatmen tiefer entspannen. Das Gewicht der Brasil®s spüren.

Ziel der Übung: **DEHNUNG DER BAUCH- UND BRUSTMUSKULATUR**

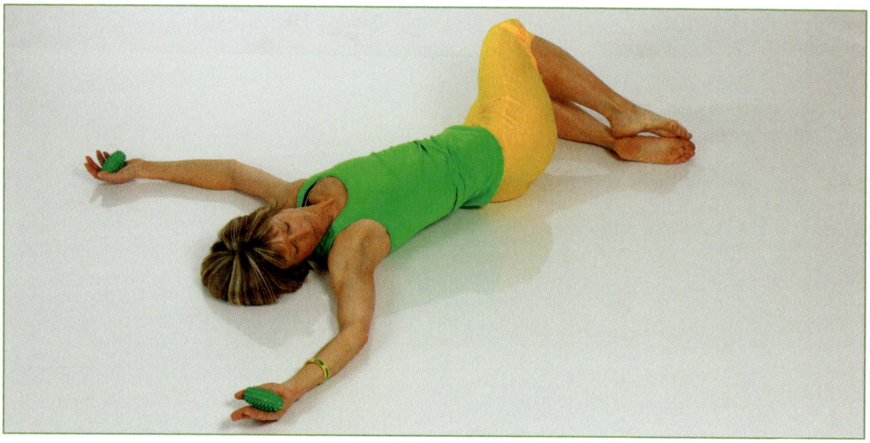

Übungsausführung: Rückenlage. Die Beine sind aufgestellt und fallen auf eine Seite. Dabei den Kopf auf die andere Seite drehen.

Hinweis: Die Schultern bleiben am Boden! Spüren Sie das Gewicht der Brasil®s auf den Händen.

Ziel der Übung: **MASSAGE, ENTSPANNUNG**

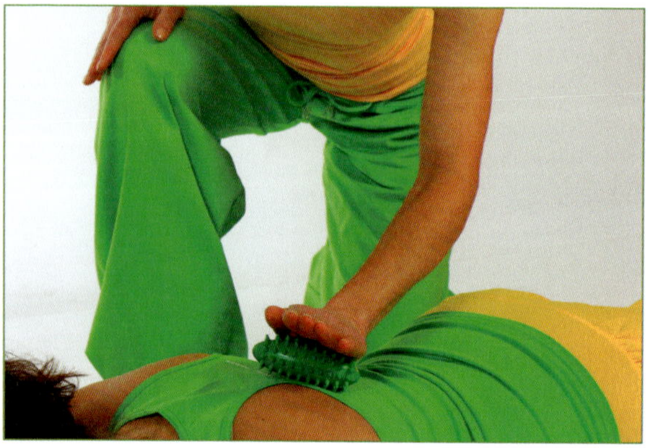

Übungsausführung: Die Teilnehmer setzen sich entweder im Kreis hintereinander auf den Boden/auf Stühle oder zu zweit hintereinander und rollen sich gegenseitig die Rückenmuskulatur mit den Brasil®s ab.

Variation: Ein Partner darf in Bauchlage entspannen, während der andere ihn mit den Brasil®s massiert.

Hinweis: Die Druckintensität mit dem Partner absprechen.

3.3.5 Stundenbild

für eine 45-min-Kursstunde

1. 2-3 min: Wahrnehmungsübungen aus Kap. 1.3.1 oder 3.3.1 dienen der Vorbereitung auf das Warm-up.
2. 5-8 min: Warm-up-Übungen aus Kap. 3.3.2 dienen der Vorbereitung auf den folgenden Hauptteil.
3. 30-35 min: Hauptteil

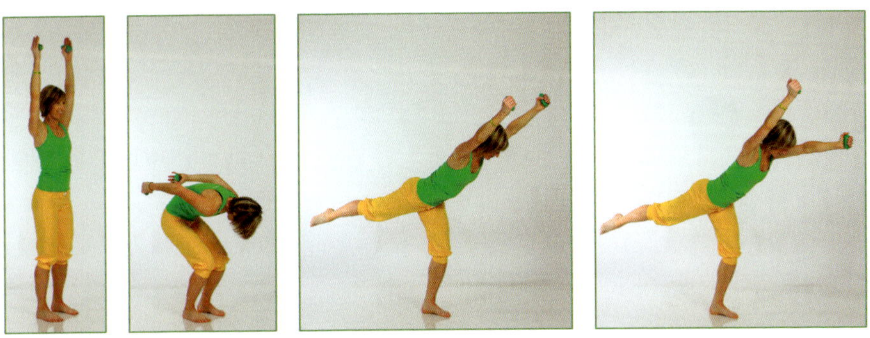

Hüftbreit parallel stehen. Die Arme schwingen locker von oben nach unten. Der Rumpf folgt der Bewegung. Beim Aufrichten ein Bein nach hinten abheben, den Körper strecken, dann wieder tief schwingen, Beinwechsel. 10 x den Schwung wiederholen, dann ein Bein in der Streckung halten und 10-40 s *mini moves* gegengleich hoch/ tief ausführen. Wieder schwingen, dann das andere Bein hinten halten.

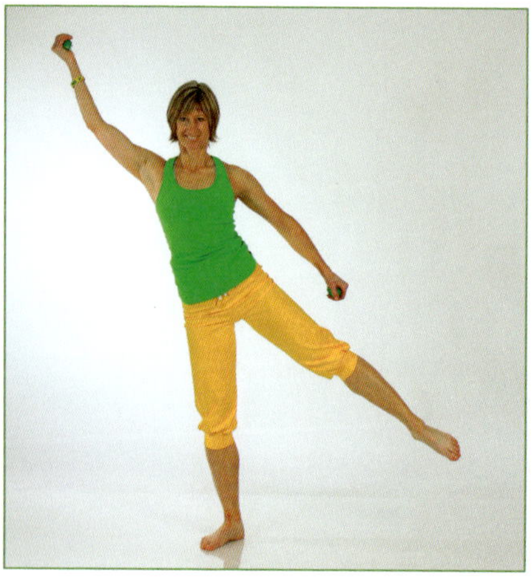

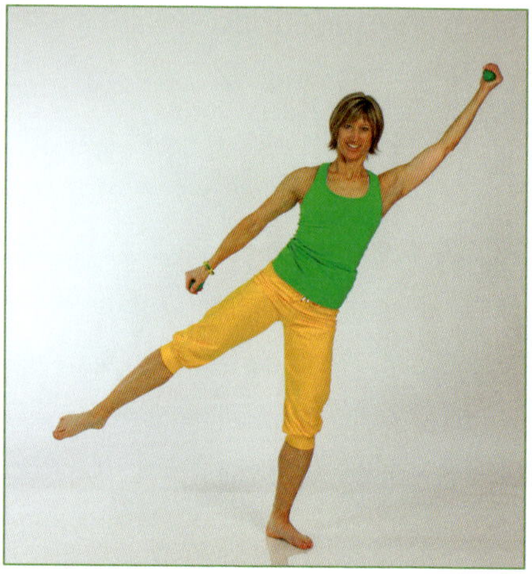

Sich nach rechts bewegen und den rechten Arm zur Seite führen, sich nach links bewegen und den linken Arm zur Seite führen. Gleichzeitig das innere Bein abheben. 10 x wiederholen. Dann auf einer Seite halten und 10-40 s *mini moves* vor/zurück ausführen. Alles noch einmal mit der anderen Seite wiederholen.

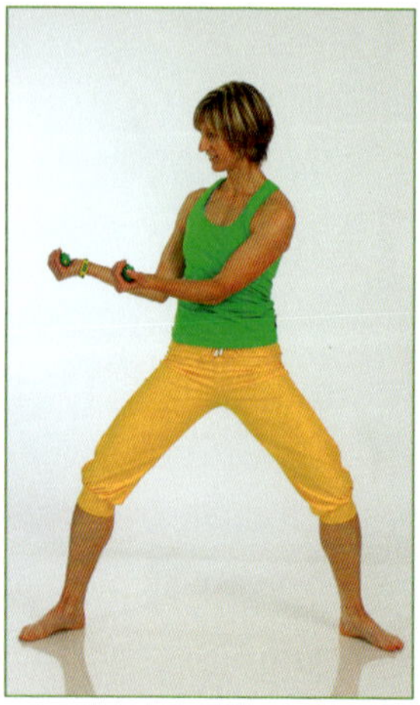

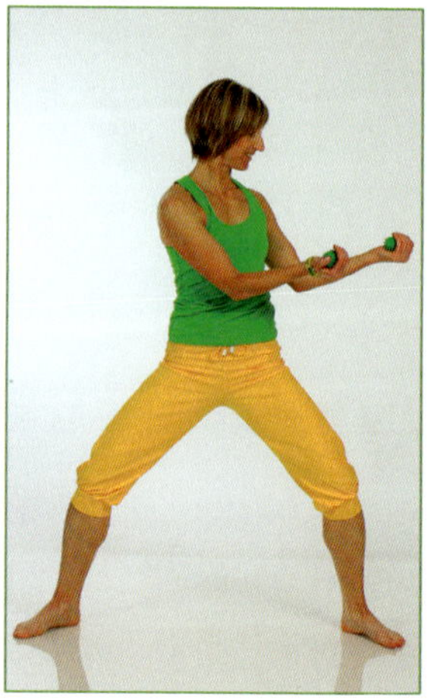

Grätschstand. Die Handflächen zeigen nach oben. Dann dynamisch die Brasil®s von der einen zur anderen Seite bewegen. Zu jeder Seite ca. 10 x wiederholen.

Kniestand. Die Arme sind in Seithalte nah am Körper. Die Daumen zeigen nach außen. Nun den Oberkörper nach vorne neigen und wieder aufrichten. 15 x wiederholen. Dann tief unten halten und 10-40 s *mini moves* Richtung Körper ausführen. Alles noch einmal wiederholen.

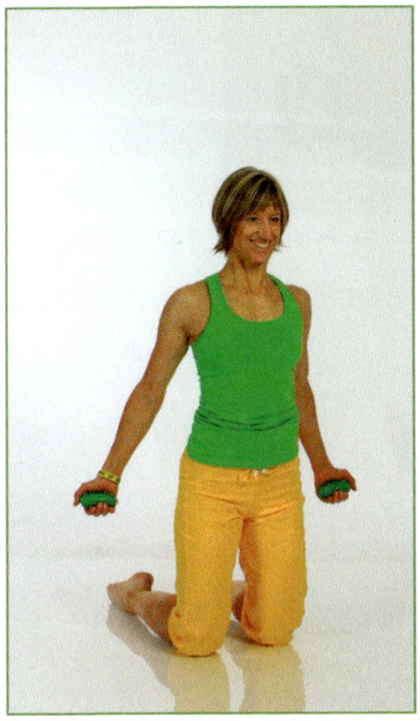

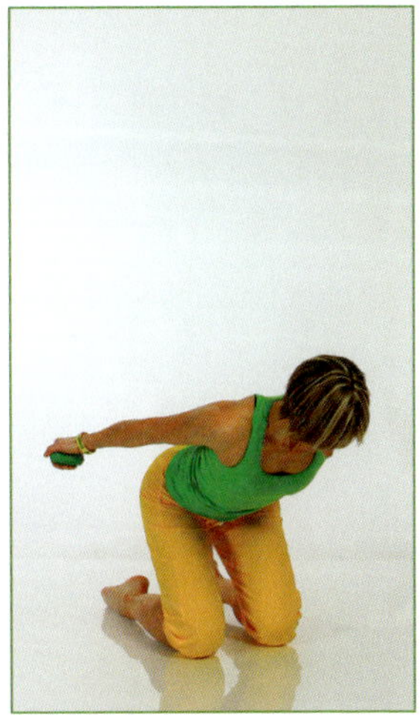

Im Vierfüßlerstand einen Arm zur Seite anheben und 10-40 s *mini moves* vor/zurück ausführen. Pause, dann Armwechsel. Jede Seite noch einmal wiederholen.

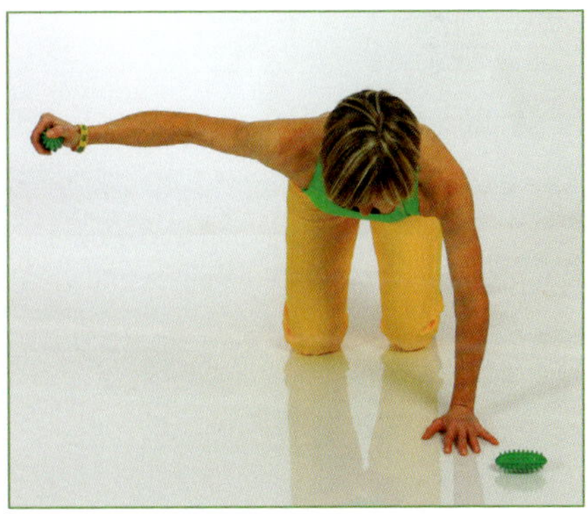

Im Vierfüßlerstand einen Arm und das gegenüberliegende Bein strecken. Dann den Arm unter dem Körper durchtauchen, bis die Schulter fast den Boden berührt. Sich nun wieder aufrichten. 12 x wiederholen, dann den Arm oben halten und *mini moves* ausführen.

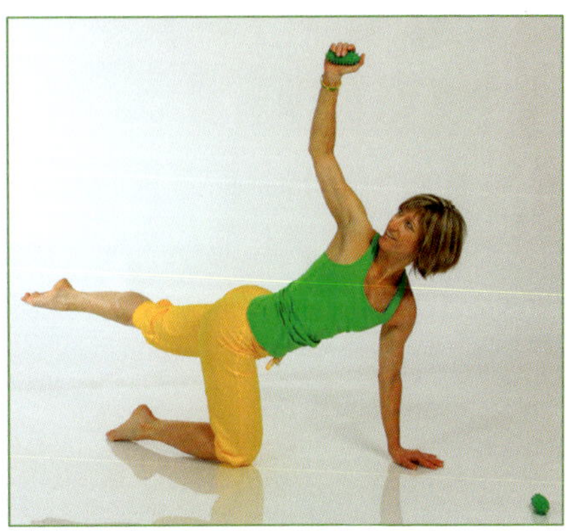

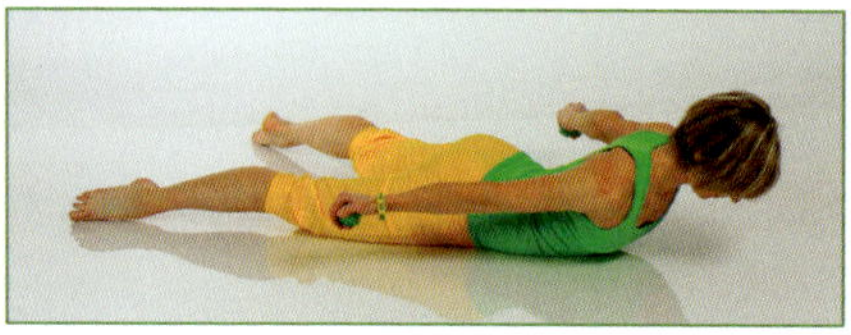
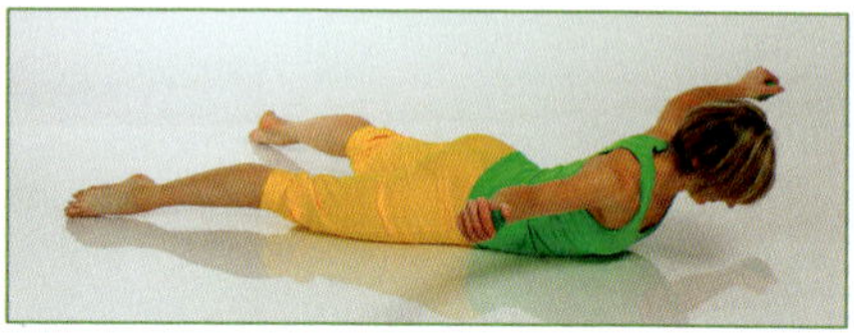

Auf dem Bauch liegen, die Fußspitzen zeigen nach außen, der Kopf ist in Verlängerung der Wirbelsäule. Die Arme führen seitlich vom Körper abgespreizt 10-40 s *mini moves* gleichzeitig vor/zurück aus. Pause, dann noch einmal wiederholen.

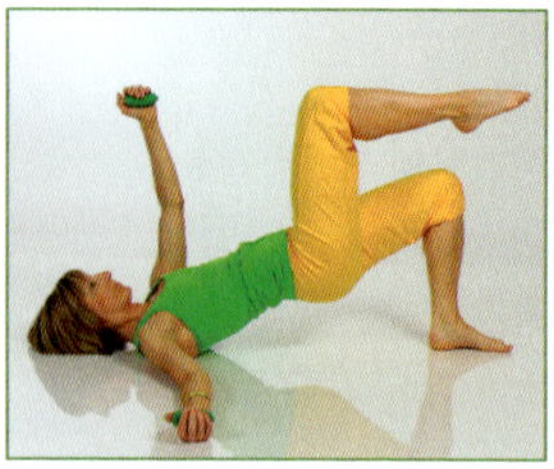
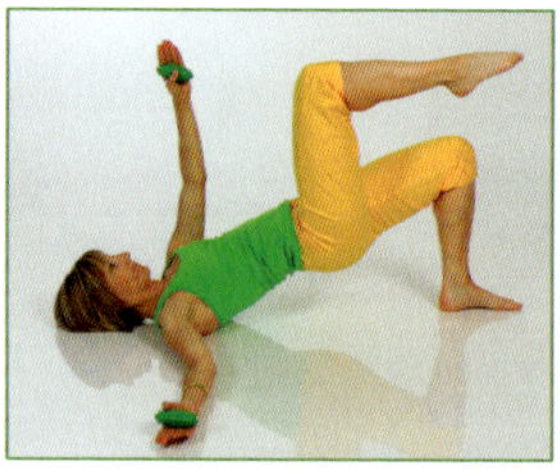
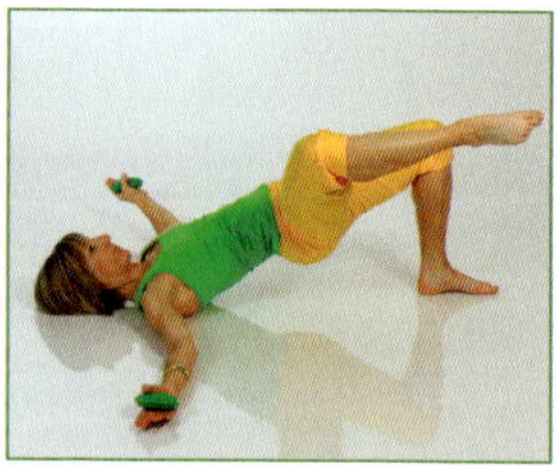

In der Rückenlage sind beide Beine hüftbreit aufgestellt, das Becken und ein Bein und Arm sind angehoben. Nun 10-40 s *mini moves* vor/zurück über dem Brustbein ausführen.

Dann die *mini moves* einstellen und den Arm und das Bein ca. 8 x auseinander- und wieder zueinander bewegen. Pause, dann alles noch einmal wiederholen.

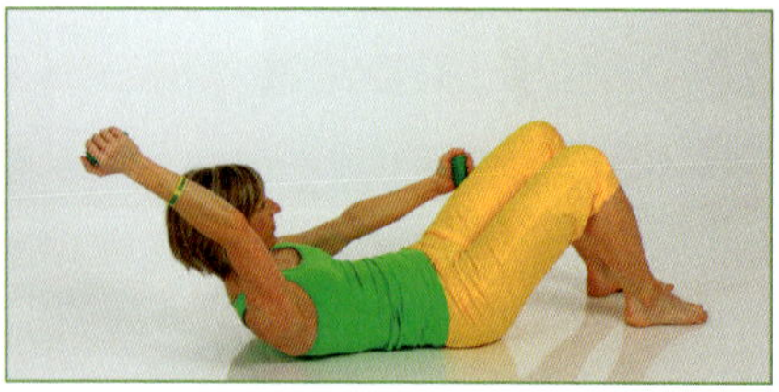
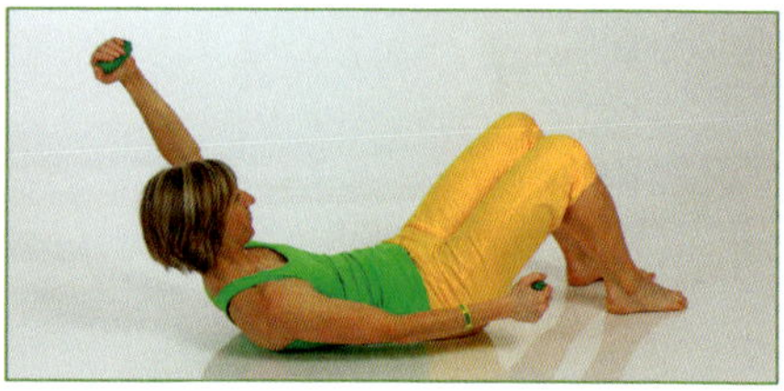

Rückenlage mit aufgestellten Beinen. Den Kopf und Schultergürtel vom Boden lösen und mit den Armen eine große Scherbewegung ausführen. Ca. 30 Wiederholungen ausführen.

4. 3-5 min: Stretchingübungen aus Kap. 1.3.5.
5. 2-3 min: Entspannungsübungen aus Kap. 3.3.4 wählen, sie dienen als Abschluss der Kursstunde.

3.4 Dance

Die lose Füllung der Brasil®s verlockt dazu, sie zu schütteln und sich rhythmisch dazu zu bewegen. Verwenden Sie zum Training entweder mitreißende Musik (ich empfehle das Musiktempo zwischen 125 und 135 bpm), oder nutzen Sie das Rasseln der Füllung oder das Stampfen der Füße, um den Takt der Bewegung anzugeben (siehe Sensomotorik, Kap. 1.4).

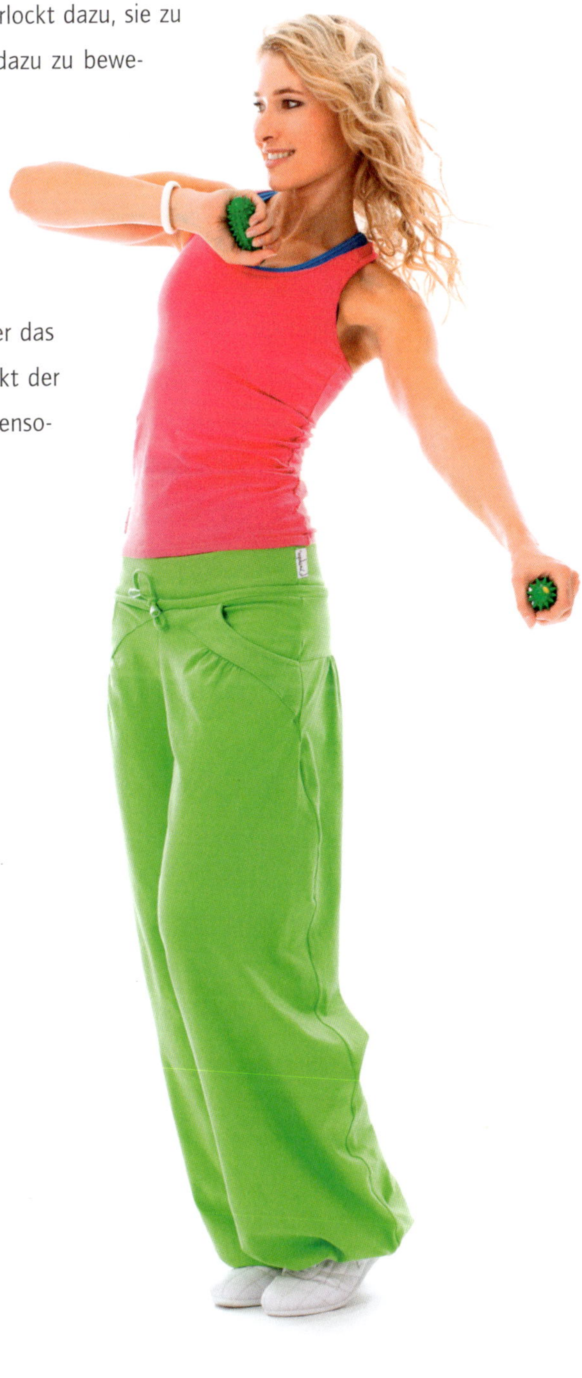

3.4.1 Stundenbild

Hier ein Beispielchoreografie über 4 x 32 Beats

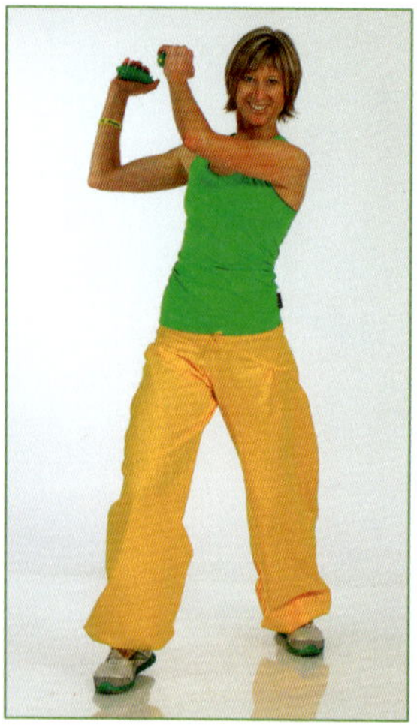

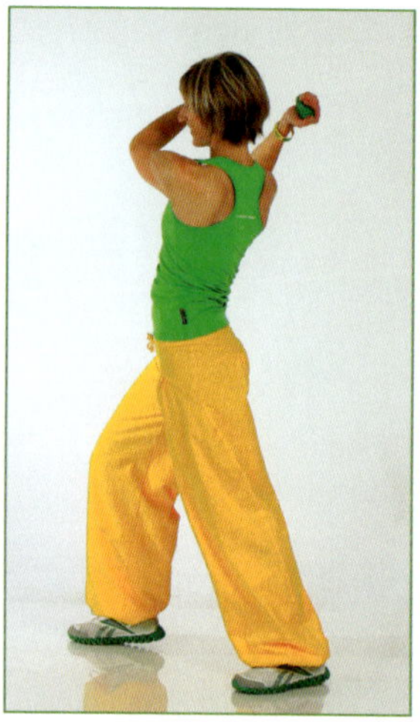

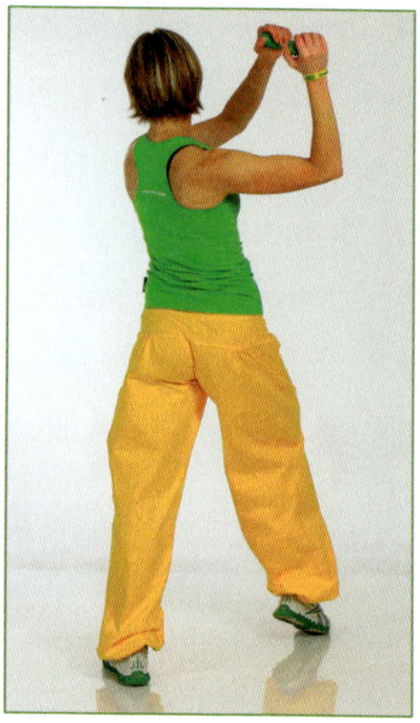

2 x 8 Beats

- V-Step rechts, jeweils ein V-Step in jede Himmelsrichtung rechtsherum, dabei die Brasil®s über den Schultern shaken.

2 x 8 Beats

- V-Step links, jeweils ein V-Step in jede Himmelsrichtung linksherum, dabei die Brasil®s über den Schultern shaken.

2 x 8 Beats

- 4 x: Grätschstand, die Hüfte hin- und herbewegen (Single rechts/Single links/Double rechts und dasselbe mit links beginnen), dabei die Arme in Schulterhöhe beugen und strecken.

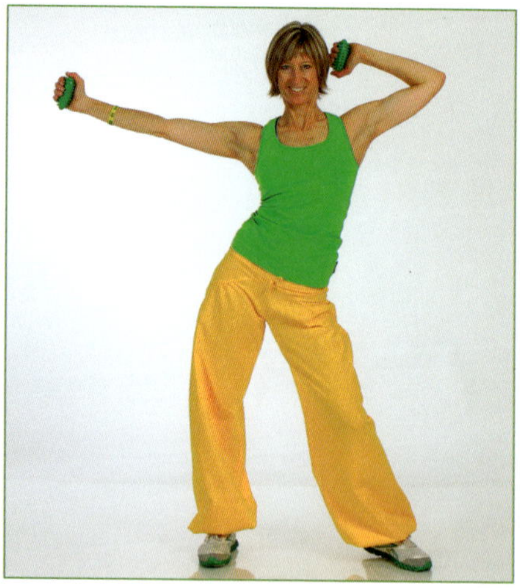

2 x 8 Beats

- 1 x 8: Mit geöffneten Beinen nach vorne marschieren, die Hüfte locker mitnehmen, die Brasil®s vor dem Körper gegengleich hoch/tief bewegen.
- 1 x 8: Wieder zurückmarschieren, Arme gegengleich hoch/tief bewegen.

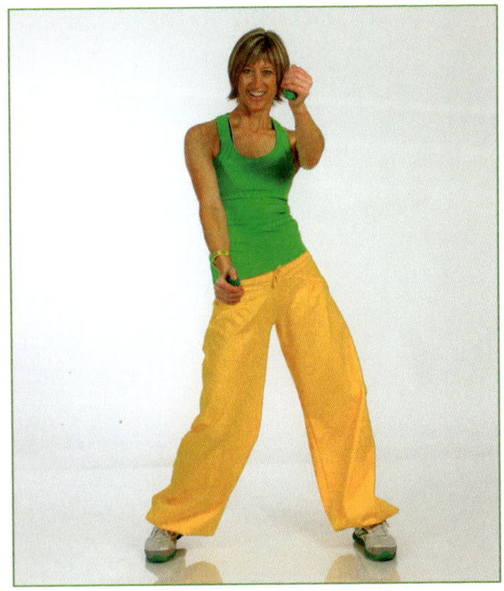

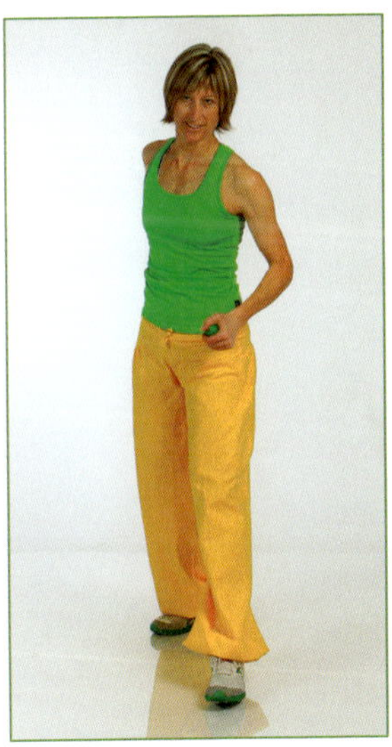

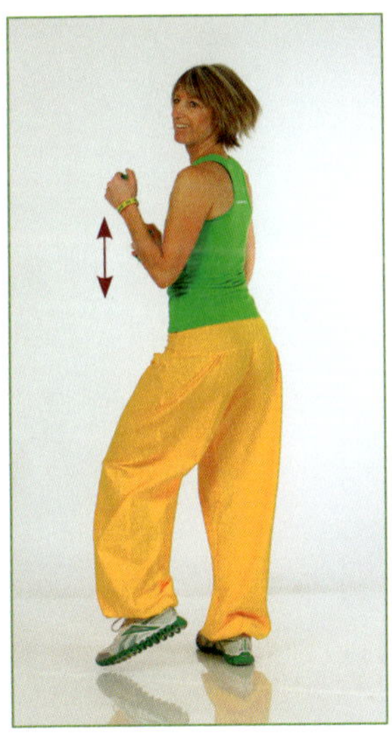

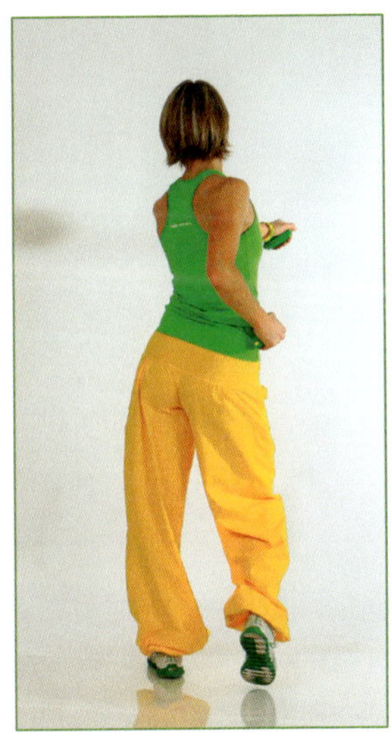

4 x 8 Beats

- 4 x: Mambo rechts nach vorne, Cha-Cha zurück, Mambo links zurück, Cha-Cha nach vorne, dabei die Brasil®s vor dem Körper shaken.

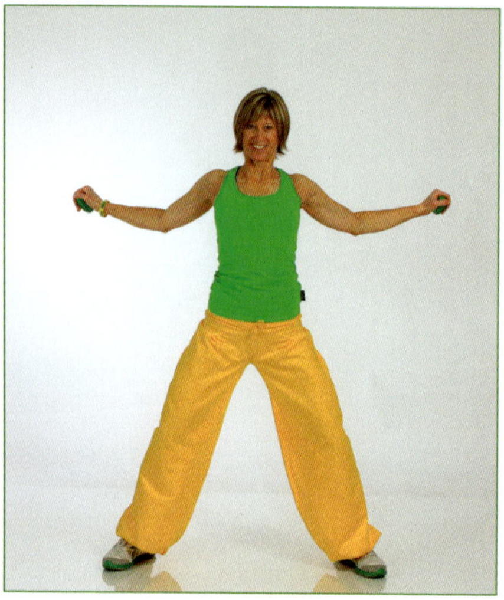
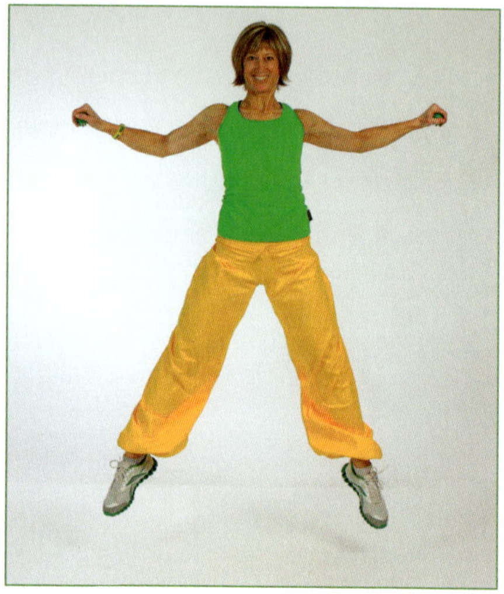
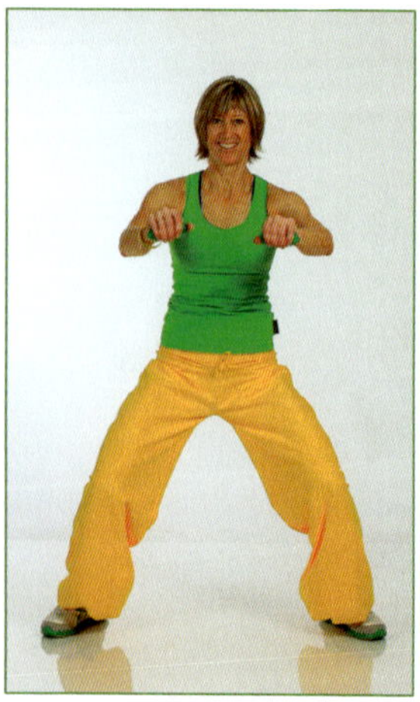
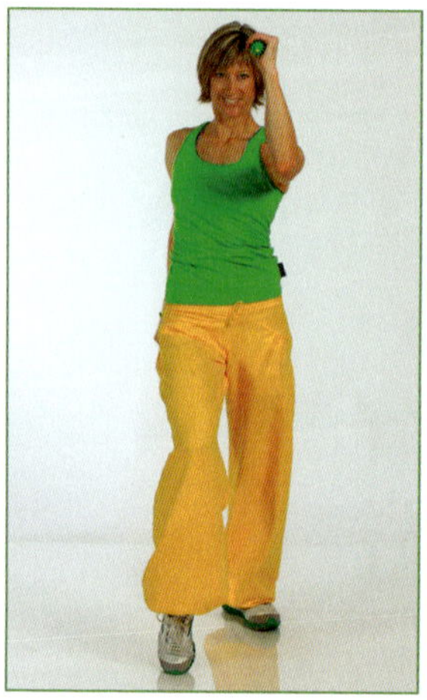
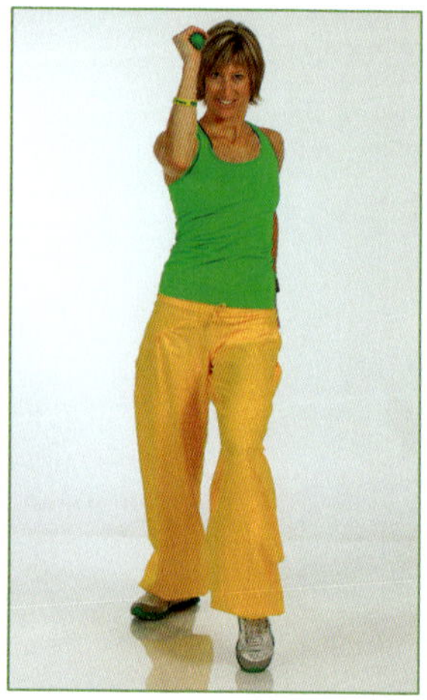

2 x 8 Beats

- 4 x Jump (4 x Beat 1-2) in der Grätsche, dabei die Brasil®s nach vorne shaken, den Brustkorb bewegen!
- 4 x Toe Tap rechts/links nach vorne, dabei den gegengleichen Arm nach vorne shaken.

2 x 8 Beats

- 4 x Jump in der Grätsche, dabei die Brasil®s nach vorne shaken, den Brustkorb bewegen!
- 4 x Toe Tap rechts/links nach vorne, dabei den gegengleichen Arm nach vorne shaken.

3.5 Step-Training

3.5.1 Stundenbild

Hier ein Beispiel für eine Choreografie über 32 Beats

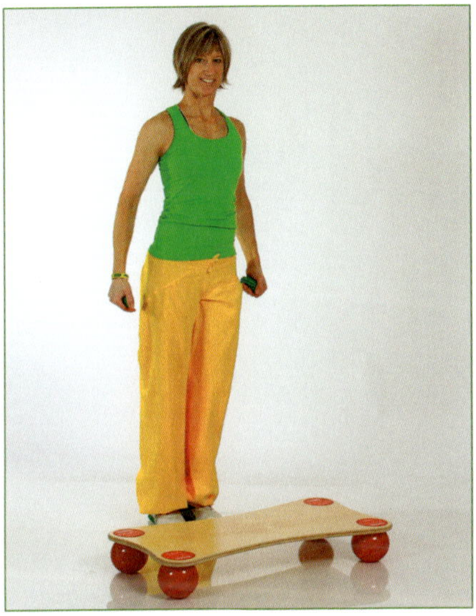
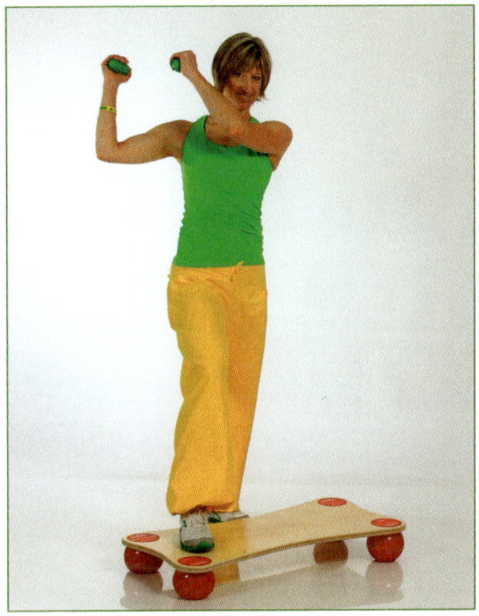
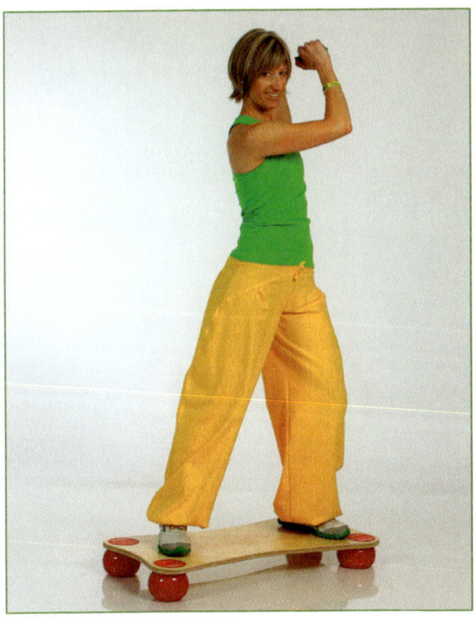
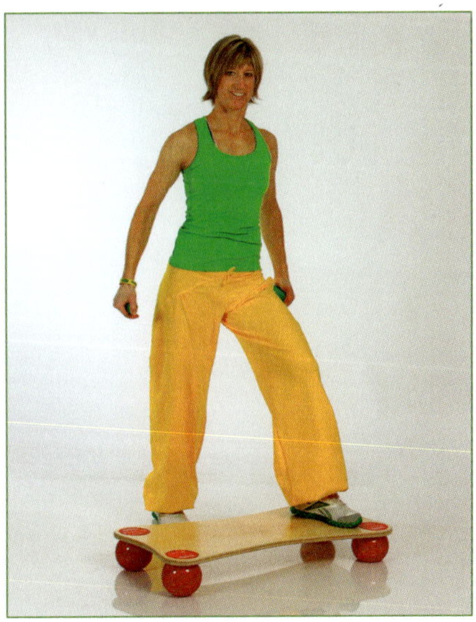

8 Beats

- 2 V-Steps mit rechts auf das Step, dabei die Brasil®s über den Schultern shaken.

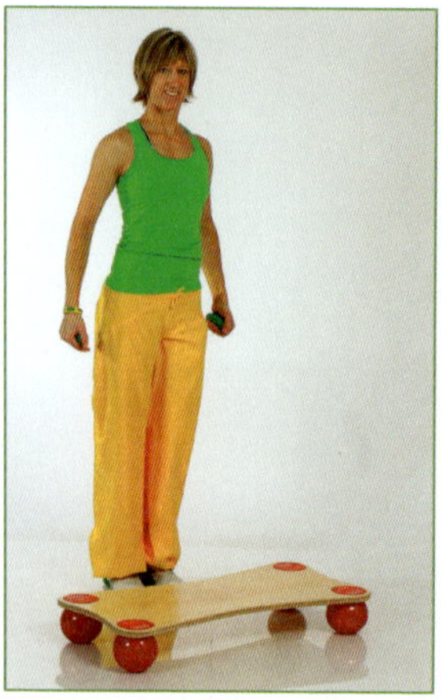 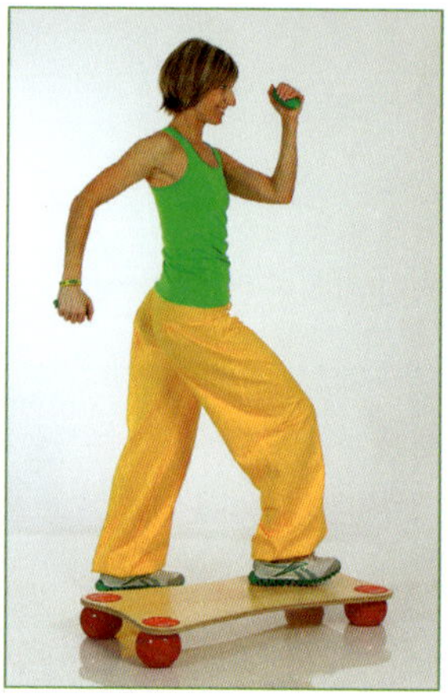 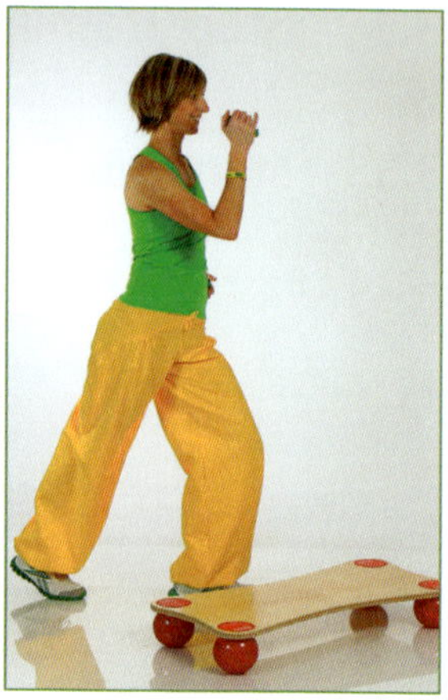

4 Beats

- Mit rechts ein Mambo in die Diagonale des Steps, dabei die Arme locker mitnehmen.

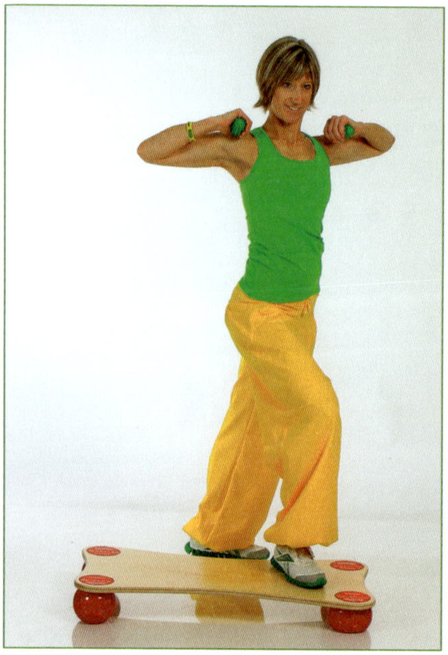 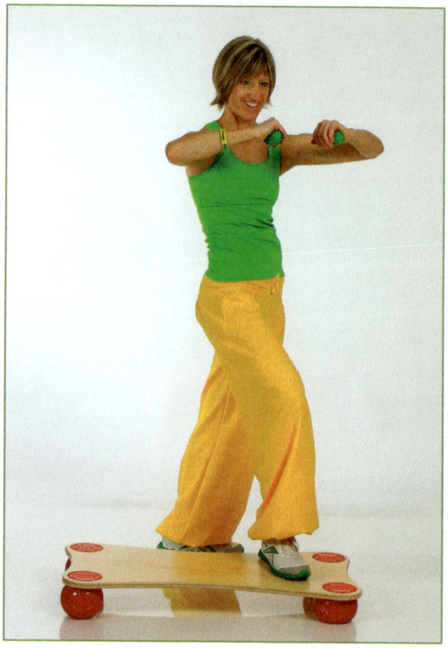

4 Beats

- Cha-Cha mit dem rechten Fuß auf den Step, dabei die Brasil®s vom Brustbein wegshaken.

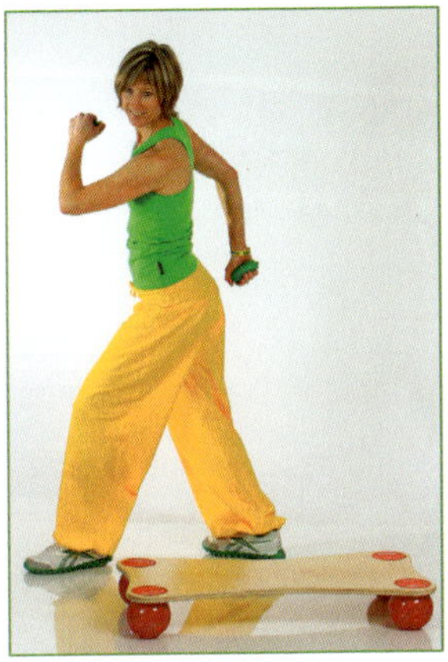

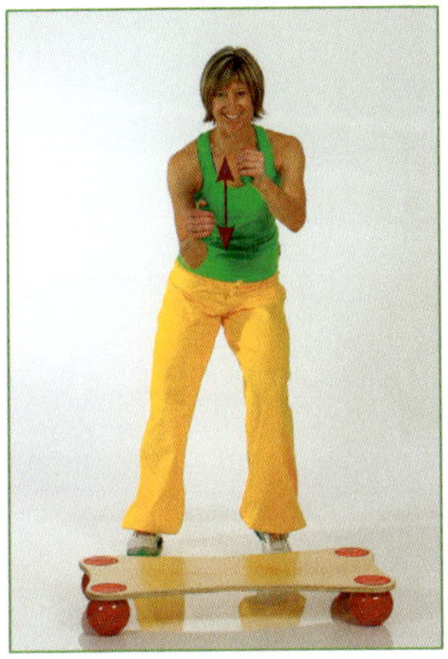

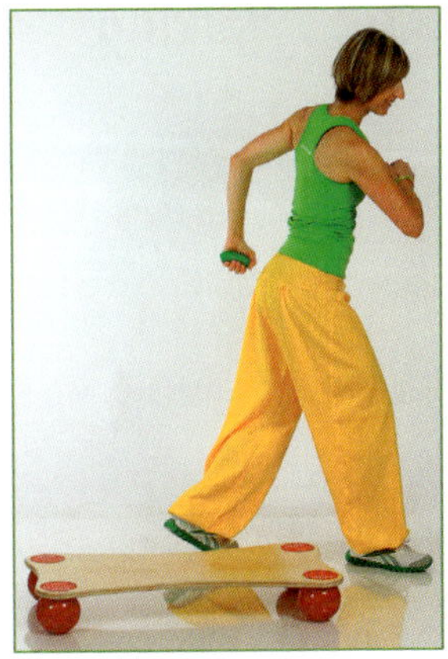

8 Beats

- Mambo Cha-Cha vor dem Step links und rechts, dabei die Brasil®s vor dem Körper shaken.

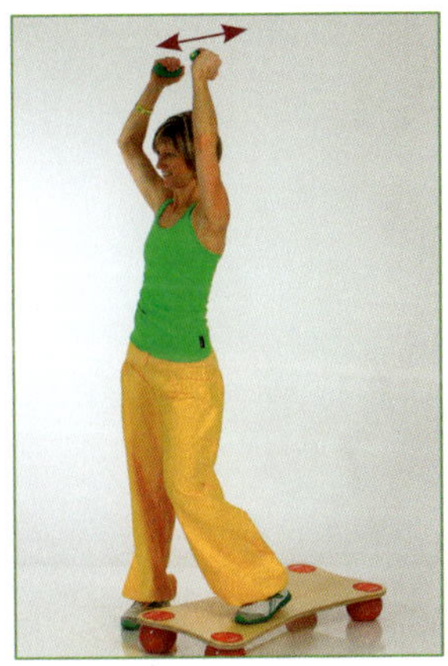

4 Beats

- Across the Top, mit dem linken Bein beginnend, dabei die Brasil®s über dem Kopf shaken.

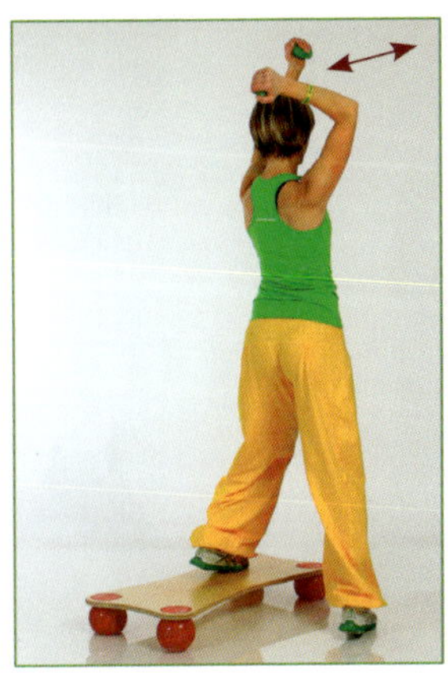

4 Beats

- Across the Top, mit dem linken Bein beginnend, dabei die Brasil®s über dem Kopf shaken.

Die ganze Choreografie jetzt mit dem linken Bein beginnen!

3.6 Walking

Laufen lernen wir alle schon von Kindesbeinen an. Doch durch unseren Alltag, das viele Sitzen, das Benutzen von Fahrstühlen und Rolltreppen und die vielen Autofahrten haben wir teilweise die natürlichste Bewegungsform, das Gehen, verlernt.

Die Brasil®s unterstützen Sie in Ihrem natürlichen Bewegungsablauf. Dabei aktivieren Sie die tiefe Bauch- und Rückenmuskulatur und trainieren sanft den gesamten Oberkörper.

Die Brasil®s werden beim Walken entweder nur in den Händen mitgeführt oder im Intervalltraining zwischendurch zum Training der tiefen Rumpfmuskulatur geschüttelt. Dabei kann zügig weitergegangen werden.

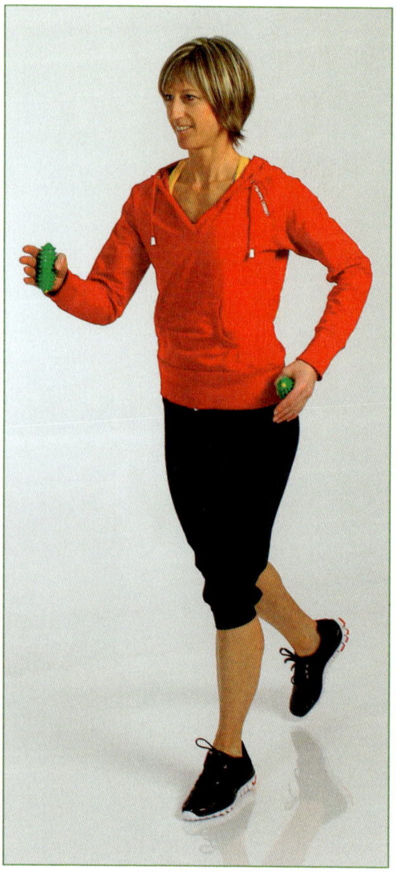

Walken bietet sich besonders an für Einsteiger oder Menschen mit Übergewicht. Hier kann die Herz-Kreislauf-Belastung niedrig gehalten werden, und durch die fehlende Flugphase, die beim Laufen existiert, wird die Belastung für den Bewegungsapparat sehr gering gehalten.

Beispiel für ein Spiel als Warm-up

Schattenlaufen

Ziel: **WARM-UP, AUSDAUERSCHULUNG, KREATIVITÄT, SPASS, KOMMUNIKATION, KÖRPERWAHRNEHMUNG, STABILISATION**

Ausführung: Ein Teilnehmer geht voraus und macht eine beliebige Bewegung mit den Brasil®s vor. Der Partner geht hinterher wie ein Schatten und imitiert alle Bewegungen.

3.7 Running

Anders als vielleicht viele Menschen denken, sind beim Laufen nicht nur die Beine in Aktion, sondern der gesamte Körper muss die Laufbewegung aktiv unterstützen. Rumpfkraft und eine stabile Körpermitte sind sehr entscheidend für einen gelenkschonenden Laufstil.

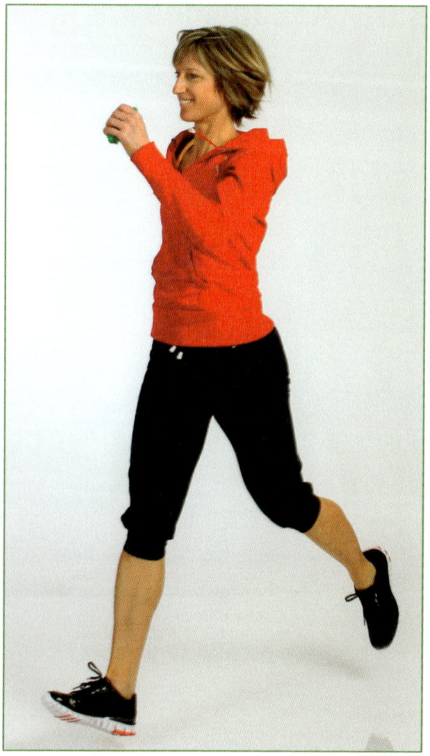

Mit den Brasil®s in der Hand wird beim Running unweigerlich die Rumpfmuskulatur angespannt und gleichzeitig die Armmuskulatur trainiert. Durch das geringe Gewicht der Brasil®s und ihre Größe kann beim Running außerdem sehr gelenkschonend für Hand- und Ellbogengelenk trainiert werden.

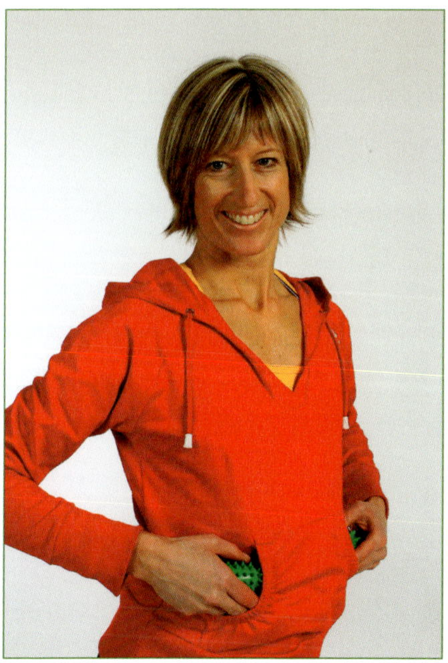

Bei Bedarf oder Überlastung können die Brasil®s auch unkompliziert in der Jackentasche verstaut werden.

Die Brasil®s lassen sich leicht in den Jacken- oder Hosentaschen verstauen.

3.8 Aquagymnastik

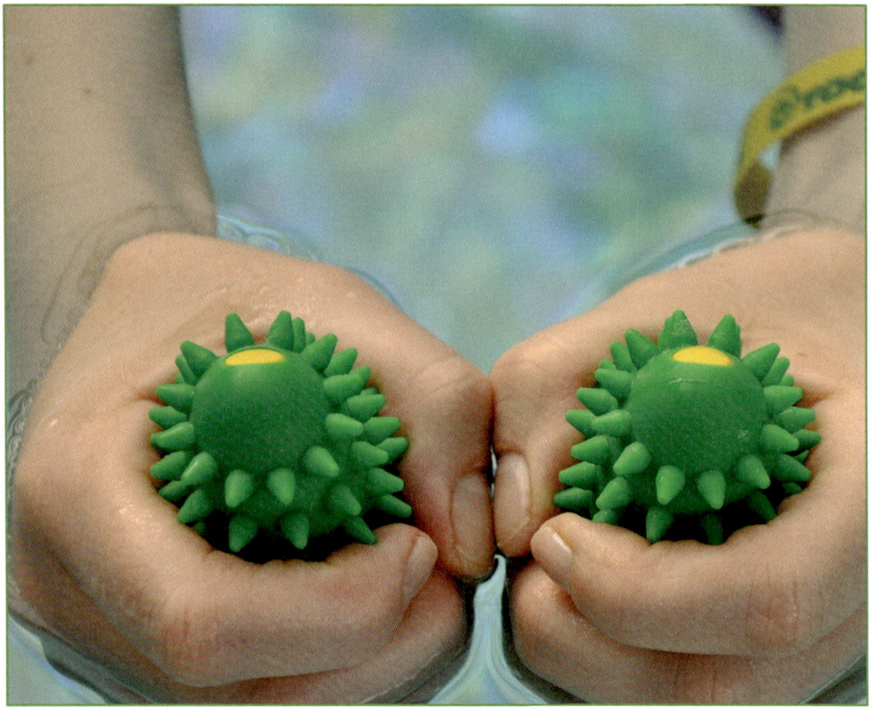

Die Brasil®s sind wasserdicht!

Mit den Brasil®s im und oberhalb des Wassers trainieren wir schüttelnd, schwingend, drückend und rollend die Hand-, Arm- und die Tiefenmuskulatur des Rumpfs.

Zu beachten ist: Da die Brasil®s schwerer als Wasser sind, gehen sie unter, wenn man sie loslässt . . . Somit eignen sie sich auch gut für Tauchübungen!

Die Brasil®s können im Wasser unter anderem bei folgenden Indikationen eingesetzt werden:

- Ausgleich von muskulären Dysbalancen,
- Verbesserung von Kraft und Ausdauer,
- Haltungsverbesserung,
- Bindegewebsstraffung,
- Verbesserung der Sauerstoffzufuhr und eine deutliche Verbesserung des Abtransports von Schlackenstoffen,

- bei Nacken-, Rückenproblemen und Gelenkerkrankungen,
- Unterstützung, z. B. beim Rückbildungstraining nach der Schwangerschaft.

Auch im Wasser sind die Brasil®s sensomotorische Trainingsgeräte. (Senso: Ich spüre etwas – Wahrnehmung von sensorischen Reizen. Motorik: Ich bewege meinen Körper und führe eine zielgerichtete Bewegung aus.)

Die Wirkungsweise der Brasil®s im Wasser

Balance und Koordination

Im Wasser sind wir in der Regel in vertikaler Position: Balance steht für Gleichgewichtstraining und die Orientierung im Raum und beinhaltet auch die nach innen gerichtete Körperwahrnehmung. Wer nicht im Gleichgewicht ist, fühlt sich unsicher. Deshalb sind häufig Arme und Beine gleichzeitig im Einsatz. Dadurch wird die Gesamtkoordination trainiert.

Kraft und Ausdauer

Krafttraining ist wichtig für die Stabilität und Festigkeit der Knochen. Durch Krafttraining werden nicht nur die Muskeln stärker, sondern auch die Belastbarkeit von Bindegewebe, Sehnen, Bändern und Gelenken wird gesteigert. Im Wasser gibt es, bedingt durch die hohe Dichte bei einer Bewegungsausführung, einen wesentlich höheren Widerstand als an Land. Der Widerstand steigt exponentiell an, abhängig von der Geschwindigkeit der Bewegung im Wasser. Dieser Widerstand kann 4-42 x (im Durchschnitt: 12-14 x) höher sein. Neben dem optimalen Muskeltraining erfolgt im Wasser ein gezieltes allgemeines Ausdauertraining unter dem Aspekt Schonung der Gelenke: Durch die Aktivierung großer Muskelketten werden die großen Organsysteme trainiert und der Gelenkstoffwechsel gefördert.

Flexibilitätstraining

Mit einer gefühlten „Leichtigkeit" sind im Wasser größere Amplituden im Vergleich zum Land möglich. Maximale Bewegungsradien verbessern die aktive Beweglichkeit.

Entspannung und Schmerzreduktion

Quasi „automatische" Reduktion des allgemeinen Muskeltonus: Statische Haltearbeit ist im Wasser durch den Auftrieb nahezu aufgehoben. Das führt zu einer Entspannung der gesamten quer gestreiften Muskulatur und oft spontan zu enorm positiven Auswirkungen auf das Schmerz- und Bewegungsverhalten.

Workout

Wichtig bei fast allen Übungen ist, dass Sie für die volle Entfaltung ihrer Wirkungsweise die Brasil®s ständig schütteln. Achten Sie darauf: Dies ist für den Anfänger eine besondere Herausforderung an die Koordination.

(Quelle: Michael DeToia DEHAG ACADEMY, Skript zur Aquatrainer-B-Lizenz-Ausbildung, von Karin Schumann, www.dehag.de)

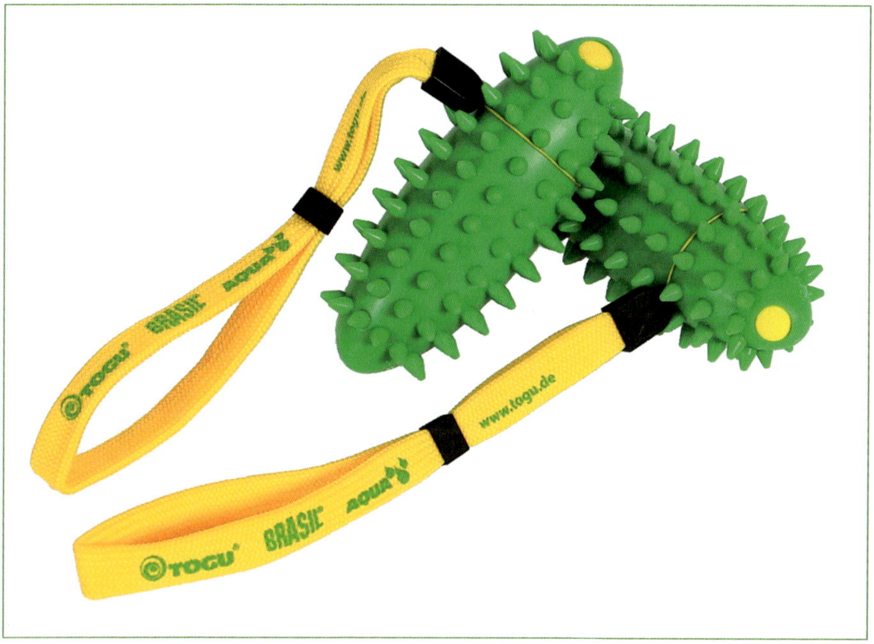

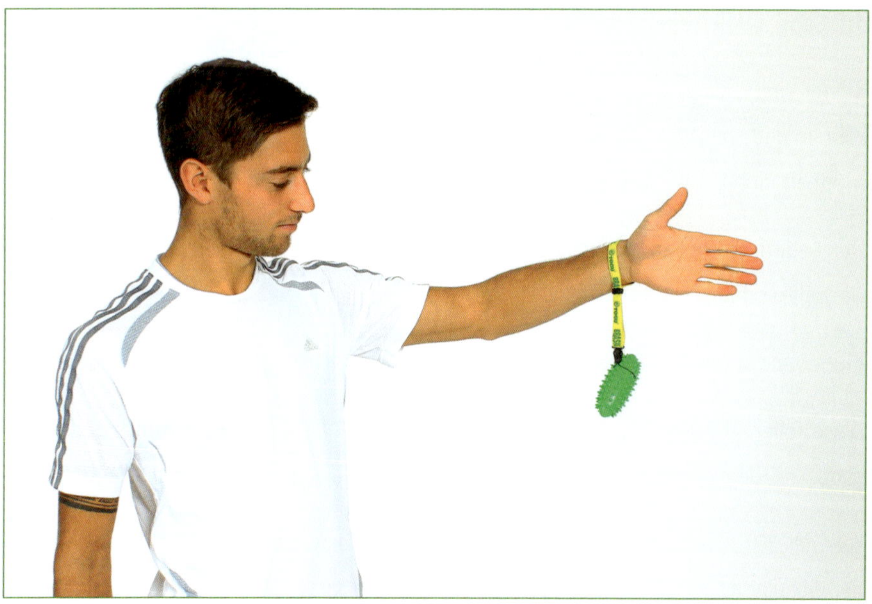

Speziell für Wassergymnastik mit Handschlaufen, damit die Brasil®s im Wasser nicht verloren gehen.

3.9 Bewegungspausen

3.9.1 „Bewegungsprofi" an Schulen

Den Tagesablauf von Grundschülern hat Dr. Frank Obst von der Bundesarbeitsgemeinschaft für Haltungs- und Bewegungsförderung (BAG) wie folgt dokumentiert: „Von 24 Stunden verbringen die Kinder 10 Stunden mit Schlafen, neun Stunden im Sitzen in der Schule, bei Hausaufgaben, Essen, Computer und Fernsehen, vier Stunden mit Stehen und normalem Gehen", sagt der Diplom-Sportwissenschaftler. Darum ist es besonders wichtig, die lange Sitzphase in der Schule durch motivierende Bewegungspausen zu unterbrechen, diese bringen Sauerstoff ins Gehirn und verbessern das Aufmerksamkeitsniveau!

Deshalb wurde im Sommer 2012 der „Bewegungsprofi" mit den Brasil®s ins Leben gerufen. Die KNS (Kleine-Nestler-Schule, staatl. anerkannte Berufsfachschule für Gymnastiklehrer), Partner der Deutschen Olympischen Gesellschaft, will Schülern und Lehrern den Spaß am Bewegen näherbringen!

Kinder sind unsere Zukunft. Je früher wir diese Zielgruppe für Bewegung begeistern können und somit das Körpergefühl steigern, desto bewusster werden sie mit ihrer Gesundheit in ihrem weiteren Leben umgehen.

Der Bedarf an Bewegung besonders bei Kindern und Jugendlichen in einer digitalen Umwelt wird immer größer.

Kinder und Jugendliche brauchen „reale" visuelle, akustische und taktile Reize.

Diese sollen in Bewegungspausen, die Spaß machen, aber auch ganzkörperlich anstrengend sind, dem drastisch ansteigenden allgemeinen Bewegungsmangel entgegenwirken.

Seit Juli 2012 sind KNS-Schüler des vierten Semesters in Absprache mit dem Münchner Schulamt an Schulen unterwegs und stellen den „KNS-Bewegungsprofi" vor. In 300 Klassen mit insgesamt 7.000 Schülern konnte die KNS 2012 für über 1.750 Stunden Bewegung sorgen. Die KNS stellt diese spezielle „Bewegte Pause" auch bei Lehrerfortbildungen vor. Außerdem können Inhouseschulungen über den „Bewegungsprofi" gebucht werden.

Die 10-15-minütige „Bewegte Pause" wurde von den Dozenten der KNS speziell für Schulen bzw. Schüler konzipiert. Das Programm trainiert neben Kraft, Reaktion, Gleichgewicht und Rhythmisierungsfähigkeit auch mithilfe der Brasil®s sehr effektiv die Tiefenmuskulatur. Das Schütteln der Brasil®s verbessert neben der Muskelkraft speziell auch die Muskelkoordination, eine präventive, aber auch ausgleichende Maßnahme gegen die immer größer werdende Zahl von Haltungsschwächen.

Durch die sehr abwechslungsreichen und kreativen Möglichkeiten des bewegten Lernens bietet der „KNS-Bewegungsprofi" Lehrern die Möglichkeit, die kognitive Leistungsfähigkeit der Schüler - verknüpft mit viel Spaß – zu verbessern und die Konzentration zu steigern. Jeder einzelne Schüler für sich, aber auch die ganze Klasse als Team, kann eine deutliche Leistungszunahme spüren. Die verbesserte Körperwahrnehmung durch bewusst ausgeführte Bewegung wirkt sich natürlich auch positiv auf das Selbstbewusstsein der Schüler aus.

Die Umsetzung ist denkbar einfach: Pro Schule ist ein Klassensatz Brasil®s ausreichend, der dann von Klasse zu Klasse weitergegeben werden kann. Jeder Schüler kann an seinem Platz verbleiben, da sowohl Stuhl als auch Tisch im Programm als „Geräte" verwendet werden. Jeder Lehrer kann durch den hohen Aufforderungscharakter der verwendeten Brasil®s alle Übungen anhand des Übungsplakats sofort umsetzen. Seiner eigenen Kreativität sind hierbei zudem keine Grenzen gesetzt.

In Kooperation mit dem Bundesverband der Berufsfachschulen für Gymnastik und Sport (BBGS) und dem DTB startet im Anschluss an das Turnfest 2013 eine bundesweite Umsetzung des „Bewegungsprofis".

Damit kann die olympische Idee in vielen Klassenzimmern Einzug halten!

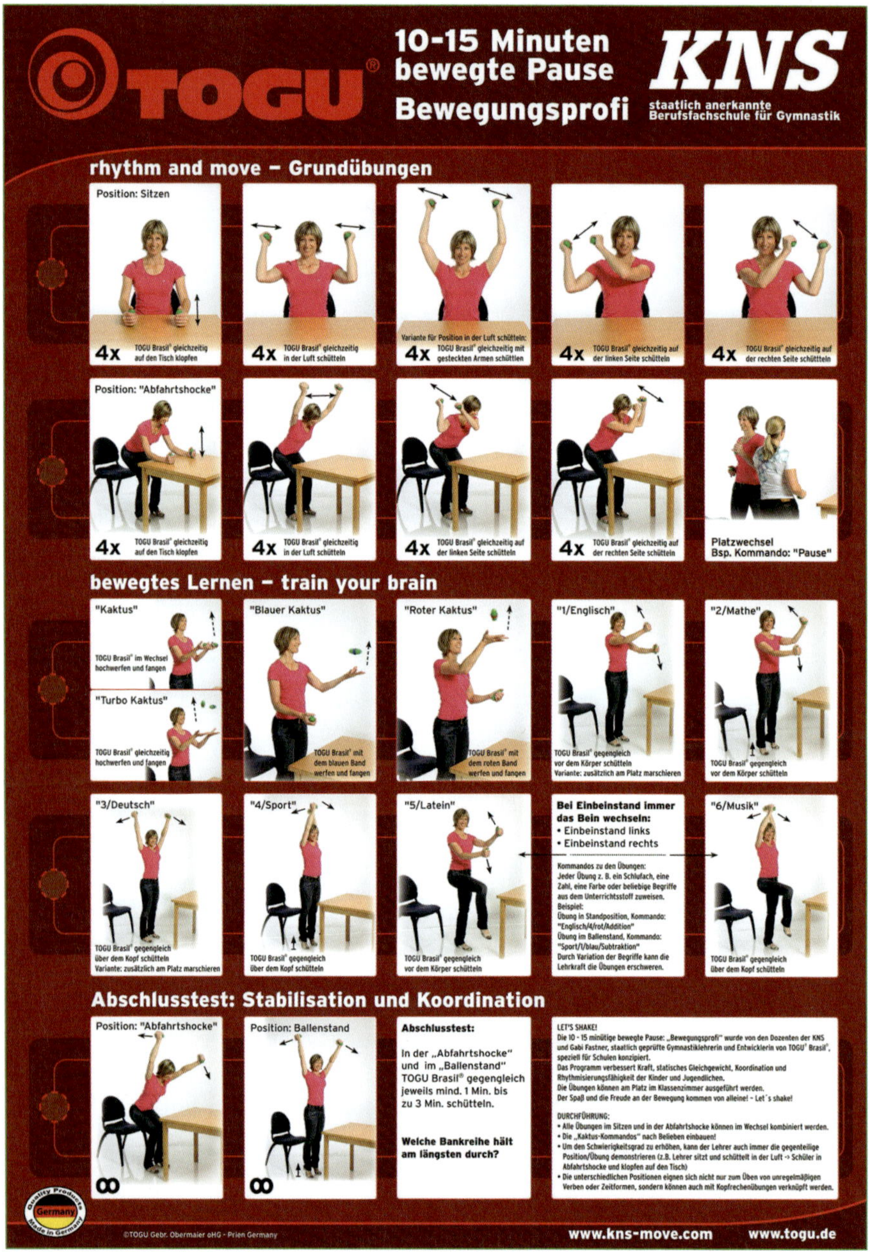

Das Übungsplakat als visuelle Unterstützung zur Ausführung des „Bewegungsprofi"-Programms

3.9.2 Bürogymnastik

Durch ihre handliche Größe lassen sich die Brasil®s wunderbar auf dem Schreibtisch deponieren. Nur wenn ein Handgerät in greifbarer Nähe liegt, wird es auch regelmäßig genutzt. Fragen Sie einmal sich selbst oder Ihre Kursteilnehmer: Wie viele Geräte besitzen Sie, die in irgendeine Ecke oder in einem Schrank verstaut liegen und nie zum Einsatz kommen?

In diesem Kapitel möchte ich Ihnen einige Beispielübungen für den Büroalltag geben.

Ziel der Übung: **MOBILISATION DER GESAMTEN WIRBELSÄULE, DES SCHULTERGÜRTELS**

Übungsausführung: Sitz. Räkeln und strecken.

Hinweis: Die Hände öffnen.

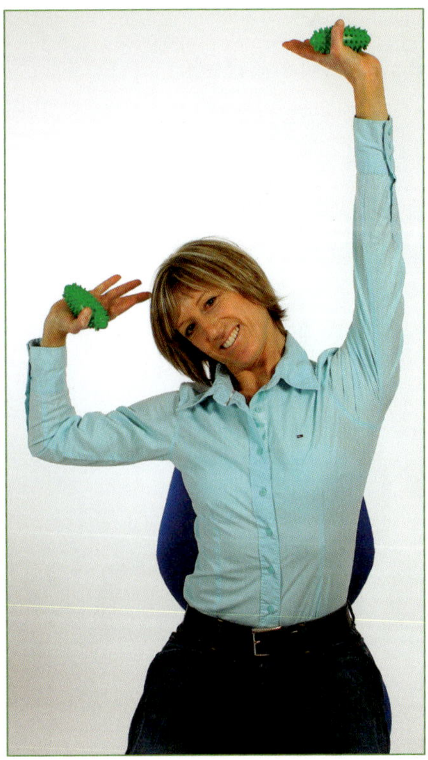

Ziel der Übung: **MOBILISATION DES SCHULTERGÜRTELS**

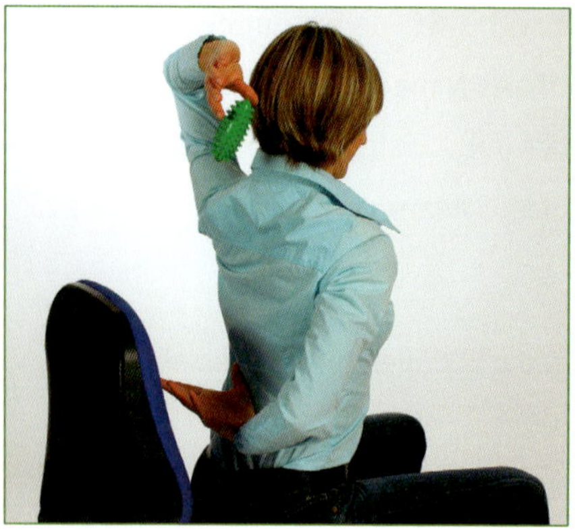

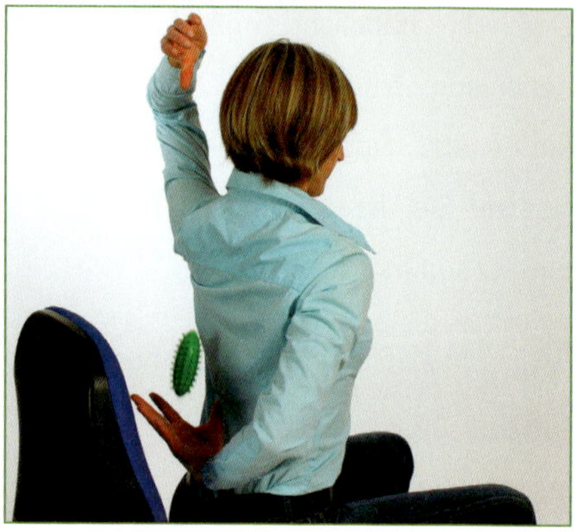

Übungsausführung: Sitz. Ein Brasil® mit der oberen Hand werfen, mit der unteren Hand auffangen.

Hinweis: Seitenwechsel!

Ziel der Übung: **MOBILISATION DER WIRBELSÄULE**

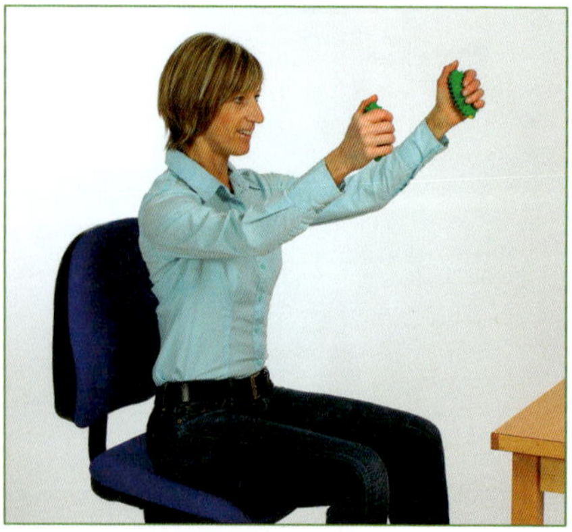

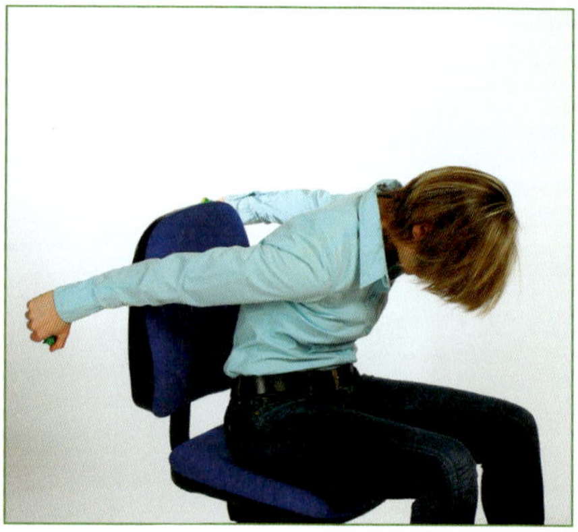

Übungsausführung: Sitz. Beide Arme schwingen von vorne nach hinten. Dabei den Rumpf beugen und strecken.

Hinweis: Den Schultergürtel locker lassen!

Ziel der Übung: **MOBILISATION DES SCHULTERGÜRTELS**

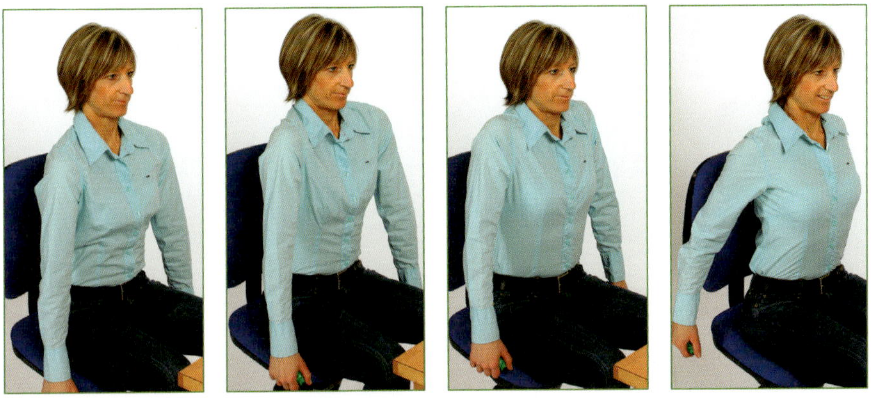

Übungsausführung: Sitz. Die Arme hängen entspannt neben dem Körper. Die Schultern nach hinten kreisen.

Hinweis: Das Gewicht der Brasil®s spüren.

Ziel der Übung: **MOBILISATION DES SCHULTERGÜRTELS**

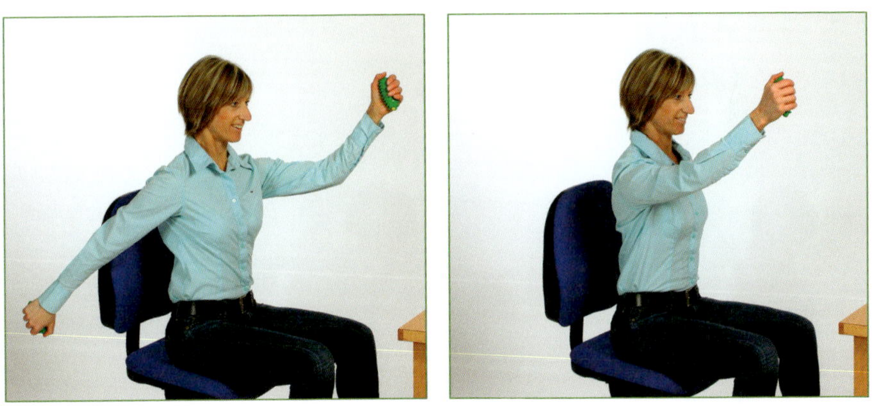

Übungsausführung: Sitz. Die Arme neben dem Körper gegengleich schwingen.

Hinweis: Den Schultergürtel locker lassen!

Ziel der Übung: **MOBILISATION DER WIRBELSÄULE, DEHNUNG DER OBEREN RÜCKENMUSKULATUR**

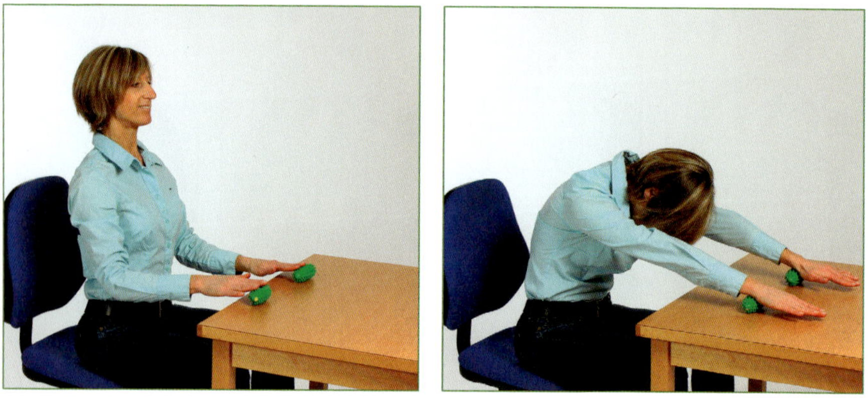

Übungsausführung: Sitz. Die Brasil®s liegen unter den Händen. Nun nach vorne und zurück rollen. Dabei den Rücken möglichst weit runden.

Hinweis: Ausatmen beim Runden und einatmen beim Aufrichten!

Ziel der Übung: **MOBILISATION DER WIRBELSÄULE**

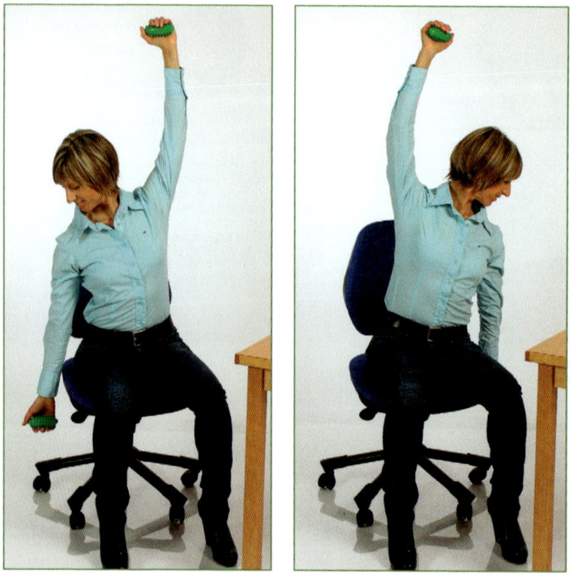

Übungsausführung: Sitz. Die Arme neben dem Körper hoch und tief bewegen. Der Blick folgt dem tiefen Arm.

Hinweis: Der Oberkörper neigt sich leicht nach rechts und links.

Variation: Der Blick folgt dem oberen Arm.

Ziel der Übung: **KOORDINATIONSSCHULUNG**

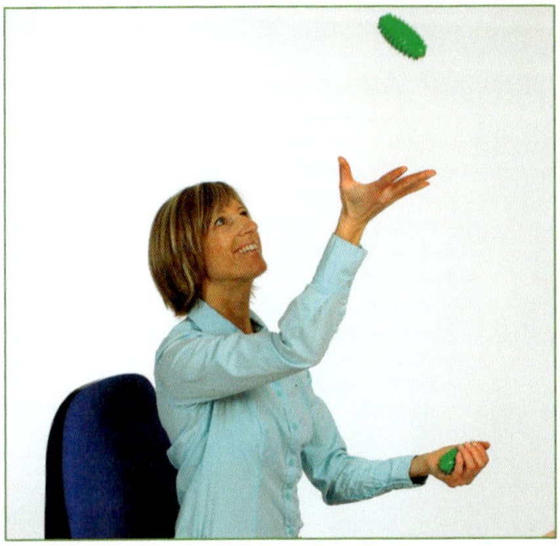

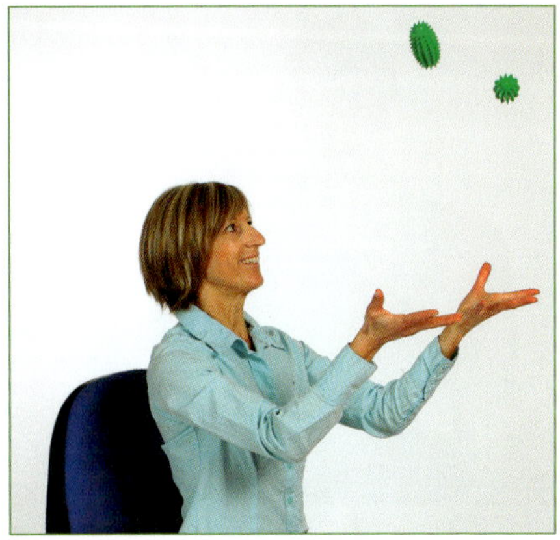

Übungsausführung: Sitz. Die Brasil®s einzeln oder gleichzeitig werfen und fangen.

Keine Angst vor dem Fallenlassen, die Brasil®s kommen leise auf dem Boden auf und können nicht kaputtgehen!

Ziel der Übung: **MOBILISATION DER FINGERGELENKE, KOORDINATIONSSCHULUNG**

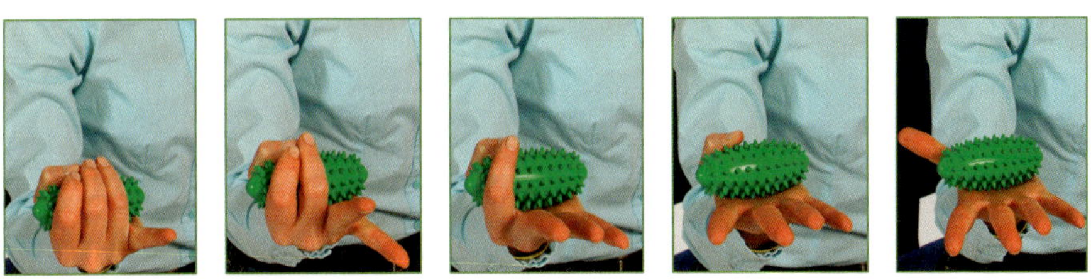

Übungsausführung: Sitz. Ein Brasil® in die Hand nehmen und fest umgreifen, dann nacheinander die Finger öffnen und schließen.

Hinweis: Versuchen Sie, auch beide Hände gleichzeitig zu koordinieren!

Ziel der Übung: **AKTIVIERUNG DER TIEFEN RÜCKEN- UND BAUCHMUSKULATUR**

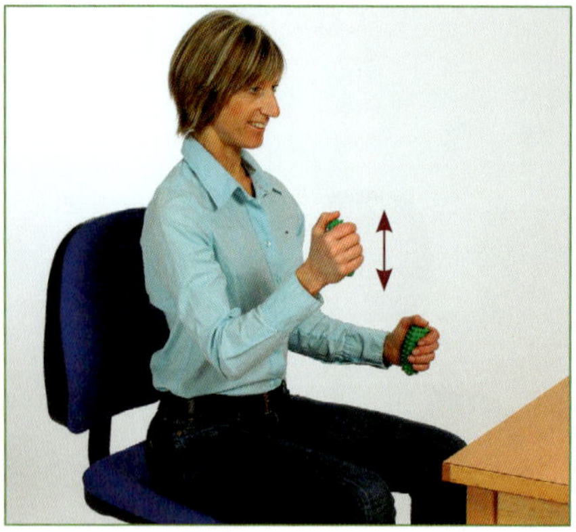

Übungsausführung: Sitz. *Mini moves* mit gebeugten Armen gegengleich hoch/tief ausführen.

Hinweis: Die Handgelenke sind fixiert!

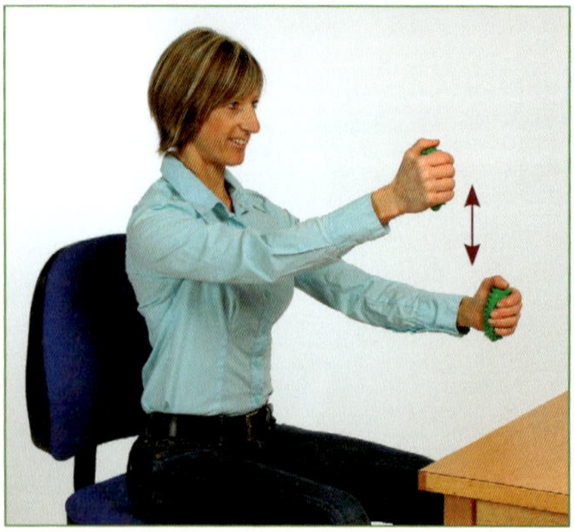

Variation: *Mini moves* mit gestreckten Armen gegengleich hoch/tief ausführen.

TIPP:

Versuchen Sie, 1 x am Tag für eine Stunde auf dem Powerball zu sitzen.

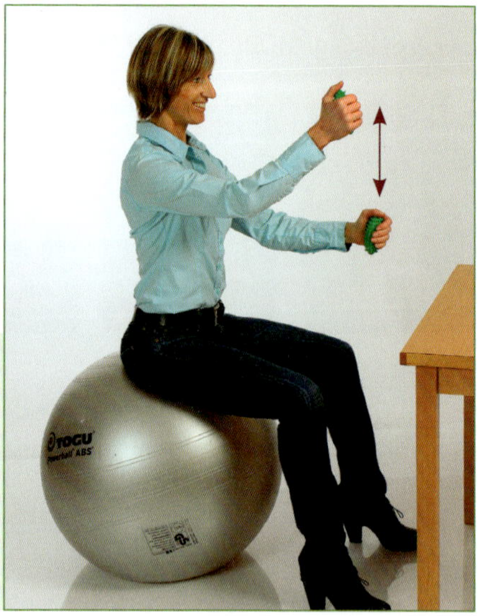

Variation: *Mini moves* gegengleich vor/zurück über dem Kopf ausführen.

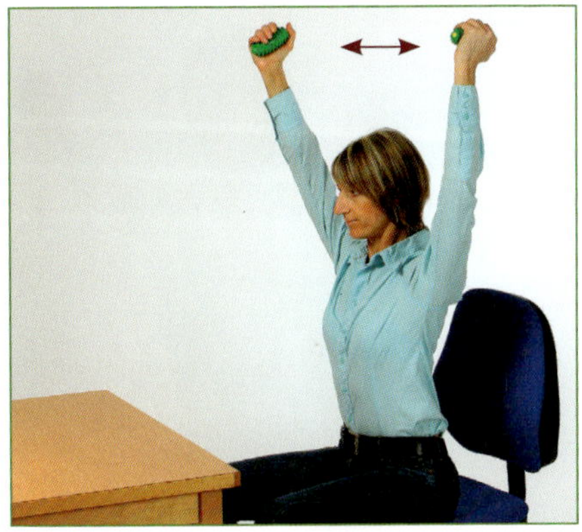

Variation: *Mini moves* neben dem Körper gleichzeitig vor/zurück ausführen.

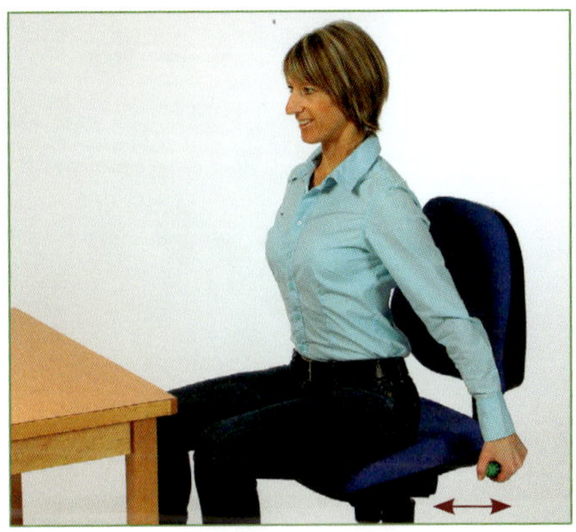

Variation: *Mini moves* mit den Armen in Seithalte gleichzeitig vor/zurück ausführen.

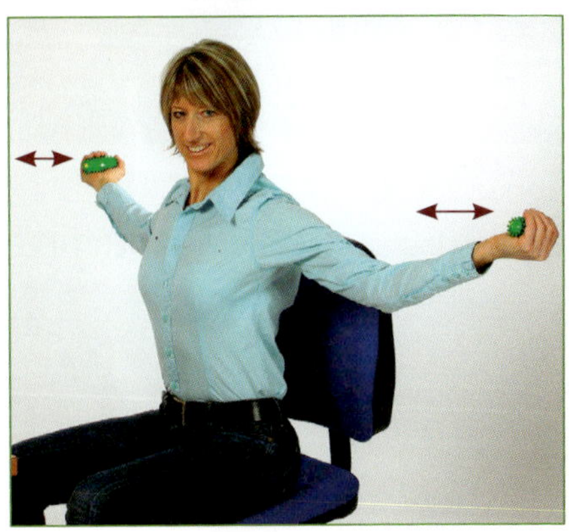

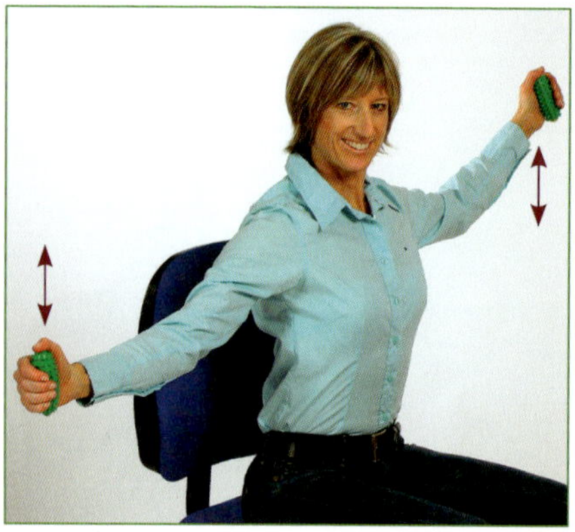

Variation: *Mini moves* mit den Armen in Seithalte gegengleich hoch/tief ausführen.

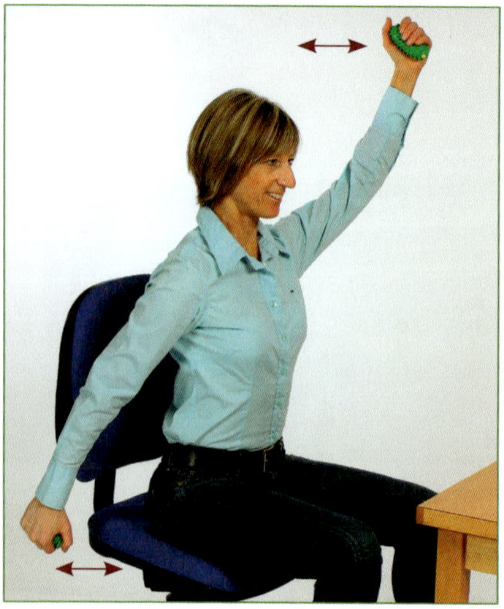

Variation: *Mini moves* vor/zurück mit einem Arm oben, dem anderen Arm unten ausführen.

Ziel der Übung: **KRÄFTIGUNG DER TIEFEN RÜCKENMUSKULATUR**

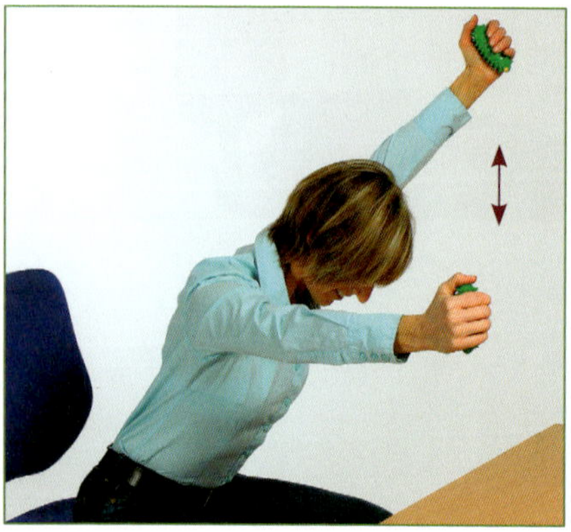

Übungsausführung: Sitz. Den Oberkörper etwas nach vorne neigen und *mini moves* gegengleich hoch/tief über dem Kopf ausführen.

Hinweis: Den Schultergürtel entspannen!

Variation: Als Steigerung das Gesäß etwas vom Stuhl abheben.

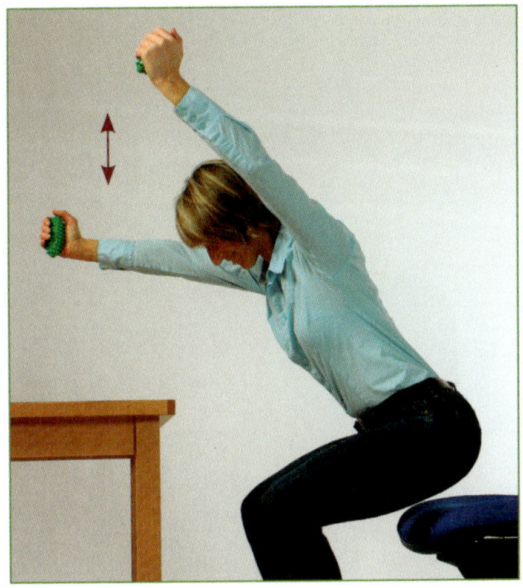

Ziel der Übung: **KRÄFTIGUNG DER RUMPFMUSKULATUR**

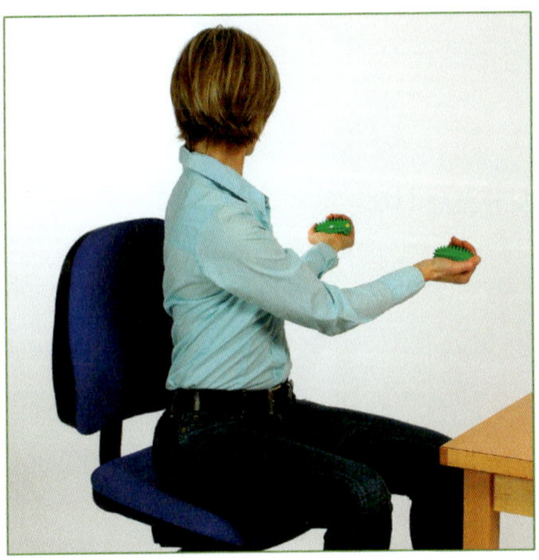

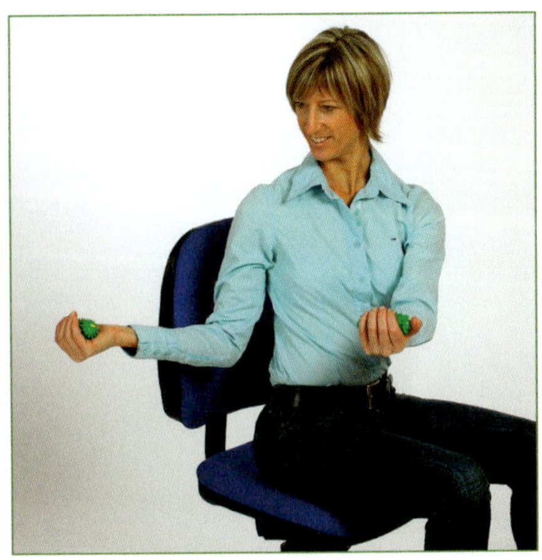

Übungsausführung: Sitz. Die Handflächen zeigen nach oben. Dann dynamisch die Brasil®s von der einen zur anderen Seite bewegen.

Hinweis: Der Schultergürtel geht mit der Bewegung mit! Achten Sie auf die Bauchspannung!

Ziel der Übung: KRÄFTIGUNG DER RUMPFMUSKULATUR

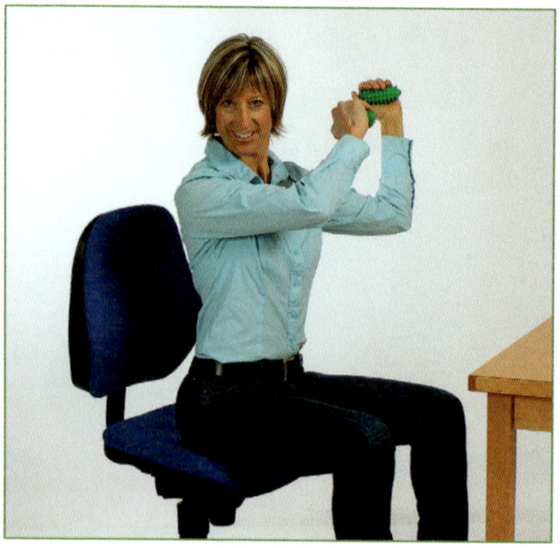

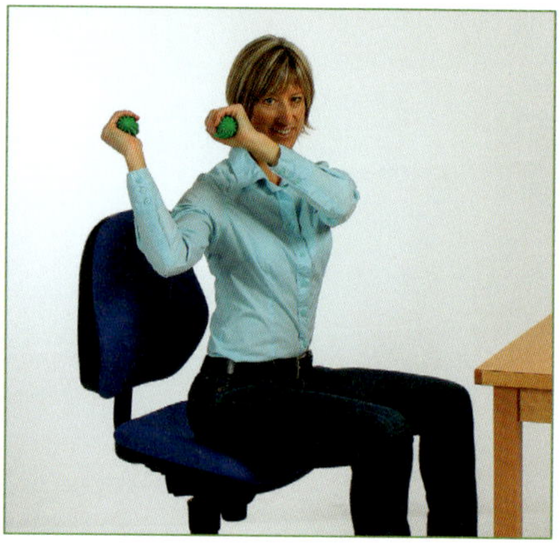

Übungsausführung: Sitz. Die Brasil®s im Wechsel über die rechte und linke Schulter shaken.

Hinweis: Achten Sie auf die Bauchspannung!

Ziel der Übung: DEHNUNG DER NACKENMUSKULATUR

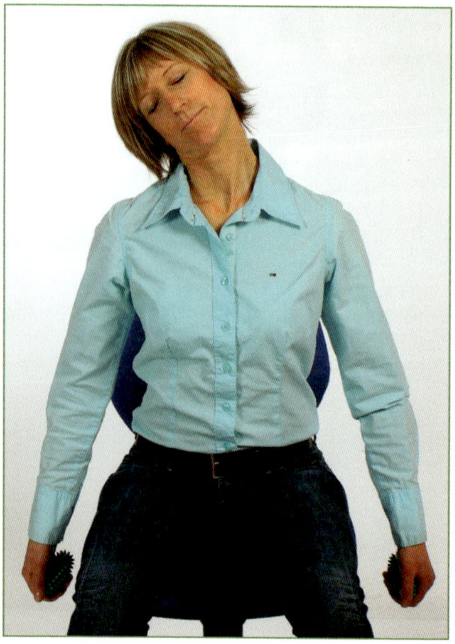

Übungsausführung: Sitz. Den Kopf nach rechts, links und nach vorne bewegen. Jede Position ca. 20 s halten.

Hinweis: Das Brustbein anheben! Die Schultern sanft nach hinten unten ziehen.

3.9.3 Hometraining

Keinen Platz in der Wohnung für Trainingsgeräte?

Diese Ausrede gilt ab sofort nicht mehr, denn die Brasil®s sind klein und leicht und somit in jeder Schublade zu verstauen.

Das kleinste Fitnessstudio der Welt!

Am besten gar nicht erst verstauen, sondern einfach zu Hause herumliegen lassen.

Hier einige Beispielübungen für den schnellen und einfachen Weg in einen fitten Alltag!

Ziel der Übung: **KOORDINATIONSSCHULUNG**

Übungsausführung: Die Brasil®s einzeln oder gleichzeitig werfen und fangen.

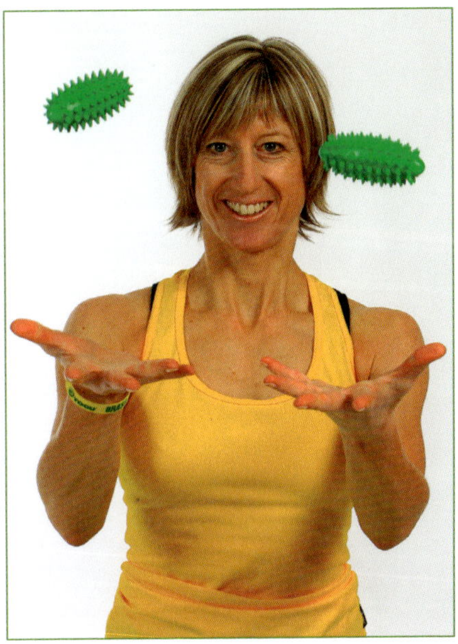

Keine Angst vor dem Fallenlassen, die Brasil®s sind leise und können nicht kaputtgehen!

Ziel der Übung: **MOBILISATION DES SCHULTERGÜRTELS**

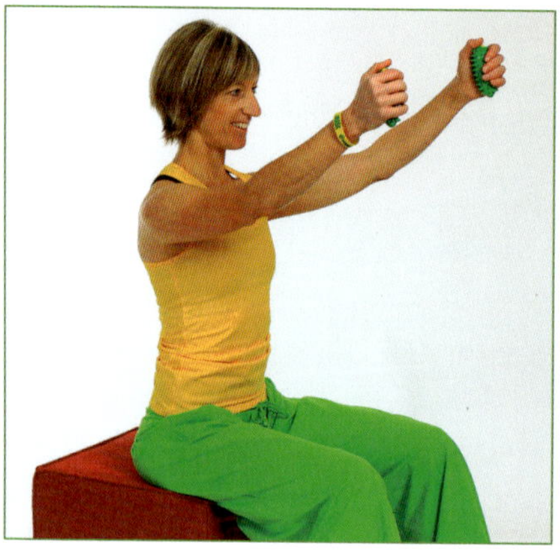

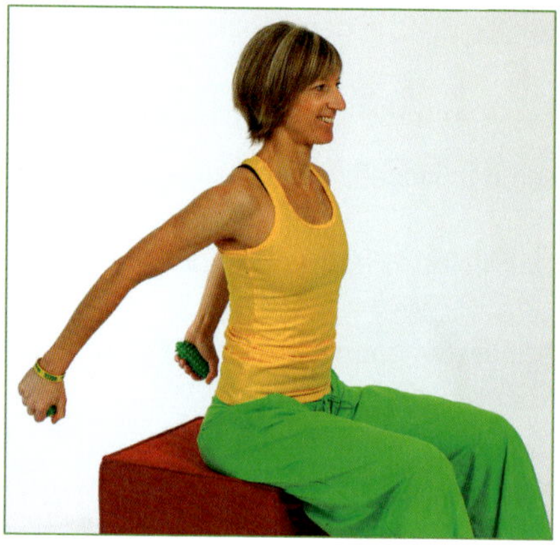

Übungsausführung: Beide Arme schwingen von vorne nach hinten.

Hinweis: Den Schultergürtel locker lassen!

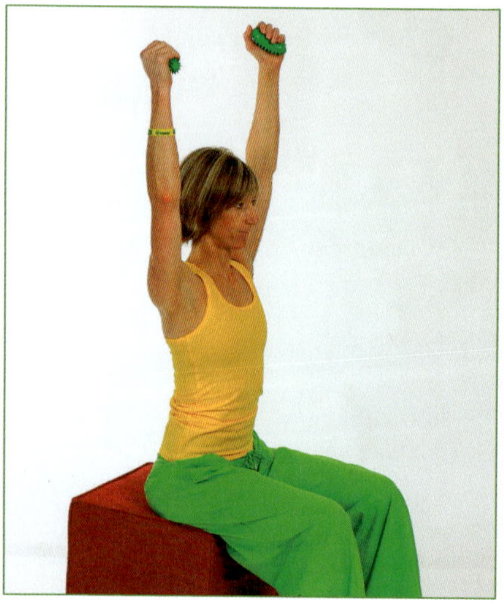

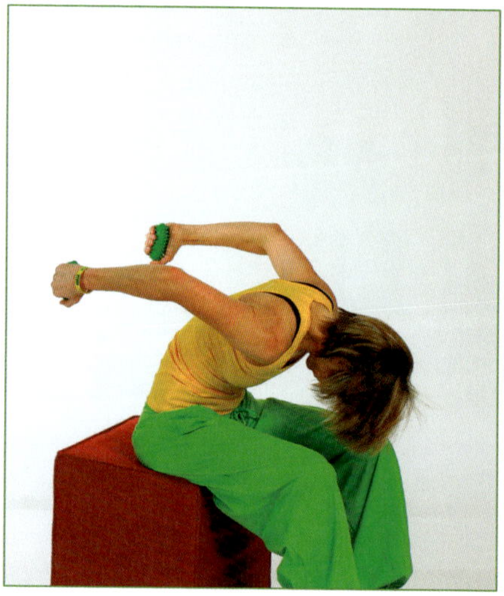

Variation: Dabei den Rumpf zusätzlich beugen und strecken. Mobilisation der gesamten Wirbelsäule.

Ziel der Übung: **MOBILISATION DER WIRBELSÄULE**

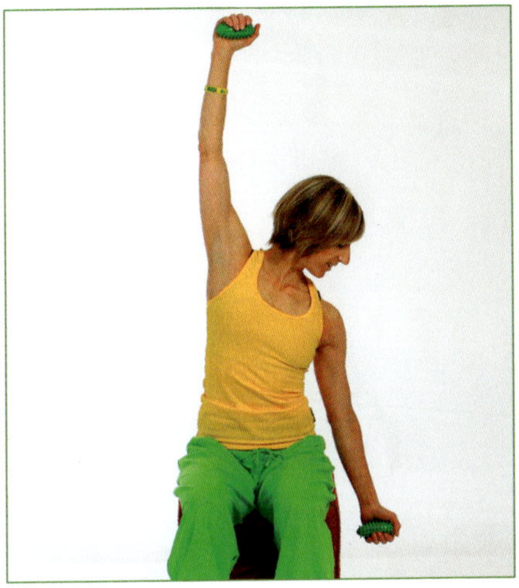

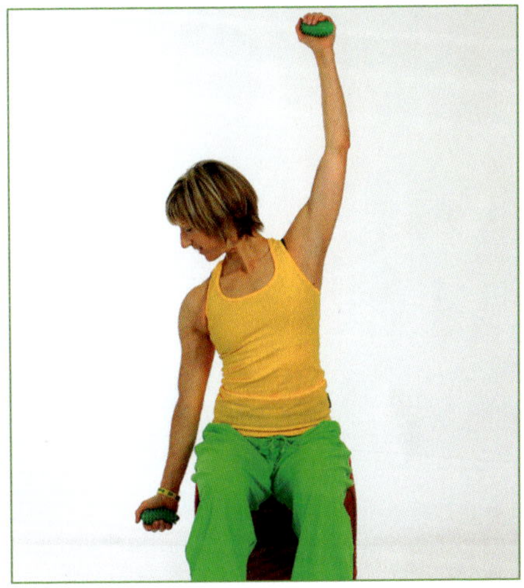

Übungsausführung: Die Arme neben dem Körper hoch und tief bewegen. Der Blick folgt dem tiefen Arm.

Hinweis: Der Oberkörper neigt sich leicht nach rechts und links.

Ziel der Übung: **MOBILISATION DES SCHULTERGÜRTELS, DER WIRBELSÄULE**

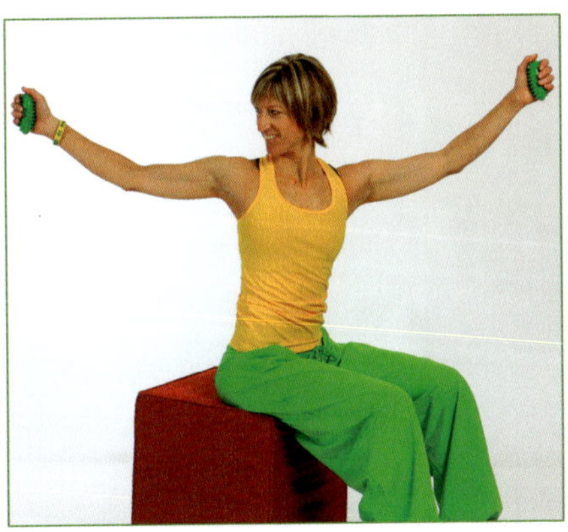

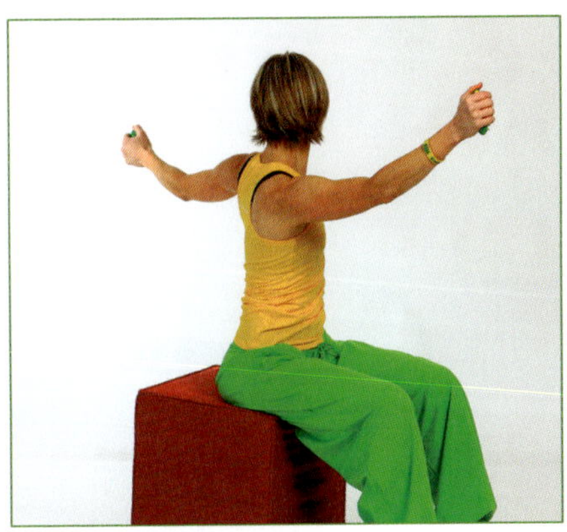

Übungsausführung: Die Arme schwingen gegengleich neben dem Körper.

Hinweis: Mit dem Blick dem hinteren Arm folgen.

Ziel der Übung: **KRÄFTIGUNG DER RUMPFMUSKULATUR**

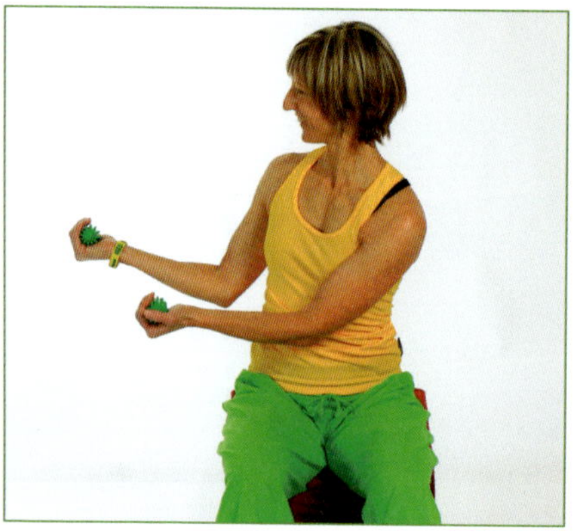

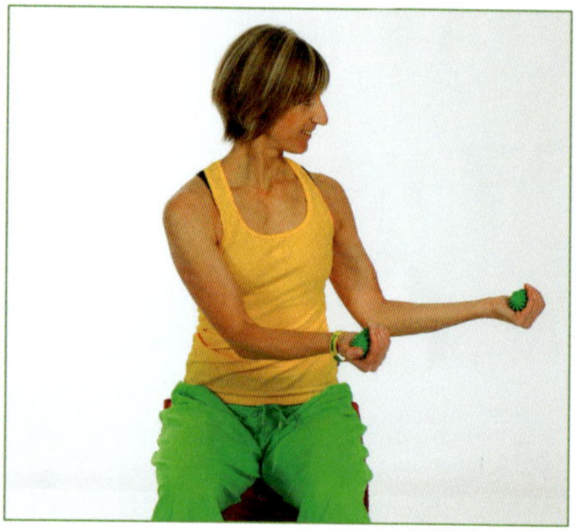

Übungsausführung: Die Handflächen zeigen nach oben. Dann dynamisch die Brasil®s von der einen zur anderen Seite bewegen.

Hinweis: Der Schultergürtel geht mit der Bewegung mit! Achten Sie auf die Bauchspannung!

Ziel der Übung: **AKTIVIERUNG DER TIEFEN RÜCKEN- UND BAUCHMUSKULATUR**

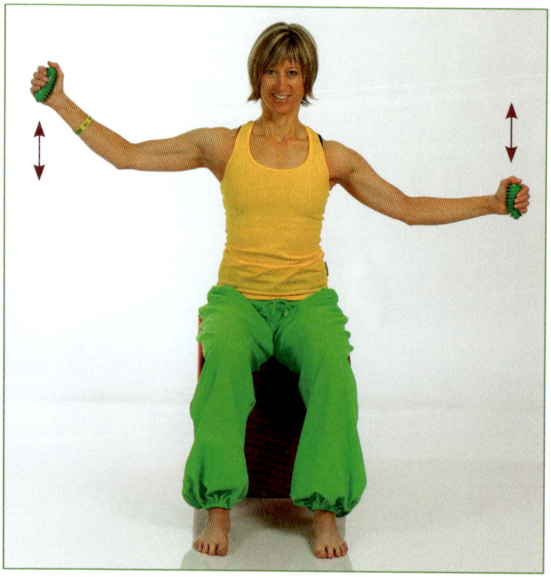

Übungsausführung: Sitz. *Mini moves* mit den Armen in Seithalte gegengleich hoch/tief ausführen.

Hinweis: Die Handgelenke sind fixiert! Das Brustbein heben! Den Bauchnabel sanft nach innen ziehen!

Variation: *Mini moves* mit den Armen in Seithalte gleichzeitig vor/zurück ausführen.

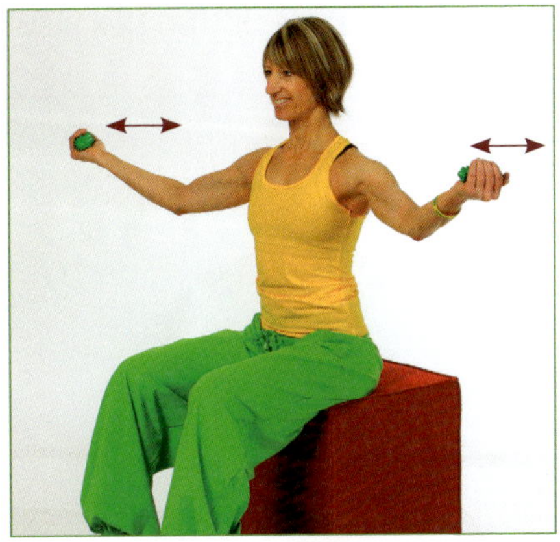

Variation: *Mini moves* mit gebeugten Armen gegengleich hoch/tief ausführen.

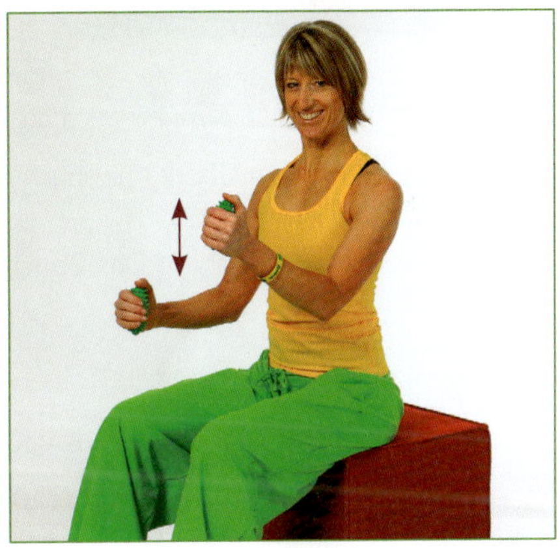

Variation: *Mini moves* neben dem Körper gleichzeitig vor/zurück ausführen.

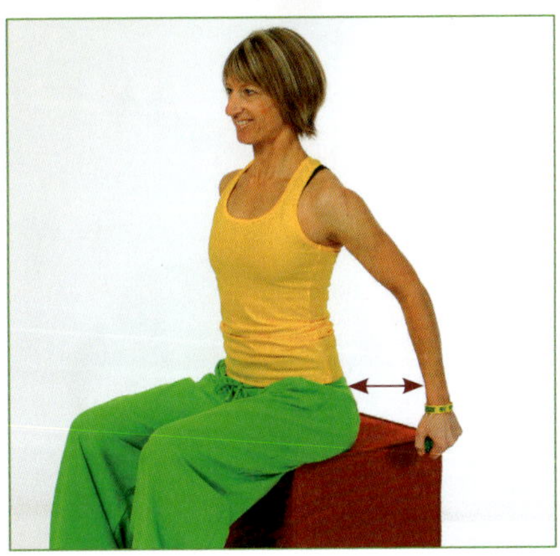

Ziel der Übung: **KRÄFTIGUNG DER RUMPFMUSKULATUR**

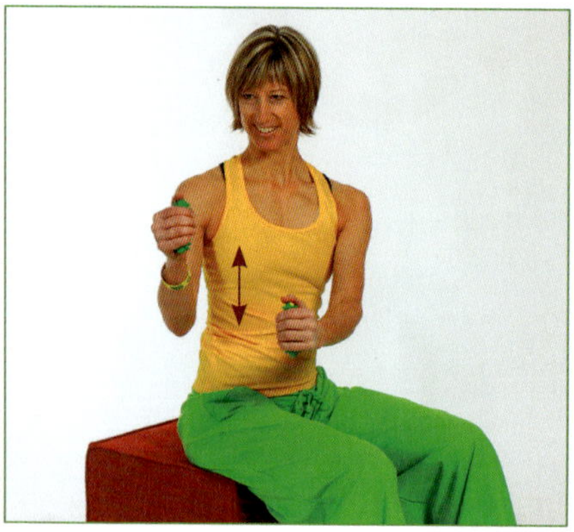

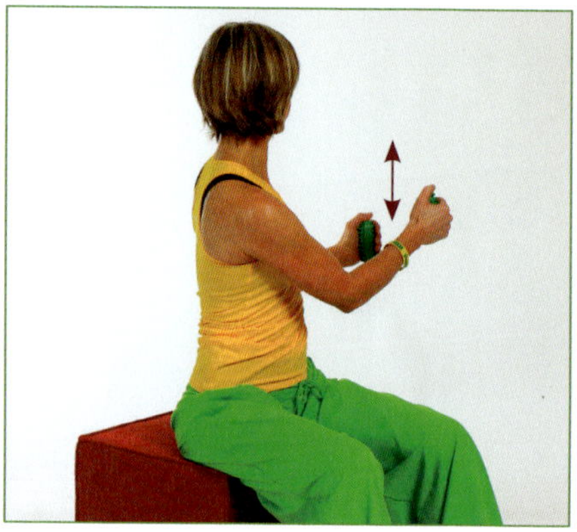

Übungsausführung: Sitz. *Mini moves* mit gebeugten Armen gegengleich hoch/tief ausführen. Gleichzeitig den Oberkörper nach rechts und links rotieren.

Hinweis: Das Brustbein heben! Den Bauchnabel sanft nach innen ziehen!

Ziel der Übung: **KRÄFTIGUNG DER BAUCHMUSKULATUR**

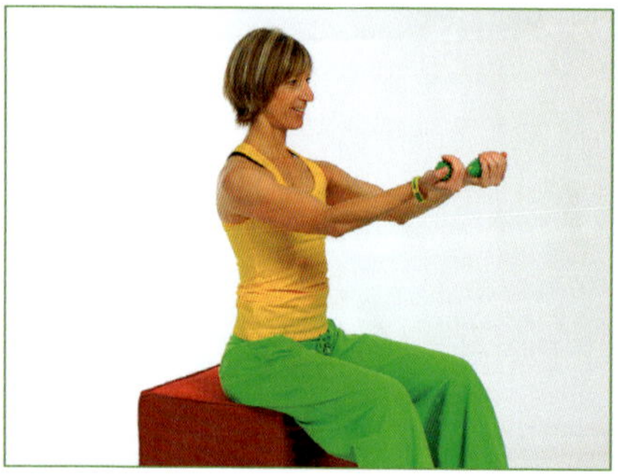

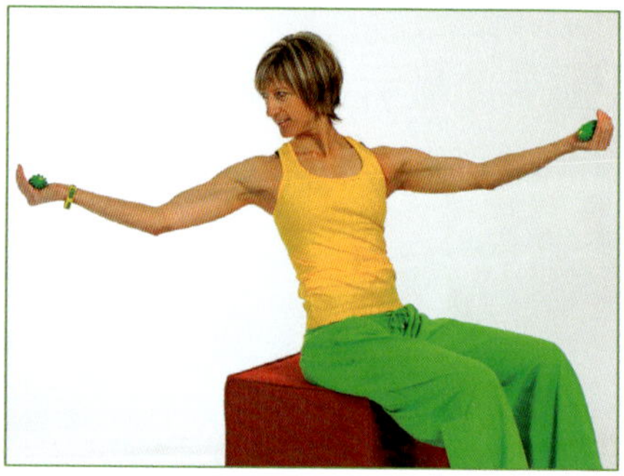

Übungsausführung: Sitz. Aufrecht sitzen, die Arme nach vorne in der Waagerechten halten. Den Oberkörper zurücklehnen und gleichzeitig die Arme zur Seite bewegen und wieder in die Ausgangsstellung zurück.

Hinweis: Den Bauchnabel sanft nach innen ziehen. Der Blick folgt der Hand.

Variation: In der Rückbeuge halten und *mini moves* gleichzeitig vor/zurück ausführen.

Ziel der Übung: **STABILISATION DER WIRBELSÄULE**

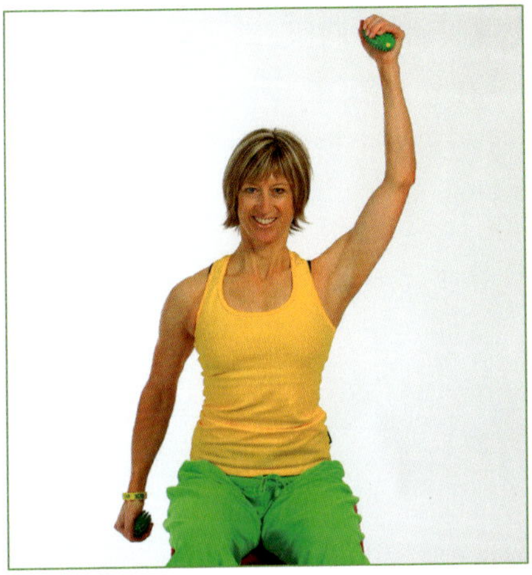

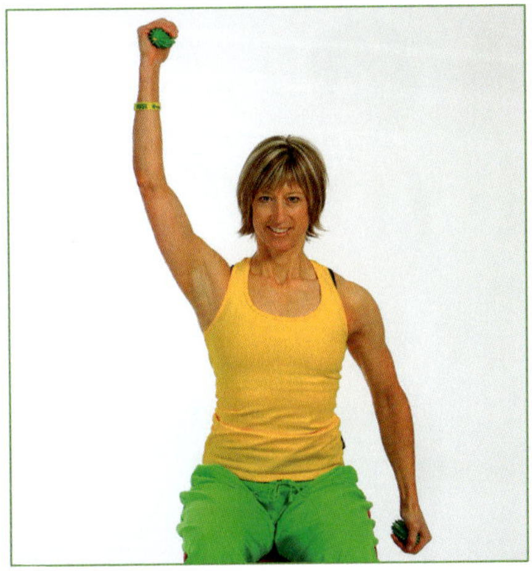

Übungsausführung: Sitz. Aufrecht sitzen und mit den Armen eine große Scherbewegung vor dem Körper ausführen.

Hinweis: Den Schultergürtel entspannen. Den Bauchnabel sanft nach innen ziehen.

Ziel der Übung: **KRÄFTIGUNG DER GESÄSS- UND BEINMUSKULATUR, RUMPFSTABILISATION**

Übungsausführung: Einbeinstand. Ein Bein auf einem Stuhl ablegen. Das vordere Bein im Kniegelenk tief anbeugen. Nun *mini moves* in allen Variationen ausführen.

Hinweis: Das vordere Knie bis maximal zur Fußspitze nach vorne schieben!

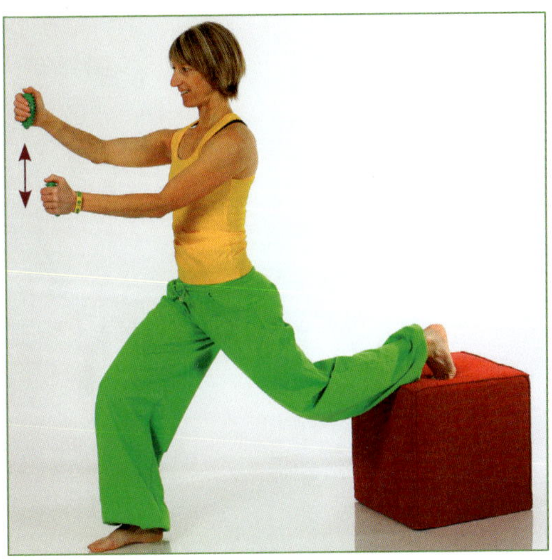

Ziel der Übung: **RUMPFSTABILISATION, ENTLASTUNG DES UNTEREN RÜCKENS**

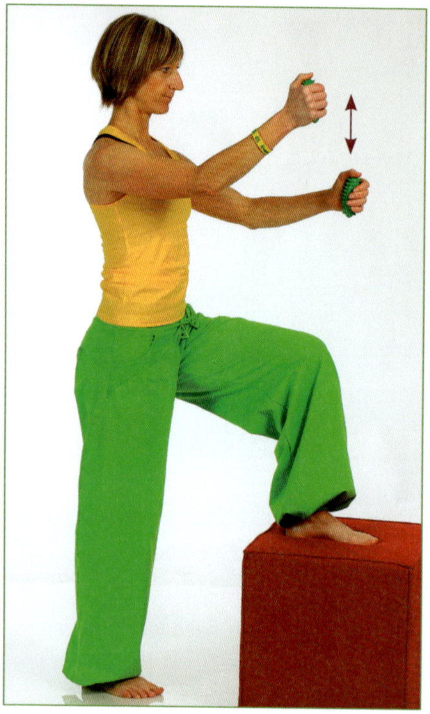

Übungsausführung: Einbeinstand. Ein Bein auf einem Stuhl abstellen. Nun *mini moves* in allen bekannten Variationen ausführen.

Hinweis: Das Standbein ist gebeugt!

Ziel der Übung: **MASSAGE DER NACKENMUSKULATUR**

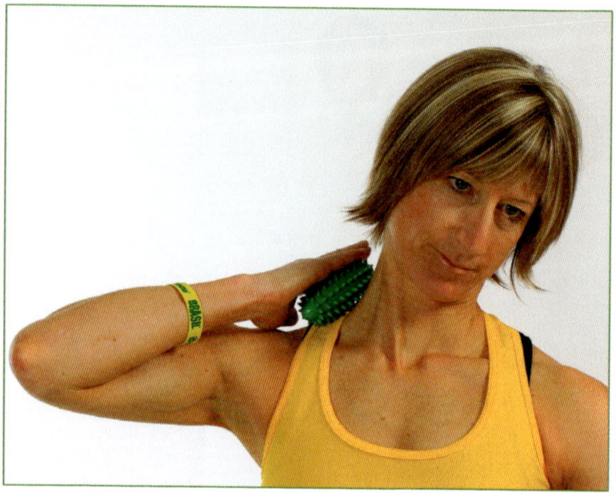

Übungsausführung: Mit einer Hand ein Brasil® nehmen und den Nacken sanft abrollen.

Ziel der Übung: **MASSAGE DER FUSSMUSKULATUR**

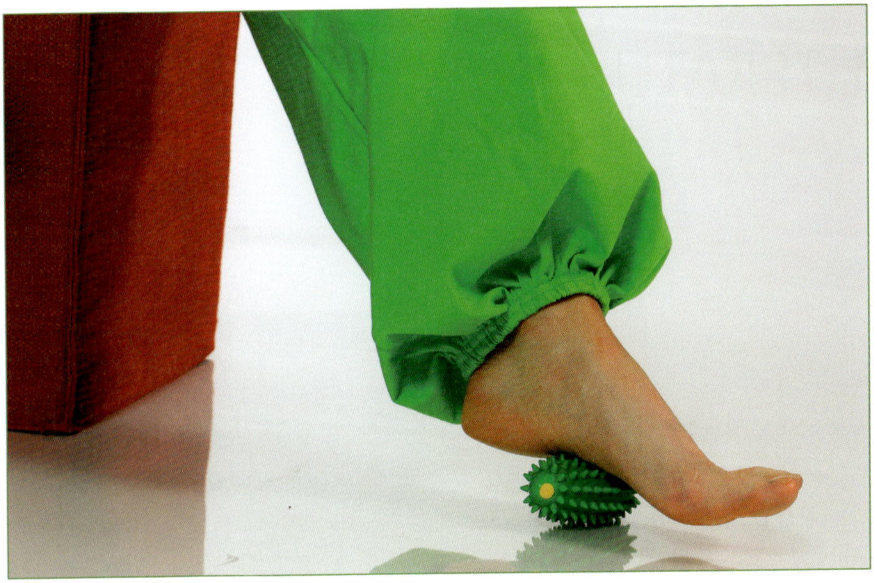

Übungsausführung: Mit dem Fußgewölbe sanft über ein Brasil® rollen.

Diese Übung aus hygienischen Gründen nur mit eigenen Brasil®s ausführen und nicht in der Gruppe!

Anhang

LITERATUR

- Albrecht, K. (2006). *Körperhaltung. Gesunder Rücken durch richtiges Training.* Stuttgart: Haug.
- Albrecht, K. (2006). *Funktionelles Training mit dem großen Ball.* Stuttgart: Haug.
- Boyle, M. (2010). *Funktional Training. Das Erfolgsprogramm der Spitzensportler.* München: Riva Verlag.
- Boyle, M. (2011). *Fortschritte im Functional Training. Neue Trainingstechniken für Trainer und Athleten.* München: Riva Verlag.
- Prof. Dr. Froböse, I. (2006). *Das neue Rückentraining.* München: Gräfe und Unzer Verlag.
- Prof. Dr. Grönemeyer, D. (2009). *Das Grönemeyer Rückentraining.* München: Verlag Zabert Sandmann.
- Häflinger, U. (1999). *Gymnastik für den Beckenboden.* Aachen: Meyer & Meyer Verlag.
- Häflinger, U. & Schuba, V. (2007). *Koordinationstherapie. Propriozeptives Training.* Aachen: Meyer & Meyer Verlag.
- Kempf, H.-D. (2010). *Die neue Rückenschule. Das Praxisbuch.* Heidelberg: Springer Medizin Verlag.
- Kracht, I. & Ellinger, M. (2009). *Trainingsbuch Redondo Ball.* Aachen: Meyer & Meyer Verlag.
- Dr. med. Larsen, C. & Miescher, B. (2009). *Stabiles Kreuz.* Stuttgard: Trias Verlag.
- Mollnhauer, S. (2004). *Ausdauertraining für Frauen.* München: Südwest Verlag.
- Rühl, J. & Laubach V. (2011). *Funktionelles Zirkeltraining. Das moderne Sensomotoriktraining für alle.* Aachen: Meyer & Meyer Verlag.
- Schneider, G. (2008). *Pilates-Fitness auf der Matte.* Köln: Lingen Verlag.
- Schumann K. (2009), *Aquatrainer B-Lizenz Ausbildung.* Frechen: Michael DeToia, Dehag Academy.
- Siler, B.(2000). *Schlank und schön mit Pilates.* München: Mosaik Verlag.
- Slomka, G. (2002). *Das neue Aerobic-Training.* Aachen: Meyer & Meyer Verlag.
- Verstegen, M. & Williams, P. (2010). *Core. Performance für Frauen.* München: Riva Verlag.
- Weineck, J. (2004) *Sportbiologie.* Balingen: Spitta Verlag & Co. KG.
- Weineck, J. (2007). *Optimales Training. Leistungsphysiologische Trainingslehre unter Berücksichtigung des Kinder- und Jugendtrainings.* Balingen: Spitta Verlag & Co. K

Anhang

BILDNACHWEIS

Bilder Umschlag und Innenteil:	TOGU GmbH, Winshape, DEHAG ACADEMY
	© iStockphoto/Thinkstock

Lektorat: Dr. Irmgard Jaeger

Satz: www.satzstudio-hilger.de

Layout: Cornelia Knorr